La cure solaire

de la tuberculose

Dr J. Malgat

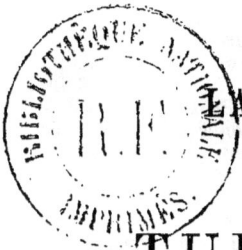

LA CURE SOLAIRE

DE LA

TUBERCULOSE

PULMONAIRE CHRONIQUE

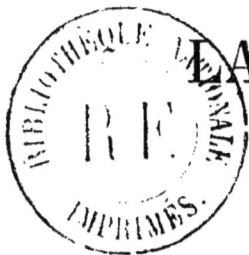

LA CURE SOLAIRE

DE LA

TUBERCULOSE

PULMONAIRE CHRONIQUE

PAR LE

Dr J. MALGAT

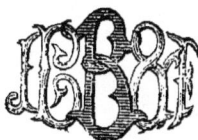

PARIS

LIBRAIRIE J.-B. BAILLIÈRE ET FILS

Rue Hautefeuille, 19, près le boulevard Saint-Germain

1911

PRÉFACE

En 1904, le professeur Chantemesse, président
du Congrès de Nice, nous exposa dans son discours d'ouverture, avec une rare précision et
une rare éloquence, le programme de nos futurs
travaux dans nos régions inondées de lumière.
J'entends encore sa parole vibrante nous décri-
vant les bienfaits du soleil. Ce discours eut sur
mes études postérieures une influence décisive.
Du reste, le Docteur Huchard, le créateur du
Congrès, ne m'avait pas épargné les encourage-
ments à poursuivre mes recherches.

Depuis cette époque, j'ai continué l'étude des
effets de la lumière solaire dans la tuberculose
pulmonaire.

A mesure que j'ai fait des découvertes nouvelles, ma conviction s'est de plus en plus raffermie
dans le succès final de mes expériences. Je n'a-
vais eu jusqu'alors que des preuves timides, peu
nombreuses et par suite quelque peu incertaines.

Mais, j'avais une foi inébranlable dans la cure solaire.

Aujourd'hui, après dix ans de travail, j'apporte la preuve certaine que la tuberculose guérit à tous les degrés par les bains de soleil méthodiquement appliqués. La seule condition de guérison est de pouvoir employer une lumière suffisamment intense.

Je livre donc mes observations et mes expériences au contrôle de tous ceux qui voudront me faire l'honneur de les vérifier, avec la certitude, qu'à leur tour, ils seront surpris des résultats extraordinaires et inespérés que leur donnera la cure solaire sagement maniée.

Nice, le 1er décembre 1910.

J. MALGAT.

LA CURE SOLAIRE
DE LA TUBERCULOSE

AVANT-PROPOS

Les énergies solaires.

Nous ne connaissons les énergies du soleil que par les travaux scientifiques de date relativement récente. Mais, les hommes eurent de tout temps des idées vagues, il est vrai, mais incontestables, sur les forces solaires. On en trouve des preuves non seulement dans les anciennes civilisations disparues, dont l'histoire est imprécise, mais encore chez les peuples primitifs, qui n'ont pas d'histoire. Il nous reste de ces époques, qui se perdent dans la nuit du passé, des contes, des légendes, des inscriptions, des temples et des tombeaux en ruine, qui constituent des documents précieux. A l'aide de ces documents soigneusement recueillis et religieusement étudiés, on a pu reconstituer d'une manière assez précise sinon l'histoire, du moins les cultes de nos lointains ancêtres. C'est là une découverte d'une valeur inappréciable, car c'est dans les cultes qu'on retrouve le génie des peuples,

les dieux n'ayant jamais été que l'expression symbolique des aspirations humaines.

A de rares exceptions près, tous les peuples admirent dans leurs panthéons le soleil sous des noms différents. Ce fut plus spécialement autour du bassin de la Méditerranée, berceau de toutes les civilisations, que le culte du soleil prit un développement considérable.

L'Egypte déjà florissante bien avant la fondation d'Athènes (1582 av. J.-C.), fut la première à élever des temples au soleil, sous la dénomination de Râ, le Dieu Grand, le maître du temps, qui anéantit les ténèbres, qui combat chaque jour Apophis, le serpent des nuées, qui dispense de la vie et de la santé aux animaux et aux hommes et qui fertilise les champs.

C'était par excellence le dieu bienfaisant des Egyptiens. Mais, un jour, il advint au ciel ce qui arrive quelquefois sur la terre : Râ, devenu vieux, circonvenu par Isis, fut contraint de céder une partie du pouvoir à Horus, fils de la déesse. Elle lui prit ses deux yeux, le soleil et la lune. Horus devint un dieu puissant sous le nom d'Hormakhouti, le soleil des deux horizons.

Chaque ville, chaque village eut son dieu solaire, et et c'est ainsi que le soleil en Egypte fut adoré sous des noms différents. Thoum régna à Héliopolis, Phtah représenté par Apis, sa forme vivante et par Sokaris, sa forme morte, fut le dieu solaire de Memphis. Abidos fut la ville sacrée d'Osiris, le soleil parcourant la demeure des morts, tandis qu'elle avait Anhour comme dieu solaire local. A Thèbes régnait Amon Râ, importé de Syrie ou de Nubie ; son fils, Montou, qu'il eut de Mout, son épouse, fut le dieu solaire d'Her-

monthis. Et l'on trouve encore d'autres dieux solaires :
Min, Amon, Sobkou, Knoum, Set, le soleil dévorant
de Tanis, Khopri, le soleil du matin.

La philosophie enseignait que du limon du Nil,
chauffé par le soleil, étaient nés les animaux et les
plantes, et que Râ lui-même avait été engendré par
les principes mâles et femelles des grandes eaux primitives. Mais, en réalité, pour la plupart des philosophes de l'Egypte, de la Babylonie et de l'Assyrie, les
dieux supérieurs étaient le principe mâle des dogmes
théologiques d'Héliopolis, tandis que les déesses, leurs
épouses, représentaient le principe femelle, et les uns
et les autres avaient créé par leurs énergies propres
les animaux, les hommes et les choses. Puis, le monde
étant créé, un dieu solaire local entretenait la vie et la
santé , donnait l'abondance aux campagnes, veillait
sur les troupeaux et sur les hommes. Quelquefois la
déesse, son épouse, était associée à la bienfaisance du
dieu, au point que Goula, femme de Ninib, celle qui
fait revivre les morts, s'appelait la dame de la vie et
de la mort : elle fut la patronne des médecins.

En Babylonie, les dieux primitifs, pères des dieux
Soleil, furent Anou, dieu du Ciel, Bel, dieu de la Terre, Ea, dieu du monde souterrain et des mers. Ce sont
les forces vives de la nature. Puis, viennent les dieux
solaires : Mardouk, dieu du soleil printanier de Baby-
lone, fils d'Ea. C'est le dieu des sources de la vie in-
sondables et inépuisables du monde inférieur, il alimente les hommes après les avoir créés et fait mûrir
pour eux le froment et l'orge. Il est le père de Nabou,
dieu de Borsippa, qui fait pousser les moissons, qui
donne la vie, qui tient le livre de la vie et de la mort.

Comme son père, Nabou est adoré dans un temple à sept étages.

Nergal, dieu de Kouta, est le dieu desséchant de midi, et pourtant lui et sa femme Allatou sont considérés quand même comme des divinités créatrices de vie.

Chamtepie de la Saussaye (1), auquel je fais de nombreux emprunts, signale encore Gibil, fils de Bel, comme dieu solaire de midi qui protège les hommes contre la peste et la contagion. Le dieu, ami des hommes, est un grand guérisseur.

Ne semble-t-il pas que ces croyances religieuses, qui remontent au moins à 4000 ans, peut-être plus, concordent exactement avec les principes scientifiques énoncés par les savants de nos jours. Il est impossible de ne pas être frappé par cette circonstance que le dieu guérisseur, qui représente le soleil au moment, où ce dernier envoie vers la terre le maximum de rayons chimiques. c'est-à-dire au moment où il est le plus antiseptique, est précisément le dieu qui guérit la peste et préserve de la contagion. C'est là un fait d'observation très remarquable et d'une très grande vérité.

Il faut aussi rapprocher des phénomènes scientifiques que nous connaissons aujourd'hui ce fait qui démontre la sagacité d'observation des hommes d'autrefois : Ninib, dieu solaire, était aussi un dieu atmosphérique, qui déchaînait le vent, la tempête, le tonnerre, les éclairs, et qui, en sa qualité de fils d'Ea, inondait la terre de pluie. Sous cette forme symbolique, les anciens avaient donc défini une part

(1) *Manuel de l'histoire des religions*, traduit de l'allemand par Henri Hubert et Isidore Lévy.

importante de l'œuvre du soleil, telle que la science
d'aujourd'hui nous l'enseigne.

Nous voyons encore que Samas, fils de Sin, Dieu
de la lune et de la nuit, devint le dieu solaire de Sippara.
Dans la légende de Gilgamès, le poète célèbre ainsi sa
puissance : *ta lumière, c'est la joie, ta lumière, c'est
la santé.* Les sciences d'aujourd'hui nous enseignent
elles à dire mieux et plus exactement.

Les Assyriens eurent un dieu national, Assour,
dieu lunaire, qui régna sur Ninive, sur Assour,
sur Kalah, sur Dour-Sarroukin et sur Arbèles. En
dehors de ce culte, auquel il faut ajouter celui d'Istar,
l'étoile du matin, également adorée par les Sémites du
Nord ; les Assyriens rendirent un culte divin à la plupart des dieux solaires de la Babylonie, spécialement
à Mardouk.

En Syrie, la divinité suprême fut Hadad, dont
Macrobe fit un dieu solaire ; Ramman, autre dieu solaire, avait un temple à Damas ; Semès et Malakbel
étaient les dieux solaires de Palmyre.

En Phénicie, Ba'al, un dieu suprême, porte les
attributs de la vigueur génératrice et ceux du soleil
brûlant. C'est le symbole de la force, qui au sein de
la nature engendre la vie. Il règne sur Tyr et sur
Sidon, et on lui offre des sacrifices sur les hauteurs :
le mont Péor, les montagnes du Liban et le Carmel.
Ba'al est un dieu guérisseur et un dieu atmosphérique. Milquart est le dieu solaire du printemps ; il
avait un culte à Tyr, où il était confondu avec Héraclès qui venait de la Grèce. Mélek est un dieu solaire
destructeur. C'est celui que la Bible stigmatise du
nom d'infâme, parce qu'on lui sacrifiait des enfants.

Adonis fut le dieu vernal de Biblos et de l'île de Chy-
pre. Il fut adoré encore en Grèce et à Ourouk, en
Babylonie, sous le nom de Tammouz. C'était le dieu
du soleil printanier qui mourait à l'approche de
l'été.

Israël, voué au culte de Jahvé, lui fut longtemps
fidèle ; mais les relations étroites qui s'établirent entre lui et les royaumes assyro-babyloniens finirent par
le corrompre sous le règne de Manassé. Le culte du
soleil, de la lune et des étoiles se répandit partout,
au point de conquérir une place officielle dans le temple de Jahvé. Molock, sous Achaz, fut adoré en Israël
et Molock était le dieu solaire infâme, que les Phéni-
ciens adoraient sous le nom de Mélek.

Les Perses, adorateurs du feu, n'eurent pas à proprement dit de dieu solaire ; pourtant on trouve
dans l'Avesta, la bible persane, une divinité, Mithra,
qui en a tous les attributs.

En Grèce, Zeus, le père des dieux et le maître des
jours, fut le dieu solaire de la Crète, où il présidait à
la végétation. Apollon fut le dieu solaire de Délos;
il fut encore le dieu de la lumière à Lacédémone, il fut
surtout un dieu guérisseur. Arès, époux d'Aphrodite,
fut le dieu solaire de la Thrace et de la Macédoine;
Héraclès et Adonis furent aussi des dieux solaires et
eurent des autels en Grèce.

A Rome, Jupiter, père des dieux, dieu de la lumière
et de l'orage, lançait le tonnerre ; le dieu Sol faisait
partie des douze dieux primitifs du Latium ; mais le
vrai dieu solaire fut Apollon, que les Romains prirent
à la Grèce. Chose remarquable, Apollon fut introduit
à Rome, 431 ans avant notre ère, pour combattre une

épidémie. Sous Tibère, il y eut une invasion de divinités égyptiennes. Le culte d'Osiris, sous le nom de
Sérapis, dieu solaire et grand guérisseur, pénétra
dans Rome, bientôt suivi par celui d'Horus, le dieu
solaire des deux horizons. Ce fut l'époque du triomphe
d'Isis à Rome. Les dieux égyptiens devinrent à la mode dans la Rome impériale du 1er au 3e siècle de notre
ère, au point qu'Héliogabale se fit le grand prêtre de
Mithra, le dieu persan venu d'Emessa.

Si nous quittons les rivages méditerranéens, nous
trouvons au Japon dans le panthéon primitif une
déesse solaire, Amatérassou, qui naquit de l'œil gauche d'Izanagi, tandis que de son œil droit naissait le
dieu de la lune et de son nez, Soussanou, le dieu de
la pluie et de la tempête. Aujourd'hui encore un des
sanctuaires fameux au Japon est dédié à la déesse du
soleil.

Les Chinois sont les fils du Ciel, Tian, qui domine
toutes les divinités parmi lesquelles se trouve le
soleil. Le culte solaire subsiste encore en Chine sous
forme de feux de joie à la fête du printemps. On allu-
me ces feux devant les temples consacrés au dieu de
la génération.

Dans l'Inde, le culte du soleil prit un caractère de
grandeur et de poésie qui ne fut jamais atteint même
en Egypte. Les Hindous, peuple de pasteurs paisibles
vivant au milieu des grandes scènes de la nature,
eurent nécessairement une religion naturiste. Aussi,
parmi leurs dieux, on constate en bonne place le dieu
soleil, sous des noms et .des formes divers. Nous
voyons dans les Védas que la déesse Surya représente
le soleil, que Mitra, dieu solaire, protège les hommes

contre la maladie et la mort, qu'Indra, le dieu qui lance la foudre, dispense de la pluie et de la lumière et qu'il a pour serviteurs les Maruts, troupe de dieux du vent, qui répandent leur sueur sur la terre sous forme de pluie. Puis, on trouve les deux frères Açvins, divinités du soleil levant, qui conduisent les chars, apaisent les flots, guérissent les maladies d'yeux, rendent la vue aux aveugles, redonnent la jeunesse aux vieillards infirmes, la fraîcheur et la beauté aux femmes fanées et procurent des enfants aux hommes stériles, Ushas, leur maîtresse, les précède : c'est l'Aurore. Vishnou, lui-même, avant de devenir un dieu puissant, fut un dieu solaire. Il représentait la lumière, le feu, l'éclair et le soleil. Savitar, l'excitateur, fut le soleil en mouvement, Pûshan, le dieu solaire pasteur, donne du lait aux vaches et protège les foyers : c'est un dieu plébéien.

Dans l'Afrique centrale, les nègres fétichistes ont divinisé le ciel, le soleil, la lune, les montagnes et les fleuves.

Chez les Turco-Tartares, le soleil ou la mère réside au 7e ciel, la lune ou le père réside au 6e ciel.

Chez les Finnois en Sibérie, le soleil, la lune, la Grande Ourse et les étoiles furent divinisés sous leur nom.

Les Slaves et les Germains, au dire de César, possédaient au nombre de leurs dieux : Sol, Vulcanus et Luna. Ils reconnaissaient aussi des dieux du vent, du tonnerre, du ciel, du feu et de la terre. Thor fut le dieu du tonnerre, Balder fut le dieu du soleil, Heimdall, dieu de la lumière, représentait le soleil levant et Loki, dieu du feu, le soleil couchant.

Les anciens Gaulois, s'il faut en croire César, vouèrent un culte à Apollon.

Perkunas, en Prusse, dieu du tonnerre, se maria avec la fille du soleil ; Perkuna-tête, la mère du tonnerre, offrait des bains au soleil fatigué.

Dans la Russie ancienne, les grandes divinités furent Svarog, dieu du ciel, Dajbok, dieu du soleil, Ogoni, dieu du feu et Stribog, dieu du vent.

Le culte du soleil fut en honneur en Asie, en Europe, en Afrique, parmi les peuples primitifs, autant chez ceux qui jouissaient d'une civilisation avancée que chez ceux qui vivaient encore à l'état barbare. Mais, on n'a trouvé que de rares documents sur les religions des premiers occupants du sol américain. On sait pourtant qu'au Pérou le culte prédominant des Incas fut celui du soleil. Manco Capac et Mama Oello étaient les enfants du soleil, auquel des vierges princières étaient consacrées. Viracocha était le dieu des eaux et Puchacomac était le dieu du feu.

Au Mexique, Huitzilopochtli, celui qui meurt et qui ressuscite, fut probablement un dieu solaire.

Les Maoris adorèrent le soleil sous le nom de Maui. Ce dieu de la Nouvelle-Zélande fut probablement le même que le Tangaroa polynésien qui fut un dieu solaire.

Dans l'Ile de Java, à côté d'un culte animiste très développé se plaçait un culte naturiste très suivi : les montagnes, les eaux, le soleil, la lune étaient des êtres divins.

Ce coup d'œil rapide sur les peuples anciens prouve que la terre entière avait voué un culte au soleil. Pour les hommes des premiers âges le soleil était un symbole de forces inconnues parmi lesquelles ils concevaient la force créatrice des hommes, des animaux et

des plantes. Cette notion se trouve à la base de toutes
les philosophies religieuses de l'antiquité. Le ciel et
la terre, le ciel et les eaux primitives, désignés les uns
et les autres sous des noms de dieux et de déesses,
sont préformés : ce sont le principe mâle et le principe femelle du monde, qui créèrent toutes choses à l'origine
des temps. Et cette création primordiale se fit par les
énergies propres des deux éléments, l'un fécondateur,
l'autre fécondé. Le ciel était quelque chose d'imprécis,
parce que les anciens, se fondant sur des apparences
et se confiant à leurs sens, ne voyaient pendant le
jour que la voûte trompeuse d'un firmament bleu par-
couru par le soleil, et, pendant la nuit, que la voûte
assombrie de ce même dôme apparent sillonnée par
la lune et les étoiles. Le ciel était donc pour eux, l'espace, le soleil, la lune et les étoiles, et de là vint ce culte
compliqué pour des dieux, qui représentaient les
astres, ou pour mieux dire des forces inconnues mais
bienfaisantes.

Le ciel fut peuplé d'autres dieux : le vent, le tonnerre, l'éclair, les nuées, la pluie, furent autant de
divinités atmosphériques. Mais, par une de ces conceptions géniales, comme on en trouve parfois chez les
peuples observateurs, ces dieux ne furent jamais que
des dieux secondaires, des messagers au service du
dieu soleil. Cette conception est d'un symbolisme
éblouissant de vérité. N'est-ce pas en effet aux énergies solaires que nous devons le vent, la pluie, les
tempêtes et les autres accidents météorologiques propices ou funestes qui se succèdent dans l'atmosphère.
Ainsi, la brise qui passait sur les terrasses de Baby-
lone et qui séchait les vases des potiers de Borsippa,

les vents chauds du désert qui desséchaient les plaines de Memphis, les tempêtes qui faisaient sombrer les
navires de Tyr au large des mers courroucées, le tonnerre qui entre les mains de Thor ou d'Odin fou-
droyait les grandes cimes neigeuses du Nord, les pluies
bienfaisantes qui fécondaient les rizières de la Chine
et du Japon ou fertilisaient les champs de Thessalie,
le feu qui brûlait dans les temples d'Agni au fond des
vallées de l'Inde mystérieuse, tout cela était l'œuvre du
soleil.

C'est encore le dieu soleil, qui par ses énergies
inconnues veillait sur les troupeaux et sur les pâtu-
rages, qui nourrissait les hommes en faisant mûrir le
froment et l'orge, qui préservait de la peste et des
maladies contagieuses, qui était le grand guérisseur
des maux de l'humanité et qui même pouvait ressus-
citer les morts.

N'est-il pas remarquable que parmi ce nombre
considérable de dieux qui régnaient dans les panthéons antiques, ce fut en tout lieu le dieu soleil à qui
l'on attribua la puissance de guérir les maladies. On
ne saurait admettre que le hasard seul ait conduit
tous les peuples vers un même choix. Les hommes
primitifs avaient donc remarqué avant nous que la
lumière et la chaleur du soleil avaient une influence
salutaire sur leur santé. Ils ignoraient assurément la
valeur de ses rayons que la science moderne nous
enseigne, et, ne pouvant trouver une explication rai-
sonnable de leur action, ils firent un dieu du soleil.

Leurs observations sont même quelquefois d'une
exactitude qui ne serait pas reniée par les médecins
modernes. C'est ainsi que nous avons vu dans un

poëme ancien cette phrase curieuse: ta lumière, c'est la joie, ta lumière, c'est la santé.

Si le dieu de Sippara fait de l'hygiène en artiste, voici que les Açvins lui font une concurrence redoutable. Ils font de la médecine en poëtes et leurs formules pour n'être pas écrites illisiblement n'en sont pas moins excellentes. — Ils rendent la fraîcheur et la beauté aux femmes fanées. N'est-ce pas au matin, où la nature s'éveille, où l'air est plus pur, où les rayons du soleil sont plus doux, que les femmes flétries retrouveraient la beauté et la fraîcheur, si elles avaient le courage d'abandonner leur couche malsaine, où elles respirent dans l'ombre l'air vicié de la nuit. — Ils rendent féconds les hommes stériles. Mais, on doit les adorer dès que Ushas, leur maîtresse rose, a quitté leur demeure. Fontenelle n'a pas mieux dit, bien qu'il paraisse certain que la recette des dieux du soleil levant doive recevoir une interprétation hygiénique moins particulariste. — Ils guérissent les maladies d'yeux. Il existait alors certainement, comme de nos jours, des scrofuleux, des rachitiques, des tuberculeux, des débilités, et ces malades étaient porteurs d'affections oculaires passibles d'une médication tonique. Telle est la kérato-conjonctivite, tel est le trachome, telle est l'asthénopie, et combien d'autres. Et c'est parce que les premières heures du jour sont toniques et que les premiers rayons du soleil sont peu actiniques, que les malades guérissaient. Le soleil de midi, qui nous inonde d'abondants et de formidables rayons chimiques, ne pouvait pas rendre les mêmes services. Quant au soleil couchant, avec l'humidité et le refroidissement subit qu'il produit, il n'était pas à recommander dans les affections oculaires.

Les peuples de l'antiquité ne pouvaient avoir aucune idée des énergies solaires telles que la science nous les apprend, mais une longue observation séculaire leur avait révélé quelques uns de leurs effets. Ils savaient que le soleil de midi, salutaire en temps d'épidémie, était dangereux en plein désert, où l'on risquait de redoutables insolations.

Pour les philosophes de l'Ecole d'Héliopolis, ces conceptions mythiques représentaient des forces de la nature, mal définies, imprécises, mais tout de même des forces.

Mais, ce fut Thalès, de Millet (640 av. J.-C.), qui commença à dégager les réalités phénoménales des dyades primitives et des triades de Memphis, de Thèbes et de Saïs. Le soleil ne fut plus un dieu, il fut une force active. Ce fut là, dit Clémence Royer, la grande idée du philosophe ionien. Pour Thalès, la substance primordiale du monde venait des grandes eaux primitives, et cette substance avait été capable de s'organiser par ses propres forces, mais tout de même avec le concours des démons.

Anaximène (ve siècle av. J.-C.) conçut la matière primordiale du monde sous la forme de l'élément aérien, qui par condensations successives avait fait la matière et les êtres au moyen de ses énergies propres.

L'idée de forces inconnues créant la matière et organisant les êtres prend, un siècle plus tard, un peu moins d'inprécision. Héraclite, d'Ephèse (540 à 480 av. J.-C.), considère l'élément igné, terrestre ou céleste, comme le principe créateur et organisateur de la matière. Bien plus, pour lui, la substance primitive n'était que la matière en mouvement, de sorte que le monde n'était qu'un perpétuel devenir sous l'influence de la force cinétique, qui est la source de ses transformations (1).

Au v⁰ siècle avant J.-C., Leucippe, d'Abdère, avait émis l'hypothèse de la division de la matière en particules infiniment petites, en atomes. Ces atomes en s'agitant dans le vide avaient formé le monde.

Démocrite, contemporain d'Héraclite, adopta la théorie abdéritaine, et conçut l'atome comme possédant en lui-même l'énergie, cause de tout mouvement. Il entrevit en outre la nature vibratoire de la chaleur et de la lumière, devançant ainsi de plusieurs siècles les travaux de Huygens, de Young et de Fresnel.

Le dynamisme des philosophes ioniens avait abouti à l'atomisme de l'école d'Abdère et au monisme de Démocrite. L'atome de Démocrite était préformé et possédait en lui la force créatrice. Le philosophe grec fut donc le précurseur de Boscowitz, de Clémence Royer et de G. Le Bon. La conception moniste était cependant en opposition avec la doctrine de l'Athénien Anaximandre (610 à 547. av. J.-C.), qui enseignait que les atomes capables de s'unir entre eux, étaient incapables de se mouvoir sans le secours d'une force extérieure. Anaximandre fut le père de l'école dualiste, à laquelle se rallièrent Socrate, Platon, Aristote, Epicure, plus tard le poëte philosophe Lucrèce et enfin tous les hommes de science et tous les philosophes depuis le poëte latin jusqu'à nos jours.

Mais, si les conceptions atomiques des philosophes grecs sont parvenues jusqu'à nous, l'idée qu'ils se faisaient de la lumière solaire n'a pas eu la même for-

---

(1) CLÉMENCE ROYER, *la Constitution du monde.*

tune. Démocrite, Empédocle, Epicure et, après eux,
Lucrèce, pensaient que la lumière était formée de si-
mulacres ou de membranes qui se détachaient des corps
pour venir impressionner les yeux. Sous une autre
forme et avec d'autres expressions, cette théorie fut
soutenue plus tard par Newton, sous le nom de théorie de l'émission, qui établissait une analogie avec
les corpuscules qui se détachent des fleurs pour impressionner l'odorat. Platon admettait au contraire que
des émanations partaient de nos yeux pour aller son-
der les objets et nous les faire connaître.

Mais, quelles que fussent leurs conceptions philosophiques, les anciens avaient nettement exprimé l'idée
de force et l'idée de mouvement.

Toutefois avant le xvie siècle de notre ère, la chimie
était une science cahotique, dont le but principal fut
la recherche de la pierre philosophale, la physique
expérimentale n'existait pas, on ne connut que la
physique d'Aristote, la philosophie ne reposait sur
aucune base quelque peu solide, les mathématiques
étaient sans contrôle et l'initiative ne sortait pas de
la routine scolastique.

Il faut aller jusqu'au xvie siècle pour trouver le chaî-
non qui doit relier les conceptions des philosophes
grecs aux faits scientifiques de nos jours.

Le xvie et le xviie siècles imbus des idées anciennes
s'en tiennent encore aux conceptions philosophiques
d'Epicure. Cependant avec Descartes la méthode expérimentale, esquissée par François Bacon, fait table
rase de la scolastique, de l'aristotélisme et du thomis-
me, et désormais jusqu'à nos jours, en physique, en
chimie et en mécanique, l'expérimentation sera la base

de toutes nos connaissances. Sans abandonner absolument les spéculations philosophiques, le xviiᵉ siècle s'adonne surtout aux méthodes expérimentales, qui établiront scientifiquement par l'enchaînement des découvertes successives que tout mouvement est produit soit directement, soit indirectement par un moteur unique, le soleil ; elles fourniront les preuves les plus plausibles sur la constitution de la matière, sur l'existence et la manière d'être de l'éther ; et elles fixeront les rapports entre le soleil qui donne le mouvement par l'intermédiaire de l'éther et la matière, où se fait le mouvement.

Tous les grands noms du monde des sciences, qui ont fait la chimie, la physique, la mécanique, ce qu'elles sont, ont concouru plus ou moins, directement ou indirectement, à édifier le monument des énergies solaires, depuis le xviiᵉ siècle jusqu'à notre époque. Si l'on fait la synthèse des travaux amoncelés depuis quatre cents ans, on constatera cette marche progressive vers la solution de l'affolant problème de la constitution de la matière, vers le mouvement atomique et moléculaire, qui est la vie, et vers le soleil, qui est le grand moteur de tout mouvement à la surface et dans l'atmosphère de notre globe.

Ce sont ces travaux accumulés depuis Copernic, qui au commencement du xixᵉ siècle permirent à sir John Herschel d'écrire le remarquable passage suivant : « Les rayons du soleil sont la source dernière de presque tous les mouvements qui ont lieu à la surface de la terre. C'est leur chaleur qui produit tous les vents et qui donne lieu à ces perturbations dans l'équilibre électrique de l'atmosphère, desquels résul-

tent les éclairs et probablement aussi le magnétisme
terrestre et les aurores polaires. C'est sous leur influence vivifiante que les végétaux s'alimentent des
matières inorganiques et servent eux-mêmes à leur
tour à soutenir l'homme et les animaux ; c'est encore
sous leur influence que se sont formés ces grands
dépôts de charbon, dont l'utilité dynamique est si
grande pour les besoins de l'humanité. C'est leur
chaleur qui soulève l'eau de la mer pour la faire cir-
culer dans l'air, lui faire arroser les champs, former
les sources et les rivières. Ces rayons donnent encore
lieu à tous les changements dans l'équilibre chimique
des éléments de la nature, qui par une série de com-
positions et de décompositions donnent naissance à
de nouveaux produits et à des transformations de
matière (1). »

Les travaux de Davy, de Faraday, de Crookes, des
Becquerel, de Röntgen, des Curie, de Tyndall, de
Thompson, de Cl. Royer, de G. Le Bon, etc., contem-
porains ou postérieurs, ne font que confirmer les idées
d'Herschel sur les énergies solaires.

Les expériences de Huygens, de Young, de Fresnel,
nous ont appris que la lumière solaire ne serait qu'un
mouvement de l'éther, qui viendrait impressionner
nos rétines pour produire la sensation visuelle. D'après
cette hypothèse, qui paraît singulièrement proche de
la vérité, la lumière ne serait qu'un mouvement vibratoire des particules des corps, qui nous serait trans-
mis par les ondes vibratoires de l'éther, de même
que le son est constitué par les ondes vibratoires de
l'air transmises à notre appareil auditif.

(1) TYNDALL, *la Chaleur mode de mouvement,* trad. de l'abbé Moigno.

Les ondes luminifères seraient donc une force cinétique : elles progresseraient du soleil à la terre avec une vitesse d'environ 300.000 kilomètres à la seconde. L'air qui est un mélange mécanique et non chimique se laisse traverser par elles comme le vide.

La lumière blanche du soleil fut décomposée pour la première fois par Newton en sept rayons colorés : violet, indigo, bleu, vert, jaune, orangé, rouge, qui constituent le spectre lumineux du soleil. Ces ondes colorées jouissent d'une réfrangibilité différente et d'autant plus grande que du rouge on se rapproche davantage du violet : elles sont inégales de longueur et augmentent progressivement du violet au rouge ; enfin, le nombre de leurs vibrations augmente du rouge au violet. Tous ces rayons ou vagues, quelles que soient leurs longueurs d'onde, quel que soit le nombre de leurs vibrations, progressent dans l'espace avec la même vitesse de 300.000 kilomètres à la seconde. Par conséquent, plus les ondes sont courtes, plus grand doit être le nombre de leurs vibrations.

Le tableau suivant rend compte de ce phénomène :

Rayons	Longueurs d'ondes en millièmes de micron.	Nombre de vibrations par seconde, en trillons.
Violet......	de 392 à 408	709
Indigo.....	— 434 à 449	668
Bleu.......	— 457 à 500	631
Vert.......	— 500 à 544	595
Jaune......	— 562 à 583	544
Orangé....	— 600 à 660	511
Rouge.....	— 663 à 698	484

Dans le phénomène de la lumière, les atomes de

l'éther se meuvent transversalement de droite à gauche perpendiculairement à la ligne selon laquelle la
lumière se propage.

La différence des longueurs d'onde fait la différence
de coloration des rayons lumineux, et la différence
d'amplitude des vibrations fait la différence d'intensité
lumineuse d'un même rayon. Cette différence d'intensité est dans le rapport du carré des amplitudes vibratoires.

L'action de la cure solaire repose sur des faits principes qu'il faut connaître pour la comprendre.

1° L'intensité de la lumière est en raison inverse du
carré de la distance au point de radiation et du carré
des surfaces.

2° Dès que le nombre des vibrations dépasse 709
trillons à la seconde, ou qu'il est inférieur à 484 trillons, les rayons solaires n'impressionnent plus les rétines humaines à l'état normal. Il existe donc des rayons
obscurs infra-rouges et ultra-violets : ils furent découverts, les premiers par Herschel, les seconds par
Wollaston. Mais, si ces rayons sont obscurs, ils ne
sont pas moins des forces cinétiques puissantes, puisqu'ils progressent avec la même vitesse que les rayons
lumineux

3° Chaque rayon solaire, obscur ou lumineux, est
une force, qui agit sur les atomes et les molécules de
la matière inerte ou vivante d'une manière spéciale
selon ses longueurs d'onde et selon le nombre des
vibrations de ces ondes.

4° L'action d'un rayon solaire ne saurait s'exercer
sur un corps, si les atomes ou les molécules de ce corps
ne vibrent pas à l'unisson de ces ondes. C'est ainsi que

les rayons calorifiques traversent le verre sans l'échauffer.

5° Tout corps coloré, solide, liquide ou gazeux, doit sa couleur à l'un des rayons du spectre ou à un mélange des rayons du spectre. La couleur blanche est le produit de l'ensemble de tous les rayons colorés.

6° Un corps de couleur déterminée absorbe et détruit tous les rayons colorés, excepté celui qui lui donne sa couleur, s'il s'agit d'une couleur primitive ; ou ceux qui lui donnent sa couleur, s'il s'agit d'un mélange coloré.

7° Tout rayon solaire employé à un travail atomique ou moléculaire s'éteint. Mais en ce qui regarde les rayons calorifiques, la chaleur employée en travail corpusculaire est exactement rendue dès que le travail est fini, suivant la loi de l'équivalent mécanique de la chaleur.

8° La différence d'intensité lumineuse, calorifique ou chimique est une différence de mouvements (G. Le Bon).

9° La grandeur de la force cinétique des ondes solaires est déterminée par les mouvements de ces ondes, et le transport de cette force se fait, d'après le principe de Carnot, par une chute de tension, et, d'après la loi de Hamilton, par le chemin du moindre effort.

10° Entre deux corps de température inégale, le plus chaud rayonne sa chaleur vers le plus froid. En sorte que, si la température des rayons calorifiques est plus élevée que celle d'un corps donné, le mouvement s'établit du soleil à ce corps ; dans le cas contraire, le mouvement part du corps et se perd dans l'espace.

. 11° Un faisceau de lumière blanche, qui d'un milieu moins dense passe dans un milieu plus dense, se décompose en sept rayons colorés qui s'écartent les uns des autres selon un indice de réfraction qui augmente du rouge au violet.

C'est ainsi qu'un faisceau de rayons solaires, qui de l'air passe dans le corps humain, se divise en ses rayons colorés et voyage sous cette forme dans l'organisme.

12° Lorsqu'un faisceau de lumière blanche tombe sur le corps nu d'un homme, il se conduit de la manière suivante :

a) Une partie est réfléchie dans l'espace ;

b) Une deuxième partie pénètre dans l'organisme à travers la peau sous forme de spectre solaire, chaque rayon réfracté voyageant et travaillant pour son propre compte.

Des rayons pénétrants une partie transmet son mouvement aux atomes et aux molécules de la peau, se transforme en travail et s'éteint ;

Une autre partie inemployée pénètre dans l'intérieur de nos organes, s'y transforme en mouvement atomique et moléculaire et s'éteint.

Une troisième partie, inemployée dans la peau et inemployée dans nos organes, traverse le corps tout entier et va se perdre dans l'espace.

C'est une portion infime de rayons chimiques (bleus et indigo probablement), que j'ai pu recueillir sur une plaque photographique, en 1901.

13° La force de pénétration dans le corps humain est d'autant plus énergique que les ondes luminifères sont plus longues, moins réfrangibles et que leur incidence se rapproche davantage de la perpendiculaire.

14° L'intensité des ondes obscures, notamment les infra-rouges, est d'autant plus puissante que le faisceau lumineux qui les contient possède une intensité lumineuse plus élevée (*J. Tyndall*).

15° Un faisceau de lumière blanche se compose en réalité de neuf forces distinctes, caractérisées par neuf mouvements distincts. Ces mouvements appartiennent d'abord aux ondes des sept rayons colorés, puis aux ondes des rayons obscurs infra-rouges et ultra-violets.

16° Chacune de ces forces cinétiques agit identiquement qu'elle soit isolée, qu'elle soit confondue dans un faisceau de lumière blanche.

Chaque rayon coloré conserve son individualité de force, non seulement dans son application à la matière inerte, mais aussi dans son application à la matière vivante.

17° La résistance au mouvement est dans un rapport direct avec la force d'inertie (*G. Le Bon*).

*
* *

Pendant des siècles l'humanité oublia les observations géniales des peuples de l'antiquité sur les énergies solaires. Ç'est à peine si depuis l'Ecole d'Héliopolis et le dynamisme ionien on peut signaler quelques passages dans Pline, Celse, Hérodote, Antyllus, qui puissent faire supposer que leur attention ait été attirée par les forces du soleil au point de vue théra-

peutique, ou seulement au point de vue biologique (1).
En réalité, la fin du xixᵉ siècle et le commencement
du xxᵉ ont récolté le fruit des travaux que les savants
ont accumulés depuis le xviᵉ siècle soit en physique,
soit en chimie, soit en mécanique, soit en astronomie.
De là est née la cure solaire, dont Finsen, de Copenhague, est le véritable initiateur.

Malheureusement, le savant professeur danois ne
crut pas que la lumière chimique du soleil put pénétrer au delà des premières couches de la peau. En
sorte que, lui et ses élèves n'ont jamais fait qu'une
thérapeutique solaire ne dépassant guère la surface
cutanée.

Ce n'est que du jour, où j'ai démontré, en 1901,
qu'il était possible d'impressionner une plaque photographique à travers le torse nu, que l'on put espérer atteindre les lésions profondes des poumons. Aujourd'hui nous connaissons la manière dont les énergies solaires agissent sur l'organisme humain et nous
savons guérir non seulement les lupus et les autres

(1) On trouve cependant (Œuvres d'Oribase, par Bussemaker et
Daremberg, t. II, p. 407) un passage d'Hérodote qui prouve que la cure
solaire n'était pas absolument inconnue dans l'antiquité. Le voici tel que
le Dʳ Georges Lambrinopoulos l'a rapporté dans la *Chronique médicale*
du 1ᵉʳ décembre 1910 :

« L'exposition au soleil est éminemment nécessaire aux gens qui ont
besoin de se restaurer et de prendre de la chair ; cependant, il faut évis
ter les rayons qui s'échappent à travers les nuages, et, dans les pay-
à l'abri du vent, ceux qui sont souvent interceptés. Autant que possible on s'arrangera de façon que, en hiver, au printemps et en automne,
le soleil vienne frapper directement les malades ; mais, en été, il faut
rejeter cette méthode pour les gens faibles, à cause de l'excès de chaleur. C'est surtout le dos qu'il faut exposer au soleil ou au feu, car les
nerfs qui obéissent à la volonté se trouvent principalement dans cette
région et, si ces nerfs sont tenus dans un état de douce chaleur, cela
rend le corps tout entier plus sain ; toutefois, il faut garantir la tête à
l'aide de quelque couverture. »

tuberculoses chirurgicales, mais aussi la tuberculose pulmonaire chronique par l'emploi méthodique de ces mêmes énergies.

La guérison de la tuberculose par le soleil est une simple question de dynamique corpusculaire.

CHAPITRE PREMIER

Formule solaire à Nice et sur le littoral méditerranéen.

Il est du devoir du clinicien de faire connaître les remèdes, dont il s'est servi, et leur dosage, pour que l'on puisse judicieusement apprécier les résultats qu'il a obtenus. Nous ferons de même en ce qui regarde la cure solaire. Car, il est nécessaire que l'on connaisse bien, tout au moins dans ses généralités, le remède que nous avons appliqué, c'est-à-dire notre lumière solaire, pour soigner les tuberculeux. Il est certain, en effet, que si la cure de soleil peut être employée en tous lieux avec de bons résultats, soit en plaine, soit dans les altitudes, il existe des conditions météorologiques particulières à certains climats, qui la rendent plus ou moins efficace.

La lumière blanche est constituée par un groupement de forces, qui sont les rayons colorés et les rayons obscurs du spectre. On peut même la comparer à une formule pharmaceutique, puisqu'en définitive une formule pharmaceutique n'est qu'un composé d'énergies.

Cette dernière peut être modifiée par le médecin selon les circonstances et les besoins du malade. La formule des énergies solaires dépend au contraire des phénomènes météorologiques plus ou moins variés des climats. Pourtant, le médecin peut quelquefois, selon ses besoins, modifier à son gré, le dosage énergétique de la lumière solaire, en variant les heures auxquelles il fait prendre les insolations. Je me suis quelquefois servi de ce moyen dans certaines conditions que j'indiquerai.

Nos rayons calorifiques (1).

De même que la lumière, la chaleur n'existe pas : la chaleur et la lumière ne sont que du mouvement. « On a mis fort longtemps, dit G. Le Bon (2), pour découvrir qu'un corps chaud ne rayonne rien qui ressemble à de la chaleur. On sait aujourd'hui qu'il produit des vibrations de l'éther, n'ayant par elles-mêmes aucune température, et nous échauffe à distance, parce que les

(1) Le soleil ne nous envoie pas trois agents distincts (comme on le croyait autrefois) donnant chacun un spectre partiellement superposé aux autres. Il envoie des vibrations toutes de même nature qui ne se distinguent que par leur longueur d'onde et qui se séparent en traversant un prisme, parce que leur réfrangibilité est différente, de telle sorte qu'en un lieu donné du spectre il n'y en a qu'une seule et qu'elle est réellement simple (Th. Nogier, *la Lumière et la vie*). L'usage pourtant a conservé les dénominations de rayons calorifiques, lumineux et chimiques, pour indiquer dans le spectre des centres de chaleur, de lumière et d'actinité. En réalité chaque rayon possédant un unique indice de réfraction présente les trois propriétés inséparables, mais chacune plus ou moins prépondérante, selon le rayon considéré.

(2) *Evolution des forces.*

vibrations de l'éther qu'il engendre étant arrêtées par les molécules de l'air ou les corps placés devant lui engendrent de la chaleur. Ces vibrations ne sont pas de la chaleur, mais simplement une cause de chaleur, comme le serait un mouvement quelconque. »

Mais les ondes vibratoires qui nous viennent du soleil sous forme de lumière, et même celles qui n'impressionnent pas nos rétines, n'ont pas toutes également les mêmes propriétés calorifiques. Il en est dont l'intensité calorifique est très grande, d'autres dont l'intensité est moindre, d'autres dont l'intensité est nulle. Il existe dans le spectre solaire un centre calorifique dont le maximum thermique se trouve entre les raies A et D, d'après les expériences de Langley ; c'est donc entre le rouge et le rouge orangé.

L'intensité thermique des rayons du spectre commencée dans l'infra-rouge s'élève progressivement jusqu'à ce maximum et décroît jusqu'au violet, où elle est presque nulle : dans l'ultra-violet elle est absolument nulle.

Dans la pratique courante d'un médecin, occupé de clinique plus que de science pure, on se sert d'un thermomètre à mercure pour enregistrer l'intensité calorifique de la lumière du soleil. Mais, notre thermomètre ne peut guère l'enregistrer pour le spectre lumineux que de la raie A à la raie D, et dans le spectre infra-rouge, que dans une étendue à peu près égale à celle du spectre lumineux. Ce sont là les limites d'Herschel.

C'est de ce territoire calorifique que j'ai l'intention de donner la formule pour Nice, tout en reconnaissant que les infra-rouges et les rayons calorifiques lumineux, qui se trouvent en deçà ou au delà des limites d'Herschel doivent exercer une influence sur l'organisme des êtres vivants.

Ces observations générales étant entendues, examinons notre formule calorifique.

Teysseire, le savant météorologiste niçois, auquel nous devons de longues et patientes observations, a mesuré de midi à 2 heures, pendant plusieurs années, la température au soleil et à l'ombre. Ces heures conviennent d'autant mieux à nos recherches, que c'est dans les environs de midi que j'ai généralement conseillé aux tuberculeux de faire leur cure solaire.

Dans le tableau suivant, notre distingué compatriote a mis en parallèle la température moyenne au soleil et la température moyenne à l'ombre, par saisons. Puis, il a noté les températures maxima et minima dans l'une et l'autre situation du thermomètre.

*Tableau de l'intensité calorifique moyenne, maxima
et minima au soleil et à l'ombre.*

TEMPÉRATURE de midi à 2 heures		AU SOLEIL	A L'OMBRE	DIFFÉRENCE en faveur de la température solaire
Hiver........	Moyenne	36°9	13°3	23°6
	Maxima (Février).....	43°5	13°5	30,0
	Minima (Janvier)......	29°0	12°0	17,0
Printemps....	Moyenne	45°6	19°8	25°8
	Maxima (Mai).........	54°0	28°6	25°4
	Minima (Avril)........	40°5	16°2	24°3
Été.........	Moyenne	51°6	28°3	23°3
	Maxima (Juillet)......	57°5	29°3	28°2
	Minima (Juin).........	44°5	29°9	14°6
Automne.....	Moyenne	42°1	18°1	24°0
	Maxima (Septembre)..	51°5	25°0	26°5
	Minima (Novembre)....	37°0	13°8	23°2

La cuvette du thermomètre à mercure placé au soleil était recouverte de noir de fumée.

Examinons cette température.

En Hiver : La température moyenne au soleil, à Nice, se trouve à la limite de la température moyenne du corps humain, soit 36°9. A l'ombre la température moyenne est de 13°3. Il y a donc un écart de 23°6 en faveur du thermomètre au soleil.

La température maxima s'est élevée à 43°5 au soleil, et la température à l'ombre était sensiblement la même que celle des températures moyennes à l'ombre, c'est-à-dire 13°5. D'où une différence de 30° en faveur de la température au soleil.

La température minima au soleil était de 29°, celle

de l'ombre 12°; d'où un écart de 17° en faveur du thermomètre au soleil.

Il faut noter que, quelle qu'ait été la température au soleil, le thermomètre à l'ombre a toujours marqué sensiblement la même thermalité, ce qui constitue en hiver une sorte de constante moyenne à l'ombre entre midi et 2 heures. Il faut noter encore que les différences entre les températures moyennes, maxima et minima à l'ombre et les températures correspondantes au soleil sont énormes : ce qui démontre que l'intensité des rayons calorifiques lumineux, qui prédominent au soleil, est de beaucoup supérieure à celle des rayons calorifiques obscurs, qui prédominent à l'ombre. Les variations de l'intensité calorifique au soleil dépendent donc, en général, dans la saison d'hiver, des rayons lumineux.

Les observations météorologiques de Teysseire ont été prises au moment de la journée, où la radiation terrestre vers les espaces interstellaires est à son minimum, où les couches atmosphériques entre le soleil et la terre sont le moins denses et où enfin les rayons solaires sont le moins obliques. D'autre part, ce sont les heures, où la tension de la vapeur d'eau est à son maximum et l'humidité relative de l'air à son minimum. Ces conditions créent une sorte de constante thermique pour les infra-rouges qui constituent la plus grande part de la chaleur à l'ombre en dehors des quelques rares rayons lumineux qui s'y trouvent nécessairement mêlés. Cette constante thermique ne saurait exister aux autres heures de la journée, parce que les conditions météorologiques sont différentes et mobiles, et que l'humidité relative de l'air plus abondante le matin et le soir absorbe une très grande quantité de rayons calorifiques obscurs.

Au Printemps : Au printemps, la température moyenne au soleil, de midi à 2 heures, est de 45°6, la température moyenne à l'ombre est de 19°8. Ecart en faveur du thermomètre au soleil, 25°8.

Le maximum de température au soleil est de 54°, le maximum à l'ombre est de 28°6 : Différence en faveur du thermomètre au soleil de 25°8 seulement.

Il se passe ici un phénomène curieux et digne de toute notre attention. En effet, la température maxima de 54° est constituée par les rayons calorifiques lumineux et obscurs agissant ensemble, tandis que la température maxima de 28°6 à l'ombre n'est due qu'aux rayons obscurs, ou peu s'en faut. Or, en réalité, la température au soleil serait due à l'intensité calorifique des rayons lumineux, d'une part, soit 25°4 et à l'intensité calorifique des rayons obscurs, d'autre part, soit 28°6. En sorte que, en définitive, ce sont ces derniers qui prédominent dans la chaleur solaire. Le même phénomène se reproduit d'une manière régulière pendant la saison d'été. Nous verrons plus tard que ces conditions thermométriques ont une grande influence sur les effets produits par les bains chauds de soleil.

Le minimum de température a donné 40°5 au soleil, et 16°2 à l'ombre. Différence en faveur du thermomètre au soleil : 24°3.

Au printemps, la température s'est élevée dans les deux positions du thermomètre, mais la constante thermique des rayons calorifiques à l'ombre ne se retrouve plus. Ce sont maintenant les rayons lumineux qui affectent une constance thermique marquée, puisque entre leur température minima et leur température moyenne et maxima, il n'existe qu'un écart de 1°5. On voit au contraire qu'à l'ombre la température des rayons calorifiques obscurs varie de 16°2 à 28°6.

En Eté. La température moyenne au soleil, de midi à 2 heures, est de 51°6 ; à l'ombre et aux mêmes heures, elle est de 28°3. La participation des rayons lumineux à la température au soleil n'est donc que de 23°3.

Le maximum de température est indiqué par 57°5 au soleil, et par 29°3 à l'ombre. La participation des rayons lumineux à la température au soleil n'est donc que de 28°2.

Le minimum au soleil est de 44°5, le minimum à l'ombre, 29°9. La participation des rayons lumineux à la température solaire est donc de 14°6.

Pendant les mois d'hiver et de printemps, l'appoint des rayons lumineux à la température au soleil a toujours été supérieur à celui des rayons obscurs, exception faite au printemps pour la température maxima. Pendant les mois d'été, c'est l'inverse qui arrive.

La raison de l'abondance excessive des rayons infrarouges dans notre lumière d'été, entre midi et 2 heures, tient aux conditions météorologiques de la saison. En effet, à Nice et sur le littoral, la tension de la vapeur d'eau est très élevée pendant l'été dans le milieu du jour. D'après mes observations portant sur dix années, le maximum de tension du gaz hydrique se trouve en juillet, puis la tension décroît insensiblement jusqu'en janvier, pour remonter progressivement jusqu'en juillet. L'humidité relative de l'air est donc à son minimum pendant les heures moyennes de la journée, en été. En conséquence, l'absorption des infra-rouges par l'humidité de l'air est réduite au minimum aux mêmes heures.

L'humidité relative de l'air est toujours en raison inverse de la tension de la vapeur d'eau, la polarisation de la lumière est toujours proportionnelle à la tension de la vapeur d'eau. Il suit de là, que les rayons calorifiques obscurs, qui sont abondamment absorbés par les vésicules d'eau qui flottent plus nombreuses dans notre atmosphère pendant l'hiver et pendant le printemps, sont absorbés en moindre proportion pendant l'été, où les vésicules d'eau de l'atmosphère sont vaporisées sous forme de gaz hydrique en très grande quantité. La tension élevée de la vapeur

d'eau et l'abondance de la polarisation de la lumière
favorisent donc, pendant l'été, entre midi et 2 heures,
où elles atteignent leur maximum, le passage des infra-rouges à travers notre atmosphère.

En conséquence, les bains solaires de l'été donnés
dans le voisinage de midi à 2 heures, se rapprochent
des bains d'air chauds que l'on prend dans les étuves
des établissements de bains. En fait, ils sont débili-
tants comme ces derniers. Je montrerai plus loin comment il convient de tourner la difficulté.

En automne. La température moyenne au soleil
est de 42° 1, de midi à 2 heures, la température à
l'ombre est de 18° 1. La part des rayons lumineux
calorifiques dans la chaleur solaire est donc de 24°.

La température maxima au soleil s'est élevée à
51°5, la température maxima à l'ombre, à 25°. Différence 26° 5.

La température minima au soleil a donné 37°, à
l'ombre 13°8. Différence, 23° 2.

La prédominance pendant les mois d'automne revient aux rayons calorifiques lumineux, comme en
hiver et au printemps.

Il est à noter que les rayons calorifiques lumineux
donnent toujours dans les températures moyennes
une intensité sensiblement égale, quelle que soit la
saison : 23° 6 en hiver, 25° 8 au printemps, 23° 3
en été, 24° en automne. Tandis que les températures
moyennes à l'ombre, qui représentent *approximative-*

ment l'intensité calorifique moyenne des rayons calorifiques obscurs, ont des écarts énormes selon les
saisons : 13° 3 en hiver, 19° 8 au printemps, 28° 3
en été, 18° 1 en automne.

L'expérience de la cure solaire m'a prouvé que ces
différences d'intensité calorifique entre la température
au soleil et la température à l'ombre ne sont pas in-
différentes. Les bains de soleil d'été aux mêmes heures et de même durée sont inférieurs comme efficacité aux bains de soleil du printemps, de l'automne
et même de l'hiver.

Notre intensité lumineuse. — Jusqu'à nos jours, les
météorologistes se sont contentés d'inscrire dans leurs
statistiques l'état du ciel et le nombre des jours de
soleil. C'est ainsi qu'à Nice, sur une période de trente
ans, la moyenne des jours de soleil calculée par Teysseire a été de 209,2 sur 365. Mais, ces statistiques ne
nous permettent pas d'apprécier l'intensité de la
lumière : le soleil peut, en effet, apparaître souvent
dans le ciel et ne donner qu'une faible intensité lumineuse, en raison d'une foule de circonstances météorologiques qui la diminuent ou l'augmentent dans le
même lieu.

L'intensité de la lumière est certainement en raison inverse du carré de la distance, mais la différence
d'intensité pour un même lieu tient surtout à l'élévation de la tension de la vapeur d'eau, à l'abondance
de l'humidité répandue dans l'air et au degré de pola-

risation de la lumière. C'est ainsi qu'elle est en raison directe de la tension de la vapeur d'eau et de l'abondance de la lumière polarisée et en raison inverse du degré d'humidité relative.

Notre humidité relative moyenne, mesurée par Teysseire pendant trente années consécutives est de 61°.1. J'ai expliqué (1) les causes de cette faible humidité relative malgré le voisinage de la mer. Je n'y reviendrai pas. Mais je dois noter que cette condition météorologique favorise notre intensité lumineuse.

D'autre part, j'ai mesuré pendant neuf années consécutives, de 1885 à 1893, la tension de notre vapeur d'eau, à 6 heures du matin, à 1 heure de l'après-midi et à 9 heures du soir. Le tableau suivant donne la moyenne de ces calculs.

Moyenne de la tension de la vapeur d'eau à Nice.

Mois.	6 h. m.	1 h. s.	9 h. s.
Janvier	4,9	6,7	5,4
Février	5,1	7,5	5,4
Mars	5,9	8,0	6,7
Avril	7,6	10,3	8,2
Mai	10,3	12,0	10,9
Juin	12,7	15,0	13,2
Juillet	15,0	18,0	16,9
Août	13,6	15,6	14,3
Septembre	12,0	15,7	12,5
Octobre	8,3	11,7	10,5
Novembre	7,0	9,6	7,6
Décembre	5,3	7,2	5,9

(1) MALGAT, *Essai de climatologie. Nice en hiver* 1900.

La tension du gaz hydrique est, comme on le voit, très élevée, même en hiver. Les ondes lumineuses nous arrivent donc avec une très grande abondance à travers la transparence de notre atmosphère.

Quant à l'abondance de la polarisation de notre lumière, il suffit de constater combien est profond notre azur céleste : nous vivons positivement dans un milieu d'un bleu d'azur. C'est là une des raisons principales que l'on peut invoquer pour démontrer que si à notre niveau les couches inférieures de l'air sont d'une grande transparence, comme le prouve la tension moyenne de notre vapeur d'eau, les couches supérieures ne sont pas d'une moindre pureté. En effet, une couche de fumée, de poussières ou de cendres qui dépasserait 0$^{m/m}$ 0004 d'épaisseur suffirait à ternir le ciel et à empêcher toute polarisation lumineuse.

L'intensité de la lumière solaire sur la Riviera est donc remarquable par sa puissance.

J'ai mesuré pendant quatre années consécutives, d'octobre 1901 à octobre 1905, notre lumière bleue, et j'ai pu constater sa formidable intensité à toutes les époques de l'année, même en hiver, où souvent son énergie est égale et même, certains jours, supérieure à celle de l'été. D'autre part, en 1903, j'entrepris de mesurer la lumière bleue, de Nice au Cap Nord, pendant les mois de juillet et d'août. Or, en mettant en parallèle l'intensité bleue des mêmes mois en 1902, 1904, 1905 sur le littoral, j'ai trouvé que

notre éclairement solaire était à celui du centre et du
nord de l'Europe dans un rapport de 229, 5 à 57,1
en juillet, et de 187 à 97 en août. La différence est
donc considérable. Mais, je reconnais volontiers que
cette appréciation ne peut être qu'une indication,
puisque je n'ai pu comparer entre eux que des mois
d'années différentes.

Quant à notre éclairement moyen en hiver, il y a
une telle différence avec celui du centre de l'Europe
et surtout du Nord en notre faveur qu'il ne peut exister même une lointaine comparaison.

Si maintenant nous considérons notre éclairement
général dans ses détails, on est frappé de l'irrégularité
des courbes quotidiennes d'un même mois. Cette
inconstance s'explique par l'inconstance parallèle de
la quantité et des dimensions des particules aqueuses
suspendues dans l'air. Deux jours en apparence également beaux, voisins dans le même mois, n'ont presque jamais le même éclat aux mêmes heures. C'est
que la lumière subit l'influence des fluctuations des
autres phénomènes météorologiques. Hâtons-nous de
dire que si ces différences lumineuses sont fréquentes,
elles ne sont jamais bien grandes.

Ces oscillations communes en hiver et en automne,
sont rares au printemps et exceptionnelles en été. En
été, la courbe de la lumière s'élève et se maintient
uniformément sur des plateaux élevés. Cependant,
si les hauts sommets de la courbe sont plus nombreux

et plus réguliers qu'en hiver, il n'est pas rare de voir
en hiver des sommets aussi élevés qu'en été : la limpi-
dité de l'atmosphère explique ce phénomène.

Intensité chimique de notre lumière. — Les observations qui vont suivre n'étaient pas destinées à
être publiées : elles ne devaient servir qu'à me faire
une opinion personnelle qui put me permettre d'employer les énergies solaires en connaissance de cause.
Je me décide pourtant à les livrer à la publicité dans
l'espoir que la simplicité de mon procédé de mensuration pourra rendre quelques services à ceux qui malgré leurs occupations professionnelles voudront, sans
perdre trop de temps, se rendre compte des forces solaires, dont ils auront à se servir.

Pour mesurer l'actinité solaire, j'aurais pu employer les méthodes connues, basées sur la réduction
des sels d'argent, ou sur la transformation de l'oxalate
ferrique en oxalate ferreux, ou sur le procédé du
chlore et de l'hydrogène, mais elles exigent des soins
et du temps, toutes choses qui ne sont pas toujours à
la portée d'un médecin occupé. J'ai donc substitué à
ces méthodes objectives une méthode subjective, tout
en reconnaissant que cette dernière est inférieure à la
première, mais tout de même suffisante pour le pra-
ticien. Elle est inférieure surtout parce qu'elle ne
donne pas la mesure de toute l'actinité de la lumière,
mais seulement de la lumière bleue qui est un minimum chimique.

J'ai mesuré l'intensité de notre lumière bleue atmosphérique avec un photomètre Decoudun, instrument dont se servent les apprentis photographes pour déterminer les temps de pose. Le procédé n'est pas classique, mais il est simple, facile et scientifique.

Le photomètre Decoudun, que j'ai employé, ressemble à une petite lorgnette monoculaire. Son tube rentrant étant au préalable complètement enfoncé, on applique l'œil sur l'extrémité où se trouve une lentille biconvexe, comme on ferait pour une lunette de théâtre. Dans cette position, on distingue la petite circonférence d'un verre bleu placé à l'autre extrémité. Sans changer d'attitude, de la main restée libre, on fait lentement coulisser le tube rentrant jusqu'au moment où la couleur bleue est devenue invisible. L'observation est finie. Il ne reste plus qu'à lire le chiffre sur lequel le curseur s'est arrêté.

Le tube extérieur porte en gravure l'échelle suivante :

$$8^s, 4^s, 2^s, 1^s, 1/2^s, 1/4^s, 1 \text{ d.}, 2 \text{ d.}, 3 \text{ d.}$$

Les six premiers chiffres signifient qu'à toute ouverture, sans le secours des diaphragmes, et suivant l'intensité de la lumière bleue, il faut soit huit, soit quatre, soit deux, soit une seconde, ou bien 1/2 ou 1/4 de seconde pour faire une bonne photographie.

Mais, il arrive souvent, surtout à Nice, où la luminosité est si violente parfois, qu'il est nécessaire de diminuer les temps de pose. Les appareils photographiques, en vue de cette opportunité, sont munis d'un système de diaphragmes, dont la fonction est de rétrécir les ouvertures. C'est cette indication que fournit la table du photomètre de Decoudun, par ces signes : 1 D. 2 D. 3 D., ce qui veut dire 1er, 2e, 3e diaphragme. Or le premier correspond à 1/8ᵉ de seconde de pose, le deuxième à 1/16ᵉ, le troisième à 1/32ᵉ.

Ces chiffres ne sont pas pris au hasard. Ils obéissent à une loi de physique bien connue :

L'intensité de la lumière sur une surface donnée est en raison inverse du carré de la distance à la source lumineuse.

D'où le corollaire :

Les temps de pose sont proportionnels au carré des longueurs focales.

D'autre part, pour justifier l'emploi des diaphragmes en photographie, il existe une autre loi, d'après laquelle :

Les intensités lumineuses sont proportionnelles au carré des diamètres des ouvertures.

D'où le corollaire :

Les temps de pose sont inversement proportionnels au carré des diamètres des ouvertures.

L'emploi du photomètre Decoudun en météorologie est donc parfaitement scientifique et parfaitement justifié.

On pourrait objecter que cette méthode de mensuration ne permet pas d'enregistrer l'actinité totale de

la lumière et qu'elle ne saurait donner qu'un minimum, puisque Bunsen et Roscoe placent le maximum
dans le violet et Marchand dans l'indigo. Mais, si
ce minimum d'actinité est d'une très grande énergie,
il faudra en conclure que le maximum est d'une énergie beaucoup plus grande, et que l'actinité totale du
soleil, à Nice, ne peut qu'y gagner.

Voici ma méthode de notation ; quatre fois par jour,
à 8 h., à midi, à 2 h., à 4 h., de la croisée de mon
cabinet orientée au S. E., j'ai dirigé mon photomètre vers un point du ciel, toujours le même, et j'ai
marqué chaque fois les temps de pose avec la plus
grande exactitude. A 10 h. du matin, j'ai fait une
cinquième observation d'un endroit quelconque de la
ville au hasard de mes visites professionnelles, mais
sans rien changer ni dans la direction de mon instrument, ni dans la méthode de mensuration.

Ce travail fut commencé le 7 octobre 1901.

Du 1er juillet 1902 au 10 septembre 1902, les obser-
tions ont été faites à Berthemont, station estivale des
Alpes-Maritimes, à une altitude de 865 mètres.

Ce mode de mensuration offre toute garantie par
la méthode, la précision et l'uniformité : il a donc une
valeur scientifique incontestable.

Le photomètre Decoudun a été construit pour la
photographie sur plaques extra rapides et pour les
objectifs courants du commerce, dont la grande ouverture est $f/10$.

Tableau de l'intensité de la lumière bleue atmosphérique.

Nombre de fois où l'intensité lumineuse a été prise mensuellement

Octobre 1901

HEURES des observations	SECONDES DE POSE															
	$\frac{1}{32}$	$\frac{1}{24}$	$\frac{1}{16}$	$\frac{1}{12}$	$\frac{1}{8}$	$\frac{1}{6}$	$\frac{1}{4}$	$\frac{1}{3}$	$\frac{1}{2}$	$\frac{75}{100}$	1	1,50	2	3	4	8
8	1	2	2	6	4	3	5	4	2	2	»	»	»	»	»	»
10	»	1	1	2	7	6	4	4	5	»	1	»	»	»	»	»
midi	»	»	1	7	6	4	9	2	1	»	1	»	»	»	»	»
2	»	»	2	»	6	3	11	3	4	2	»	»	»	»	»	»
4	»	»	»	»	1	4	5	5	4	3	5	2	2	»	»	»
Totaux	1	3	6	15	24	20	34	18	16	7	7	2	2	»	»	»

Novembre 1901

HEURES	$\frac{1}{32}$	$\frac{1}{24}$	$\frac{1}{16}$	$\frac{1}{12}$	$\frac{1}{8}$	$\frac{1}{6}$	$\frac{1}{4}$	$\frac{1}{3}$	$\frac{1}{2}$	$\frac{75}{100}$	1	1,50	2	3	4	8
8	»	»	1	4	5	7	4	3	5	»	1	»	»	»	»	»
10	»	»	»	2	8	7	11	1	»	1	»	»	»	»	»	»
midi	»	»	3	8	9	8	1	»	1	»	»	»	»	»	»	»
2	»	»	»	»	8	6	11	4	1	»	»	»	»	»	»	»
4	»	»	»	»	»	»	»	7	9	5	9	»	»	»	»	»
Totaux	»	»	4	14	30	28	27	15	16	6	10	»	»	»	»	»

Décembre 1901

HEURES	$\frac{1}{32}$	$\frac{1}{24}$	$\frac{1}{16}$	$\frac{1}{12}$	$\frac{1}{8}$	$\frac{1}{6}$	$\frac{1}{4}$	$\frac{1}{3}$	$\frac{1}{2}$	$\frac{75}{100}$	1	1,50	2	3	4	8
8	»	»	1	2	4	8	3	7	3	»	3	»	»	»	»	»
10	»	»	1	3	4	10	7	4	1	»	1	»	»	»	»	»
midi	»	»	3	6	8	7	2	2	3	»	»	»	»	»	»	»
2	»	»	»	»	7	6	12	3	2	»	»	»	1	»	»	»
4	»	»	»	»	»	»	1	4	8	4	9	2	3	»	»	»
Totaux	»	»	5	11	23	31	25	20	17	4	13	2	4	»	»	»

Janvier 1902

HEURES	$\frac{1}{32}$	$\frac{1}{24}$	$\frac{1}{16}$	$\frac{1}{12}$	$\frac{1}{8}$	$\frac{1}{6}$	$\frac{1}{4}$	$\frac{1}{3}$	$\frac{1}{2}$	$\frac{75}{100}$	1	1,50	2	3	4	8
8	»	»	»	2	6	7	11	3	1	1	»	»	»	»	»	»
10	»	»	2	1	14	9	2	1	2	»	»	»	»	»	»	»
midi	»	»	3	5	6	12	4	1	»	»	»	»	»	»	»	»
2	»	»	»	1	4	7	13	3	3	3	»	»	»	»	»	»
4	»	»	»	»	»	»	9	7	10	4	1	»	»	»	»	»
Totaux	»	»	5	9	30	35	39	15	16	8	1	»	»	»	»	»

MALGAT. — Cure solaire.

Février 1902

HEURES des observations	$\frac{1}{32}$	$\frac{1}{24}$	$\frac{1}{16}$	$\frac{1}{12}$	$\frac{1}{8}$	$\frac{1}{6}$	$\frac{1}{4}$	$\frac{1}{3}$	$\frac{1}{2}$	$\frac{75}{100}$	1	1,50	2	3	4	8
8	»	»	»	1	3	3	9	3	7	1	1	»	»	»	»	»
10	»	»	1	2	5	14	1	3	2	»	»	»	»	»	»	»
midi	»	»	1	4	8	8	4	2	1	»	»	»	»	»	»	»
2	»	»	»	1	8	5	7	3	4	»	»	»	»	»	»	»
4	»	»	»	»	»	4	7	7	8	1	1	»	»	»	»	»
Totaux	»	»	2	8	24	34	28	18	22	2	2	»	»	»	»	»

Mars 1902

HEURES des observations	$\frac{1}{32}$	$\frac{1}{24}$	$\frac{1}{16}$	$\frac{1}{12}$	$\frac{1}{8}$	$\frac{1}{6}$	$\frac{1}{4}$	$\frac{1}{3}$	$\frac{1}{2}$	$\frac{75}{100}$	1	1,50	2	3	4	8
8	»	»	»	1	7	8	13	1	1	»	»	»	»	»	»	»
10	»	»	»	3	6	10	11	1	1	«	»	»	»	»	»	»
midi	»	»	1	5	11	7	6	1	»	»	»	»	»	»	»	»
2	»	»	»	»	3	8	12	8	»	»	»	»	»	»	»	»
4	»	»	»	»	»	2	18	4	5	2	»	»	»	»	»	»
Totaux	»	»	1	9	27	35	60	15	6	2	»	»	»	»	»	»

Avril 1902

HEURES des observations	$\frac{1}{32}$	$\frac{1}{24}$	$\frac{1}{16}$	$\frac{1}{12}$	$\frac{1}{8}$	$\frac{1}{6}$	$\frac{1}{4}$	$\frac{1}{3}$	$\frac{1}{2}$	$\frac{75}{100}$	1	1,50	2	3	4	8
8	»	»	»	1	5	8	9	4	3	»	»	»	»	»	»	»
10	»	»	»	»	5	14	8	3	»	»	»	»	»	»	»	»
midi	»	»	»	3	15	7	5	»	1	»	»	»	»	»	»	»
2	»	»	»	»	4	12	8	5	1	»	»	»	»	»	»	»
4	»	»	»	»	»	4	14	6	5	»	1	»	»	»	»	»
Totaux	»	»	»	4	29	45	44	18	9	»	1	»	»	»	»	»

Mai 1902

HEURES des observations	$\frac{1}{32}$	$\frac{1}{24}$	$\frac{1}{16}$	$\frac{1}{12}$	$\frac{1}{8}$	$\frac{1}{6}$	$\frac{1}{4}$	$\frac{1}{3}$	$\frac{1}{2}$	$\frac{75}{100}$	1	1,50	2	3	4	8
8	»	»	2	1	10	10	7	1	»	»	»	»	»	»	»	»
10	»	»	»	»	9	12	9	1	»	»	»	»	»	»	»	»
midi	»	»	»	4	12	11	4	»	»	»	»	»	»	»	»	»
2	»	»	»	1	3	10	13	4	»	»	»	»	»	»	»	»
4	»	»	»	»	1	8	10	9	3	»	»	»	»	»	»	»
Totaux	»	»	2	6	33	51	43	15	3	»	»	»	»	»	»	»

Juin 1902

Mois incomplet : il manque 4 jours.

HEURES des observations	SECONDES DE POSE															
	$\frac{1}{32}$	$\frac{1}{24}$	$\frac{1}{16}$	$\frac{1}{12}$	$\frac{1}{8}$	$\frac{1}{6}$	$\frac{1}{4}$	$\frac{1}{3}$	$\frac{1}{2}$	$\frac{75}{100}$	1	1,50	2	3	4	8
8	»	»	»	2	8	7	5	4	»	»	»	»	»	»	»	»
10	»	»	»	2	10	8	5	1	»	»	»	»	»	»	»	»
midi	»	»	1	3	8	8	4	2	»	»	»	»	»	»	»	»
2	»	»	»	»	6	8	8	3	1	»	»	»	»	»	»	»
4	»	»	»	»	1	7	12	5	1	»	»	»	»	»	»	»
TOTAUX	»	»	1	7	33	38	34	15	2	»	»	»	»	»	»	»

Juillet 1902 à Berthemont (865 m.)

HEURES	$\frac{1}{32}$	$\frac{1}{24}$	$\frac{1}{16}$	$\frac{1}{12}$	$\frac{1}{8}$	$\frac{1}{6}$	$\frac{1}{4}$	$\frac{1}{3}$	$\frac{1}{2}$	$\frac{75}{100}$	1	1,50	2	3	4	8
8	»	»	1	4	16	4	5	1	»	»	»	»	»	»	»	»
10	»	»	1	»	10	14	6	»	»	»	»	»	»	»	»	»
midi	»	»	»	5	14	8	3	1	»	»	»	»	»	»	»	»
2	»	»	»	4	7	14	5	1	»	»	»	»	»	»	»	»
4	»	»	»	1	4	12	10	4	»	»	»	»	»	»	»	»
TOTAUX	»	»	2	14	51	52	29	7	»	»	»	»	»	»	»	»

Août 1902 à Berthemont (865 m.)

HEURES	$\frac{1}{32}$	$\frac{1}{24}$	$\frac{1}{16}$	$\frac{1}{12}$	$\frac{1}{8}$	$\frac{1}{6}$	$\frac{1}{4}$	$\frac{1}{3}$	$\frac{1}{2}$	$\frac{75}{100}$	1	1,50	2	3	4	8
8	»	1	4	9	9	5	2	1	»	»	»	»	»	»	»	»
10	»	»	3	4	12	10	1	1	»	»	»	»	»	»	»	»
midi	»	1	2	8	12	6	2	»	»	»	»	»	»	»	»	»
2	»	»	1	2	6	13	6	2	1	»	»	»	»	»	»	»
4	»	»	»	2	4	10	11	3	»	»	»	»	»	»	»	»
TOTAUX	»	2	10	25	43	44	22	7	1	»	»	»	»	»	»	»

Septembre 1902

Les dix premiers jours à Berthemont. Les 23, 24, 25, 26 à Marseille et à Lyon

HEURES	$\frac{1}{32}$	$\frac{1}{24}$	$\frac{1}{16}$	$\frac{1}{12}$	$\frac{1}{8}$	$\frac{1}{6}$	$\frac{1}{4}$	$\frac{1}{3}$	$\frac{1}{2}$	$\frac{75}{100}$	1	1,50	2	3	4	8
8	»	1	3	12	5	5	2	1	1	»	»	»	»	»	»	»
10	»	»	»	4	13	8	5	»	»	»	»	»	»	»	»	»
midi	»	»	4	12	7	5	1	1	»	»	»	»	»	»	»	»
2	»	»	»	»	8	16	4	1	»	»	1	»	»	»	»	»
4	»	»	»	»	2	10	14	»	3	»	»	»	1	»	»	»
TOTAUX	»	1	7	28	35	44	26	3	4	»	1	»	1	»	»	»

Octobre 1902

HEURES des observations	SECONDES DE POSE															
	$\frac{1}{32}$	$\frac{1}{24}$	$\frac{1}{16}$	$\frac{1}{12}$	$\frac{1}{8}$	$\frac{1}{6}$	$\frac{1}{4}$	1	$\frac{1}{2}$	$\frac{75}{100}$	1	1,50	2	3	4	8
8	»	1	2	5	6	5	7	5	»	»	»	»	»	»	»	»
10	»	»	1	2	14	6	1	6	1	»	»	»	»	»	»	»
midi	»	»	2	10	9	5	5	»	»	»	»	»	»	»	»	»
2	»	»	»	»	12	10	6	1	2	»	»	»	»	»	»	»
4	»	»	»	»	»	11	9	9	1	»	1	»	»	»	»	»
Totaux	»	1	5	17	41	37	28	21	4	»	1	»	»	»	»	»

Novembre 1902

HEURES	$\frac{1}{32}$	$\frac{1}{24}$	$\frac{1}{16}$	$\frac{1}{12}$	$\frac{1}{8}$	$\frac{1}{6}$	$\frac{1}{4}$	1	$\frac{1}{2}$	$\frac{75}{100}$	1	1,50	2	3	4	8
8	»	»	»	6	8	7	2	5	2	»	»	»	»	»	»	»
10	»	»	1	5	10	4	4	6	»	»	»	»	»	»	»	»
midi	»	»	4	4	10	6	4	2	»	»	»	»	»	»	»	»
2	»	»	»	»	6	11	9	1	1	1	1	»	»	»	»	»
4	»	»	»	»	»	1	9	11	3	1	4	»	1	»	»	»
Totaux	»	»	5	15	34	29	28	25	6	2	5	»	1	»	»	»

Décembre 1902

HEURES	$\frac{1}{32}$	$\frac{1}{24}$	$\frac{1}{16}$	$\frac{1}{12}$	$\frac{1}{8}$	$\frac{1}{6}$	$\frac{1}{4}$	1	$\frac{1}{2}$	$\frac{75}{100}$	1	1,50	2	3	4	8
8	»	»	»	1	5	9	4	8	3	»	1	»	»	»	»	»
10	»	»	»	2	14	3	3	9	»	»	»	»	»	»	»	»
midi	»	»	2	8	7	3	7	2	2	»	»	»	»	»	»	»
2	»	»	»	»	2	16	7	3	2	»	»	»	»	»	»	»
4	»	»	»	»	»	2	»	10	10	3	3	1	2	»	»	»
Totaux	»	»	2	11	28	33	21	32	17	3	4	1	2	»	»	»

Janvier 1903

HEURES	$\frac{1}{32}$	$\frac{1}{24}$	$\frac{1}{16}$	$\frac{1}{12}$	$\frac{1}{8}$	$\frac{1}{6}$	$\frac{1}{4}$	1	$\frac{1}{2}$	$\frac{75}{100}$	1	1,50	2	3	4	8
8	»	»	»	»	»	4	13	9	4	1	»	»	»	»	»	»
10	»	»	»	1	8	10	5	7	»	»	»	»	»	»	»	»
midi	»	»	2	9	5	5	6	4	»	»	»	»	»	»	»	»
2	»	»	»	»	5	14	8	2	1	1	»	»	»	»	»	»
4	»	»	»	»	»	1	10	6	5	3	6	»	»	»	»	»
Totaux	»	»	2	10	18	34	42	28	10	5	6	»	»	»	»	»

Février 1903

HEURES des observations	SECONDES DE POSE															
	$\frac{1}{32}$	$\frac{1}{24}$	$\frac{1}{16}$	$\frac{1}{12}$	$\frac{1}{8}$	$\frac{1}{6}$	$\frac{1}{4}$	$\frac{1}{3}$	$\frac{1}{2}$	$\frac{75}{100}$	1	1,50	2	3	4	8
8	»	»	»	1	2	10	9	6	»	»	»	»	»	»	»	»
10	»	»	»	2	12	7	3	3	1	»	»	»	»	»	»	»
midi	»	»	5	8	10	2	3	»	»	»	»	»	»	»	»	»
2	»	»	»	1	4	15	6	2	»	»	»	»	»	»	»	»
4	»	»	»	»	»	4	19	3	2	»	»	»	»	»	»	»
TOTAUX	»	»	5	12	28	38	40	14	3	»	»	»	»	»	»	»

Mars 1903

	$\frac{1}{32}$	$\frac{1}{24}$	$\frac{1}{16}$	$\frac{1}{12}$	$\frac{1}{8}$	$\frac{1}{6}$	$\frac{1}{4}$	$\frac{1}{3}$	$\frac{1}{2}$	$\frac{75}{100}$	1	1,50	2	3	4	8
8	»	»	»	1	9	4	8	8	1	»	»	»	»	»	»	»
10	»	»	»	1	9	12	6	3	»	»	»	»	»	»	»	»
midi	»	»	2	9	11	3	4	1	»	»	»	1	»	»	»	»
2	2	»	»	»	5	15	6	4	1	»	»	»	»	»	»	»
4	»	»	»	»	»	7	14	7	1	»	1	1	»	»	»	»
TOTAUX	»	»	2	11	34	41	38	23	3	»	1	2	»	»	»	»

Avril 1903

	$\frac{1}{32}$	$\frac{1}{24}$	$\frac{1}{16}$	$\frac{1}{12}$	$\frac{1}{8}$	$\frac{1}{6}$	$\frac{1}{4}$	$\frac{1}{3}$	$\frac{1}{2}$	$\frac{75}{100}$	1	1,50	2	3	4	8
8	»	1	»	1	12	7	4	3	1	»	1	»	»	»	»	»
10	»	»	1	2	6	13	4	4	»	»	»	»	»	»	»	»
midi	»	»	2	3	10	9	4	2	»	»	»	»	»	»	»	»
2	»	»	»	»	7	5	11	4	2	1	»	»	»	»	»	»
4	»	»	»	»	»	7	8	8	5	1	1	»	»	»	»	»
TOTAUX	»	1	3	6	35	41	31	21	8	»	2	»	»	»	»	»

Mai 1903

	$\frac{1}{32}$	$\frac{1}{24}$	$\frac{1}{16}$	$\frac{1}{12}$	$\frac{1}{8}$	$\frac{1}{6}$	$\frac{1}{4}$	$\frac{1}{3}$	$\frac{1}{2}$	$\frac{75}{100}$	1	1,50	2	3	4	8
8	»	»	»	1	6	9	9	3	3	»	»	»	»	»	»	»
10	»	»	»	2	3	13	10	3	»	»	»	»	»	»	»	»
midi	»	»	»	2	6	13	7	3	»	»	»	»	»	»	»	»
2	»	»	»	»	»	7	17	6	1	»	»	»	»	»	»	»
4	»	»	»	»	»	3	13	13	1	»	1	»	»	»	»	»
TOTAUX	»	»	»	5	15	45	56	28	5	»	1	»	»	»	»	»

Juin 1903

HEURES des observations	\frac{1}{32}	\frac{1}{24}	\frac{1}{16}	\frac{1}{12}	\frac{1}{8}	\frac{1}{6}	\frac{1}{4}	\frac{1}{3}	\frac{1}{2}	\frac{75}{100}	1	1,50	2	3	4	8
8	»	»	»	»	5	9	5	5	5	»	1	»	»	»	»	»
10	»	»	»	»	5	11	3	7	4	»	»	»	»	»	·	»
midi	»	»	»	1	8	9	5	5	1	1	»	»	»	»	»	»
2	»	»	»	»	1	7	11	6	4	1	»	»	»	»	»	»
4	»	»	»	»	2	2	10	5	3	1	7	»	»	»	»	»
TOTAUX	»	»	»	1	21	38	34	28	17	3	8	»	»	»	»	»

Juillet 1903 (Nord de l'Europe)

HEURES des observations	\frac{1}{32}	\frac{1}{24}	\frac{1}{16}	\frac{1}{12}	\frac{1}{8}	\frac{1}{6}	\frac{1}{4}	\frac{1}{3}	\frac{1}{2}	\frac{75}{100}	1	1,50	2	3	4	8
8	»	»	»	»	1	1	6	9	6	»	6	»	2	»	»	»
10	»	»	»	»	»	3	9	8	9	»	1	»	1	»	»	»
midi	»	»	»	»	2	5	10	4	9	»	1	»	»	»	»	»
2	»	»	»	1	2	6	11	6	2	»	3	»	»	»	»	»
4	»	»	»	»	»	4	10	4	7	»	4	»	2	»	»	»
TOTAUX	»	»	»	1	5	19	46	31	33	»	15	»	5	»	»	»

Août 1903 (Nord et Centre de l'Europe)

HEURES des observations	\frac{1}{32}	\frac{1}{24}	\frac{1}{16}	\frac{1}{12}	\frac{1}{8}	\frac{1}{6}	\frac{1}{4}	\frac{1}{3}	\frac{1}{2}	\frac{75}{100}	1	1,50	2	3	4	8
8	»	»	»	»	3	5	6	7	4	»	4	»	2	»	»	»
10	»	»	»	»	3	10	5	4	7	»	1	1	»	»	»	»
midi	»	»	»	1	6	8	2	8	5	»	1	»	»	·	»	»
2	»	»	»	3	9	4	2	7	6	»	»	»	»	»	»	»
4	»	»	»	»	5	10	5	3	2	»	6	»	»	»	»	»
TOTAUX	»	»	»	4	26	37	20	29	24	»	12	1	2	»	»	»

Septembre 1903

HEURES des observations	\frac{1}{32}	\frac{1}{24}	\frac{1}{16}	\frac{1}{12}	\frac{1}{8}	\frac{1}{6}	\frac{1}{4}	\frac{1}{3}	\frac{1}{2}	\frac{75}{100}	1	1,50	2	3	4	8
8	»	»	»	1	7	6	6	9	1	»	»	»	»	»	»	»
10	»	»	»	6	6	8	7	2	»	»	1	»	»	»	»	»
midi	»	2	5	7	8	4	2	2	»	»	»	»	»	»	»	»
2	»	»	2	3	7	7	5	5	1	»	»	»	»	»	»	»
4	»	»	»	»	7	2	10	7	4	»	»	»	»	»	»	»
TOTAUX	»	2	7	17	35	27	30	25	6	»	1	»	»	»	»	»

Les observations du mois de Juillet et du mois d'Août 1903 ont été prises de Nice au Cap Nord et du Cap Nord à Nice.

La publication de ces deux années est, je pense, suffisante pour démontrer que l'intensité chimique de notre lumière bleue à Nice est très élevée, que les basses luminosités ne sont jamais d'une très grande infériorité, ni de longue durée, mais que l'actinité des grands éclairements supérieurs à la moyenne est commune et formidable en toutes saisons.

Les tableaux suivants indiquent des chiffres tirés des observations recueillies du mois d'octobre 1901 au mois d'octobre 1905.

Tableau indiquant les fortes actinités solaires selon les heures de la journée, pendant une année.

A 8 h. du matin...................... 296 fois
A 10 h.   —   .... 328 —
A midi.......... .... 342 —
A 2 h. du soir....................... 300 —
A 4 h.   —   .... 188 —

Tableau indiquant les faibles actinités solaires selon les heures de la journée, pendant une année.

A 8 h. du matin...................... 65 fois
A 10 h.   —   ... . 33 —
A midi............................... 29 —
A 2 h. du soir....................... 71 —
A 4 h.   —   .... 173 —

La distribution par mois des hautes et des basses actinités s'établit de la manière suivante :

Mois.	Hautes actinités.	Basses actinités.
Octobre...................	103	52
Novembre..................	103	47

Décembre......................	95	60
Janvier.......................	100	55
Février.....	96	44
Mars..........................	132	23
Avril.........................	122	28
Mai...........................	137	18
Juin..........................	133	17
Juillet......	148	7
Août..........................	146	9
Septembre....................	141	9

Ces chiffres constituent des moyennes basées sur des observations recueillies en 1901, 1902, 1903, 1904 et 1905.

Je crois pouvoir affirmer qu'à Nice et sur le littoral nous possédons des énergies d'une très haute puissance, et je vais démontrer qu'elles sont un remède puissant contre la tuberculose, en général, et la tuberculose pulmonaire chronique, en particulier.

CHAPITRE II

Bains Solaires.

Nous commençons à connaître quelques-unes des énergies solaires : nous savons que leur action, soit sur la matière inorganique, soit sur la matière organisée, est une question de mécanique corpusculaire ; nous savons que chaque rayon coloré composant la lumière blanche est une force distincte, et que sa puissance dépend d'un mouvement de l'éther, dont les ondes varient de longueurs, et dont les vibrations varient de nombre ; nous savons qu'un faisceau de lumière est un composé de forces visibles et obscures, et que chacune d'elles agit séparément sur la matière et pour son propre compte ; nous savons, autant qu'il est possible de savoir, que les atomes qui composent les corps pesants, vibrent à l'unisson de l'un ou de l'autre rayon coloré, et que ce synchronisme vibratoire est indispensable à toute manifestation dynamique du soleil. Si nous ne connaissons pas le pourquoi des énergies de la lumière, ce qui est du domaine de l'inconnaissable, nous savons du moins comment s'exercent quelques-unes de leurs actions, ce qui est du domaine de l'expérimentation. Nous savons que la lumière solaire agit sur l'organisme comme le plus puissant des toniques, d'une part, et comme le plus énergique des antiseptiques et des microbicides d'autre part, et que ce sont là les deux propriétés capitales sur lesquelles on est en droit de compter pour la guérison de la tuberculose ; nous savons enfin que les rayons solaires portent leur action non seulement à la périphérie, mais aussi dans les profondeurs du corps humain ;

Nous pouvons donc aborder, avec le maximum de chances de succès, l'application de ces forces puissantes aux malades atteints de tuberculose en général, et de tuberculose pulmonaire en particulier. Cette application se fait par les bains de soleil.

Bains chauds d'étuve.

Effets des rayons calorifiques obscurs sur l'organisme humain. — Avant de rechercher comment un bain de soleil agit sur l'organisme humain, en général, nous avons quelque intérêt à connaître comment agit un bain qui ne contient que des radiations calorifiques obscures.

Commençons par examiner, à un point de vue général, comment l'organisme réagit, sous l'influence d'un bain d'air chaud, d'un bain turc par exemple. Les radiations de ce bain ne sont, en somme, que des

mouvements de l'éther du même ordre que les radiations infra-rouges contenues dans un faisceau de lumière solaire. Je ne m'arrêterai pas à démontrer que
les rayons calorifiques obscurs qui viennent de la
combustion sont identiques aux rayons calorifiques
obscurs qui nous viennent du soleil. J. Tyndall a dit
et prouvé depuis longtemps que ce sont des rayons
solaires qui étaient à l'état potentiel.

Plaçons un sujet nu dans un bain d'air de 40° à 45°
de température, et faisons-le étendre sur un lit de
repos.

Dès son entrée dans la chambre de chauffe, il va
éprouver de la gêne respiratoire et une sorte de suffocation, comme s'il manquait d'air respirable. Peu
à peu, pourtant, il s'habitue à cette atmosphère d'air
dilaté. Puis, au bout d'un temps variable, et plus ou
moins court, selon ses dispositions personnelles, sa
peau rougit, se congestionne et se couvre de sueurs.
Les capillaires de la surface cutanée se sont dilatés et
se sont gorgés de sang, tandis que les glandes sudoripares excitées ont augmenté la production de leur
sécrétion.

Il n'est pas nécessaire que le sujet en expérience
soit nu pour éprouver ces divers symptômes. Il les
éprouvera quelle que soit l'épaisseur de ses vêtements
et quelle que soit leur couleur. Les rayons calorifiques obscurs traversent donc les étoffes aisément pour
arriver à la superficie du corps. Mais, ils ne sem-

blent pas pénétrer plus profondément : leur action
ne paraît s'exercer qu'en surface.

En effet, si votre malade est un tuberculeux et si
ce tuberculeux, que vous avez placé dans un bain turc
pour des raisons majeures, est porteur de lésions
pulmonaires unilatérales, auscultez sa poitrine après
le bain. Vous ne trouverez de congestion passive ni
du côté sain, ni du côté malade. Si vous l'auscultez
une heure, deux heures après, vous n'en trouverez
pas davantage. Nous verrons plus tard, qu'il n'en est
pas de même, lorsqu'on soumet un tuberculeux aux
bains chauds de soleil.

Lorsque vous exposez un malade atteint de névrite
du nerf sciatique, par exemple, dans un bain turc,
les rayons caloriques obscurs ne congestionnent pas
la région enflammée située dans la profondeur de la
cuisse, ils ne congestionnent que la surface de la peau
où se produisent une sudation abondante et une révulsion salutaire.

Les expériences faites par J. Tyndall pour calculer
la quantité de rayons calorifiques obscurs, qui péné-
trent à travers la pupille jusqu'à la rétine, peuvent
nous fournir une preuve expérimentale des faits cliniques que je viens de signaler. En effet, l'illustre phy-
sicien anglais a calculé que ces rayons obscurs sont
arrêtés dans la proportion des quatre cinquièmes par
l'humeur aqueuse, comme le ferait une couche d'eau
de même épaisseur. Il est donc certain que le corps

humain, que l'on a comparé à une éponge pleine de
liquides, doit absorber une très grande partie des
rayons infra-rouges avant que ces derniers ne pénètrent dans les profondeurs de l'organisme.

Du reste la sueur qui se forme à la surface de la
peau sous leur influence, les éteint en grande quantité. C'est même un phénomène de physique curieux.
En effet, dès que la sueur est formée sur la surface
tégumentaire, elle s'évapore, et ce travail d'évapora-
tion est exécuté surtout par les rayons infra-rouges :
ils font et détruisent leur œuvre. Employés en surface,
ils ne peuvent donc porter leur énergie en profondeur, où du reste ils seraient absorbés et détruits par
les liquides organiques.

Mais ce ne sont pas les seuls phénomènes que nous
observerons. Les modifications que nous venons de
voir se produire dans la peau vont déterminer d'autres modifications dans le fonctionnement de l'organisme.

Nous avons laissé notre sujet dans son bain d'air
chaud au moment, où ses glandes sudoripares sécré-
taient en abondance.

Ce sujet, Mme V... est âgée de 48 ans, elle a été
soumise à un bain d'air chaud général pour des
douleurs rhumatismales en voie de guérison, mais
qui résistent encore à la médication salicylée.

Il est 9 heures du matin, et la température de la
salle de chauffe est à 44°.

Avant d'entrer dans le bain d'air chaud, la pression artérielle, prise avec le sphygmomètre de Verdin, marque 16 centimètres ;

La température prise dans le vagin est à 37° 5 ;

Les pulsations du pouls sont au nombre de 96 par minute ;

Le nombre des respirations par minute est de 20.

A la fin de la séance, c'est-à-dire une demi-heure plus tard,

. La pression artérielle marquait 13 centimètres ;

La température vaginale était à 37°9 ;

Les pulsations du pouls étaient au nombre de 104 par minute.

Le nombre des respirations par minute était de 26.

Avant de sortir de la chambre de chauffe, Mme V... prit une douche à la température de 36°. Puis elle fut installée sur un lit de repos dans une cabine chauffée à 26°. Trois quarts d'heure plus tard, la pression artérielle marquait 11 centimètres;

La température vaginale était à 38° 2 ;

Les pulsations du pouls étaient au nombre de 98 ;

Le nombre des respirations atteignait 18.

Sous l'influence des radiations calorifiques obscures, il s'est produit dans l'organisme de Mme V..., en dehors de la congestion de la peau et de la sueur, quelques modifications caractéristiques. Après un bain d'une demi-heure, la température du corps s'est élevée de 4 dixièmes de degré, les pulsations du pouls ont augmenté de 8 par minute, le nombre des respirations a également augmenté de 6 par minute, enfin la pression artérielle de 16 centimètres est descendue à 13.

Mais, lorsque Mme V..., qui est sortie d'un bain d'air chaud à 44°, depuis 3/4 d'heure, s'est reposée dans une cabine, où la température est à 26° seulement, sa température monte à 38° 2, son pouls baisse de six pulsations, et revient à peu près au nombre de pulsations d'avant le bain ; le nombre de ses respirations par minute baisse au-dessous de celui qu'elle avait avant de rentrer dans le bain, et enfin la pression artérielle tombe encore jusqu'à 11 centimètres.

Nous retrouverons exactement reproduits ces phénomènes lorsque nous exposerons des sujets bien portants ou malades aux rayons directs du soleil.

Arrêtons-nous un instant sur les deux faits les plus importants : 1° *l'élévation de la température* 3/4 d'heure après la sortie du bain; 2° *l'abaissement progressif de la tension artérielle.*

1° La malade est depuis 3[4 d'heure dans une atmosphère à 26°, et sa température est montée à 38° 2. Nous voyons déjà que la température ambiante n'est pour rien dans l'élévation de la température de Mme V... Il faut donc chercher ailleurs la raison de cette élévation thermique. Or, la chaleur de 44° dans laquelle était placée la malade lorsqu'elle prenait son bain d'air chaud, a fait dans l'organisme de cette

dernière un travail moléculaire dans la peau, qui a
produit de la dilatation des capillaires, de la congestion et de la sueur. Mais, dès que ce travail a commencé à prendre fin, la chaleur a commencé à être
restituée, comme cela se passe dans les machines de
l'industrie, et la température du corps s'est naturellement élevée, d'après la loi de l'équivalent mécanique
de la chaleur.

Cette élévation de tèmpérature n'est donc pas un
phénomène fébrile, c'est un phénomène purement mécanique. Il est important de signaler ce fait et d'en
donner l'explication vraie, parce que nous le retrouverons lorsque nous donnerons des bains chauds de
soleil. Il pourrait en effet impressionner les malades
et leur faire supposer que la cure solaire donne de
la fièvre : ce qui n'est pas.

2º Le second fait saillant de cette observation est
la marche de la pression artérielle sous l'influence
du bain d'air chaud. A mesure que la congestion
cutanée s'établit, la pression artérielle diminue. De 16
centimètres à l'entrée dans la chambre de chauffe,
elle descend à 13 à la fin de la séance, et trois quarts
d'heure après la sortie, elle est tombée à 11 centimètres, bien que Mme V... se trouvât en ce moment depuis trois quarts d'heure dans une chambre qui n'é-
tait plus qu'à 26º de température. Il faut donc conclure
que l'action du bain chaud se prolonge et que les
vaisseaux mettent un temps plus long à reprendre

leur calibre normal qu'ils n'en avaient mis à se dilater. L'action est plus rapide que la réaction. Nous
verrons plus tard que les effets produits par un bain
chaud de soleil sur la pression artérielle durent encore
au moins deux heures après l'insolation.

Ces observations sur les bains d'air chaud nous
serviront à fixer certains effets de la cure solaire, en
ce sens que la formule calorifique du soleil contient
une énorme proportion de rayons obscurs. C'est pour
cette raison que j'insiste sur les effets des bains turcs.
Assurément les rayons infra-rouges qui nous viennent
du soleil n'atteignent jamais l'intensité des rayons calorifiques obscurs des hammams, mais, tout de même
ils peuvent arriver dans nos pays, pendant l'été, à
une température voisine de 26°. Ils doivent donc entrer
sérieusement en ligne de compte.

Nous venons de voir que les bains d'air chaud ont
la propriété d'exciter les glandes sudoripares et d'augmenter notablement leur rendement en sueurs. Or,
Maas, de Fribourg, constatait déjà en avril 1881, au
Congrès des naturalistes allemands, qu'une transu-
dation abondante amenait une concentration plus ou
moins grande du sang, et que de ce fait survenait une
altération globulaire telle que l'hémoglobine dissoute
pouvait colorer les sueurs et se retrouver dans les
urines. En conséquence plus l'intensité calorifique des
rayons obscurs est grande plus l'hémoglobine du
sang est menacée. L'usage des transpirations abon-

dantes pour maigrir n'est donc pas inoffensif. D'autant plus que, d'après le tableau de Gautier, l'organisme subirait encore des pertes assez sérieuses. En effet, sur 14 litres de sueurs on trouverait :

Chlorures............................	34 gr. 630
Sulfates.............................	0 — 160
Phosphates...........................	traces
Alcalins exprimés en soude............	4 gr. 185
Somme des matières organiques........	22 — 020

Il faut rapprocher de ces observations les expériences de G. Le Bon sur l'action des infra-rouges dans le régime végétal. L'auteur de l'*Evolution des forces* a reconnu que les rayons calorifiques obscurs à très grandes longueurs d'onde qui atteignent 2 ou 3 microns avaient le pouvoir de détruire la substance verte des plantes ou chlorophylle. Ce sont là des effets similaires produits sur deux pigments, l'hémogobline chez l'homme, la chlorophylle chez la plante, mais par un modus faciendi différent. Les rayons calorifiques obscurs d'où qu'ils viennent, sont dans certaines conditions données, des agents destructeurs du pigment sanguin et du pigment végétal.

Les expériences connues ne nous permettent pas de pousser plus loin nos conclusions. Mais, les observations cliniques nous serviront, à défaut de preuves précises à faire des comparaisons et des rapprochements intéressants, qui ont quelques tendances à démontrer qu'il n'est pas nécessaire que les rayons calorifiques obscurs provoquent une sueur abondante pour altérer les globules sanguins et l'hémoglobine. Il semble que sous leur influence ces éléments sont détruits à l'instar de la chlorophylle sous l'influence des rayons infra-rouges à grandes longueurs d'onde.

Un premier fait nous est fourni par les ouvriers qui travaillent dans les ateliers mal éclairés. Nous savons que, toutes choses égales d'ailleurs, ces ouvriers s'anémient, tandis que ceux qui travaillent dans des ateliers bien éclairés se portent bien. On a mis cette anémie, sur le compte de la rareté des rayons lumineux. De fait, ces rayons paraissent présider à la formation de l'hémoglobine chez l'homme, mais il faut noter que si les rayons lumineux solaires sont rares dans ces ateliers, les rayons calorifiques obscurs y sont très abondants, soit qu'ils proviennent de l'éclairage artificiel, soit qu'ils soient fournis par le chauffage en hiver, soit enfin qu'ils viennent de l'agglomération des ouvriers qui travaillent. Nous savons de plus que l'éclairage artificiel par le pétrole, le gaz et l'électricité possèdent un spectre calorifique obscur de beaucoup plus étendu que le spectre calorifique obscur du soleil.

Cette observation n'a certes pas la prétention d'être une démonstration précise et irréfutable, mais il y a de grandes présomptions de croire que l'anémie des ouvriers provient de deux causes peut être égales en puissance, la rareté des rayons lumineux du soleil et l'abondance des rayons infra-rouges.

Cette manière d'envisager le problème est appuyée par une observation clinique de Finsen. Le savant professeur de Copenhague avait essayé de remplacer le soleil par un globe de lumière électrique, d'une très grande intensité, qui au moyen d'un mécanisme ingénieux parcourait, dans un mouvement de va et vient, l'immense plafond d'une vaste salle. Pendant ce temps les malades étaient couchés sur des matelas au-dessous de cette formidable lumière. Malheureusement, Finsen dut abandonner cette méthode, parce que les malades s'anémiaient. Comment expliquer cette anémie sinon par la grande abondance des rayons infra-rouges produits par la puissante lampe à arc qui circulait dans le plafond.

J'ai remarqué d'autre part, que lorsqu'on donne aux tuberculeux des bains chauds de soleil dépassant 5o°, ils éprouvent des lassitudes telles, que l'on est obligé de les faire cesser. Si, malgré tout, on s'obstine à continuer les insolations, les malades s'affaiblissent et s'anémient.

Un jour du mois de décembre 1909, je recevais la visite d'un de nos jeunes confrères, médecin d'une grande compagnie de la marine marchande autrichienne. Ce jeune confrère était tuberculeux, et se soignait, fort bien du reste, par la cure solaire. Mais ayant eu l'occasion de faire une escale prolongée en Egypte, pendant l'été, il crut devoir profiter de son séjour au pays classique des dieux solaires, pour faire des insolations. Il comptait sur l'intensité formidable des rayons du soleil pour compléter sa guérison. Or, il advint le contraire de ses prévisions. Chaque bain de soleil fut pour lui la cause de lassitudes et de faiblesses extrêmes, et il dut renoncer à la cure en raison de l'anémie profonde dans laquelle il était tombé.

Or, il faut rapprocher de cette observation les conditions météorologiques de l'été. C'est en été, en effet, que les rayons infra-rouges du soleil sont le plus abondants et d'une plus grande intensité, particulièrement aux heures (11 heures 1/2) où d'habitude on fait prendre es bains solaires aux malades.

Pour le moment, je me contenterai de faire remarquer que beaucoup de cas d'anémie coïncident avec la présence d'abondants rayons calorifiques obscurs dans le milieu où les hommes habitent. Ces observations ne sont peut-être l'effet que d'une coïncidence, ou le fait d'autres contingences, mais elles sont tout de même tellement nombreuses, qu'à défaut d'expériences précises, elles doivent attirer notre attention. Elles doivent même attirer d'autant plus notre attention, que quelques-unes des bandes secondaires de la chlorophylle se voient au spectroscope dans les mêmes régions spectrales que celles de l'hémoglobine.

Les rayons infra-rouges nous apparaissent donc avec des propriétés antagonistes de celles des rayons producteurs de chlorophylle et d'hémoglobine.

L'hypothèse de l'action des infra-rouges à très grandes longueurs d'onde sur la matière colorante du sang comme antagoniste des énergies lumineuses du soleil, est une hypothèse qui n'est pas invraisemblable. Outre que cet antagonisme est démontré pour la chlorophylle des plantes, nous savons qu'il existe entre les deux extrémités du spectre lumineux un antagonisme, un balancement des forces solaires. En effet, tandis que les rayons rouges sont connus comme excitants du système nerveux, les rayons violets sont au contraire particulièrement sédatifs.

En sorte qu'il apparaît nettement que les ex cès d'énergie des uns sont corrigés par les autres. Nous n'entrevoyons même pas la possibilité de vivre sans ce balancement des forces solaires, qui, certainement, ne se borne pas aux deux extrémités du spectre. Car il faut remarquer qu'aux pays de grande lumière, et par conséquent grands producteurs d'hémoglobine, correspondent des infra-rouges de grande intensité, et qu'aux pays peu éclairés, et par suite petits producteurs d'hémoglobine, correspondent des infra-rouges de peu d'intensité. Il s'établit ainsi une compensation toute naturelle entre la production et la destruction. Cela est tellement vrai, que les Européens, qui ne sont pas protégés par le pigment noir comme les nègres, s'anémient très vite dans les régions tropicales, où les infra-rouges sont d'une formidable puissance.

Cette loi de compensation entre les énergies contraires du soleil se rencontre à tout propos. Nous trouvons un fait de cet ordre dans les expériences de
Flammarion à l'observatoire de Juvisy. En effet, certaines plantes, les sensitives, les laitues, les glaïeuls,
les géraniums, les bégonias, les pommes de terre, les
fougères mâles, etc., avaient acquis dans des serres
vitrées de rouge un développement beaucoup plus
grand qu'à la lumière blanche du soleil.

« Si l'on admettait, dit G. Le Bon (*Evolution des
forces*), comme démontré que certaines plantes se
développent beaucoup mieux à la lumière rouge qu'à
la lumière blanche, il faudrait en conclure nécessairement, comme pour la phosphorescence, que certains
rayons agissent en sens contraire des autres. A la
lumière blanche, une plante reçoit évidemment
autant de rayons rouges que sous un verre rouge, puisque ce dernier ne fait qu'éliminer de la lumière tous
les rayons sauf le rouge. Si le seul fait de cette élimination favorise considérablement le développement de la plante, c'est que les rayons éliminés agissent pour affaiblir l'action du rouge... Green avait
déjà constaté que le violet et l'ultra-violet tendent à
détruire le diastase, alors que sa production augmente
dans le rouge. »

Je viens de dire que l'action dynamique des rayons
calorifiques obscurs s'exerçait surtout en surface, tandis que les rayons calorifiques lumineux agissaient en

surface et en profondeur. Ces propriétés produisent
sur l'organisme des effets différents. Les premiers
congestionnent la peau et consécutivement déconges-
tionnent les organes internes, les seconds congestionnent et la peau et les organes profonds, en sorte que
les uns produisent des effets limités, les autres des
effets généraux.

De là des indications différentes que chacun de nous
sait apprécier et appliquer, selon les circonstances.

Mais, en ce qui regarde la cure solaire appliquée
aux tuberculeux, je vois dans cette différence d'action
un balancement des forces solaires quant aux effets
produits. En effet, les rayons calorifiques lumineux
ont le pouvoir certain de congestionner les territoires
pulmonaires qui entourent les foyers de tuberculose,
et il serait souvent redoutable d'employer des bains
chauds de soleil, si, comme soupape de sûreté, les
rayons calorifiques obscurs ne venaient pas contre-
balancer cette congestion par une congestion dériva-
trice de la surface cutanée. Et cette dérivation est
d'autant plus efficace que les rayons calorifiques lumineux exercent eux aussi de la congestion tégumentaire.

Ce sont évidemment ces propriétés des infra-rouges
qui font surtout baisser la pression artérielle et qui
préservent les tuberculeux insolés des hémoptysies
par congestion. Le rôle de ces rayons est donc d'une
très grande importance. Nous savons, du reste, depuis

les expériences de J. Tyndall, que leur intensité calorifique augmente avec l'intensité lumineuse des autres
rayons du spectre.

Bains chauds de soleil.

Il faut distinguer dans les bains de soleil, le bain
chaud et le bain froid.

Lorsque vous exposez un malade nu aux rayons
solaires et que le thermomètre au soleil marque une
température supérieure à celle du corps, c'est-à-dire à
la température prise dans l'anus, vous donnez un bain
chaud de soleil.

Lorsque vous exposez votre malade nu aux rayons
solaires, et que le thermomètre placé dans les mêmes
conditions indique une température inférieure à celle
du corps, vous donnez un bain froid de soleil.

Ces conditions différentes produisent des effets
différents.

**Effets des rayons calorifiques lumineux dans l'or-
ganisme humain.** — Pendant la séance d'un bain
chaud de soleil, le corps reçoit la totalité des rayons
du spectre, depuis les infra-rouges jusqu'aux ultra-
violets. Ce qui caractérise ce bain, c'est sa température élevée, qui établit un mouvement allant des
atomes de l'éther aux molécules du corps de l'insolé.
Le mouvement calorifique se fait donc du soleil à ce

dernier, en vertu du principe de physique qui veut que le corps le plus chaud rayonne sa chaleur vers le corps le plus froid.

Dans le bain froid de soleil, le mouvement est inverse ; c'est le corps qui est le foyer de chaleur.

Exposons maintenant un homme sain et nu, non plus dans un bain d'air chaud, mais aux rayons directs du soleil, dont la température sera supérieure à celle du milieu interne de l'organisme. Nous lui ferons prendre ainsi un bain chaud de soleil. La première impression que cet homme ressentira est une impression de chaleur sur la partie insolée. Il éprouvera en même temps une sensation de bien-être. Au bout de quelques minutes, sa peau rougira légèrement et l'on verra sourdre au niveau des canalicules sudoripares de toutes petites gouttelettes de sueur. Plus la température au soleil sera élevée, plus les phénomènes congestifs de la surface cutanée deviendront manifestes.

Nous voyons donc se renouveler exactement les symptômes que nous avons vu se produire lorsque je donnais des bains d'air chaud à M^{ma} V..., mais avec une moindre intensité. Dans le bain 'chaud de soleil que nous donnons dans une chambre, les croisées étant ouvertes, celui-ci reçoit les ondes calorifiques lumineuses et obscures, dont la température peut être supérieure aux 44° de la chambre de chauffe, mais il ne les reçoit que sur une portion du corps,

celle qui est insolée : le reste est à l'ombre et par
conséquent à une température moindre. En sorte que,
dans le bain turc, le corps du baigneur est dans sa
totalité plongé dans une ambiance à 44°, tandis que
le corps de l'insolé ne l'est que partiellement. Le bain
chaud de soleil n'est donc jamais qu'un bain partiel,
et c'est pour cette raison que les effets produits sur
notre homme ne peuvent avoir l'énergie calorifique du
bain d'air chaud.

Lorsque notre homme sain et nu a pris son bain
solaire, il éprouve une sensation de bien-être très
nette, comme un rehaut du tonus vital qui augmente
momentanément ses forces. Ce phénomène ne se produit pas après un bain turc sous l'influence des radiations calorifiques obscures. Au contraire, ce bain d'air
chaud prostre les forces et produit une grande lassitude. C'est donc que dans le bain chaud de soleil il
existe des énergies particulières qui n'existent pas
dans l'autre, et que ces énergies ont, pour employer
un terme général, des propriétés toniques. Nous verrons, au cours de ce travail, quelles sont ces énergies
probables.

Il est juste de dire que les pertes de l'organisme
par transpiration sont de beaucoup inférieures dans
l'insolation directe à celles que produisent les bains
d'air chaud à égalité de température et de durée. Mais,
tout de même, il y a perte puisque le sujet transpire
plus qu'il ne doit, et cependant ses forces augmentent.

Si l'on fait prendre un bain d'air chaud partiel de l'un ou des deux membres inférieurs, par exemple, dans une caisse à sudation, on limite l'action des rayons calorifiques obscurs et en même temps les pertes de l'organisme par transpiration, mais loin d'être tonique ce bain partiel produit de l'affaiblissement général des forces, et s'il dure seulement une demi-heure, le patient ne demande qu'à s'étendre sur un lit de repos. J'ai observé ce phénomène sur des malades et, à titre d'expérience, sur moi-même.

Il est donc certain que même des sudations limitées sous l'influence des radiations calorifiques obscures du bain turc sont plus ou moins déprimantes, tandis que les sueurs limitées d'un bain solaire produiraient vraisemblablement les mêmes effets, si les énergies contraires d'autres rayons ne venaient compenser et au delà les effets de dépression.

Ainsi donc, dans le bain chaud de soleil, ce ne sont pas seulement les rayons infra-rouges qui agissent sur l'organisme. Ils ne pourraient, du reste, exercer leur énergie qu'en surface, car les liquides de la sueur, d'une part, et les liquides de l'organisme, d'autre part, les auraient arrêtés et se seraient opposés à leur pénétration au sein des tissus.

L'action calorifique que nous venons de constater dans l'insolation directe se fait en réalité non seulement par les rayons calorifiques obscurs, mais aussi par les rayons calorifiques lumineux et principalement

par les rayons rouges et rouges orangés. Mais, pour
que cette action se produise, il est nécessaire que l'insolé soit nu, car tous les vêtements, exceptés ceux de
couleur rouge ou de couleur blanche, les absorbent,
tandis que nous avons constaté que les rayons calorifiques obscurs traversaient aisément toutes les étoffes
malgré leur épaisseur et malgré leur couleur. Ainsi
donc, lorsque pendant les chaleurs de l'été nous trans-
pirons, c'est surtout aux rayons infra-rouges que nous
le devons, car les rayons calorifiques lumineux n'atteignent que les parties découvertes de notre corps,
c'est-à-dire nos mains et notre face.

C'est là certainement la raison principale pour laquelle les grandes chaleurs de l'été sont déprimantes,
l'action compensatrice des énergies toniques des rayons
lumineux du spectre ne pouvant nous influencer convenablement à travers nos habits. Nous éprouverions
sans aucun doute une moindre dépression de nos
forces si nous pouvions affronter ces hautes températures dans une complète nudité.

En conséquence, le bain chaud de soleil pour être
efficace, doit être pris sans vêtements. Nous verrons
plus tard que les rayons actiniques du soleil ne traversent que les étoffes de leur couleur respective.

Nous savons depuis les expériences de Langley, que
si le spectre calorifique obscur est de beaucoup plus
étendu que le spectre calorifique lumineux, le maximum calorifique se trouve dans la région lumineuse,

entre la raie A et la raie D. Il est donc inutile de démontrer que l'action calorifique du soleil s'exercera
par les rayons rouges et rouges orangés, selon les
lois générales qui régissent les rayons calorifiques
obscurs. En conséquence, ils jouissent de la propriété
de dilater les corps inorganiques et organisés, de produire des congestions passives chez l'homme et de provoquer la transpiration, dans les mêmes conditions
que les infra-rouges. Seulement ils ne dépensent pas
toute leur énergie à la périphérie du corps, mais une
grande partie qui n'est pas employée en surface pénètre
dans l'intérieur de l'organisme. Là, cette énergie inemployée sert à faire un travail moléculaire dans nos
tissus, de même ordre que celui qu'elle exécute à la
surface de la peau. En somme, les rayons calorifiques
ont la propriété d'être vaso-dilatateurs.

L'homme sain et nu, que nous avons exposé en
plein soleil, au commencement de ce chapitre, pendant
une demi-heure, ne nous donnera guère en apparence
d'autres symptômes que ceux que nous avons consta-
tés chez Mme V..... que j'avais, on s'en souvient, exposée pendant une demi-heure à l'influence calorifique d'un bain turc. Ces symptômes seront même fort
atténués en raison des circonstances que j'ai déjà
signalées.

Mais, si l'on examine plus minutieusement cet insolé, on remarquera certains phénomènes qui méritent
d'être notés.

Voici une observation, où je me suis placé comme sujet à expérience, et sur laquelle nous ferons quelques réflexions.

Observation.—Au mois de juillet 1908, à une altitude de 970 m., j'ai commencé à me soumettre pendant sept jours à un régime préparatoire, toujours uniforme, dont le détail est indiqué ci-dessous.

Puis, pendant dix jours, en suivant toujours le même régime, j'ai mesuré mes eaux de boisson des 24 heures et j'ai enregistré la quantité d'urine de jour (de 7 heures du matin à 7 heures du soir) et la quantité des urines de nuit (de 7 heures du soir à 7 heures du matin).

TABLEAU

Diffusion des eaux de boisson chez un homme bien portant âgé de 57 ans, qui ne fait pas d'insolation.

DATE	URINES de jour	URINES de nuit	TOTAL	BOISSON en 24 heures
Juillet	grammes	grammes		
8	475	675	1.150	1.540
9	700	690	1.390	»
10	550	750	1.300	»
11	500	750	1 250	»
12	850	950	1.810	»
13	550	700	1.250	»
14	550	1.050	1.600	»
15	550	700	1.250	»
16	800	860	1.660	»
17	800	1.050	1.850	»

Régime suivi :

8 heures matin.....   240 gr. de café au lait,100 gr. de pain
                         grillé.

Midi.............   500 gr. d'eau et de vin, 200 gr. de pain
                         rassi ; 150 gr. de viande, 150 gr. de
                         légumes cuits.

7 heures soir......   500 gr. d'eau et de vin, 200 gr. de pain
                         rassi, 150 gr. de viande 150 gr. de
                         légumes cuits.
                         300 gr. de bouillon.

Total des boissons   1.540 grammes.

La quantité des urines de jour est moindre que la quantité des urines de nuit : question d'âge.

Voilà donc la diffusion de mes eaux de boissons pendant dix jours, en suivant un régime aussi uniforme que possible. Sur ces dix jours, il en est quatre seulement, où le total des urines de 24 heures est supérieur au total des liquides absorbés dans le même laps de temps. D'autre part, contrairement à la formule physiologique, mes urines de jour n'ont dépassé qu'une seule fois la quantité de mes urines de nuit, et encore n'est-ce que de dix grammes.

Le 17 juillet, mes notations s'arrêtent, mais je continue mon régime jusqu'au 27, jour où le temps permet de prendre des bains chauds de soleil.

Le 27, je supprime 100 grammes de boisson, je commence à faire des insolations de vingt minutes sur le corps nu, et j'étends le champ de mes observations à la température prise sous la langue, au nombre des pulsations du pouls, et au nombre des respirations. Je note en même temps la température au soleil, la pression atmosphérique et l'humidité relative.

Malheureusement je ne possédais pas de sphygmomètre pour enregistrer la pression artérielle. Mais depuis, comme on le verra plus loin, j'ai réparé cette omission.

Insolations de 20 minutes à 10 h. 1/2 (970 m. d'altitude)
du 27 juillet au 5 août 1908,
chez un sujet de 57 ans, bien portant

Juillet	TEMPÉRATURE au Soleil	TEMPÉRATURE du corps dans la bouche		BOISSON en 24 heures	URINES de 24 heures		
		Avant	Après		Jour	Nuit	Total
27	44	37	36,9	1.440	600	700	1.300
28	43	37,1	36,9	1.440	900	750	1.650
29	45	36,9	36,9	1.440	575	875	1.450
30	40	36,9	37	1.440	878	850	1.728
31	45	37	37	1.440	665	700	1.365
1 Août	45	37	37,1	1.440	700	800	1.500
2	40	37	37	1.440	860	980	1.840
3	33	37,2	37	1.440	750	690	1.440
4	45	36,9	36,9	1.440	720	780	1.500
5	45	37,1	36,9	1.440	790	790	1.580

Juillet	NOMBRE DE PULSATIONS		NOMBRE DES RESPIRATIONS		PRESSION ATMOSPHÉRIQUE		HYGROMÈTRE	
	Avant	Après	Avant	Après	7 h. m	7 h. s.	7 h. m.	7 h. s.
27	80	96	16	17	667,4	667,3	66	55
28	78	90	17	24	657,5	667,5	57	52
29	80	92	16	23	667,5	667,0	66	72
30	76	80	17	20	667,6	677,6	56	47
31	77	93	18	20	667.6	667.5	57	54
1 Août	80	91	17	25	667,5	667,3	60	60
2	86	96	18	23	667 1	667,0	65	60
3	86	96	19	18	667,1	667 0	60	80
4	81	84	19	23	667.6	667,6	61	57
5	84	84	16	21	667,3	667,5	64	60

Si nous examinons la marche de la diffusion des
eaux de boisson, nous voyons que sur dix journées,
les urines de jour ont dépassé trois fois et largement
les urines de la nuit, et qu'une fois leur quantité
fut égale. Nous constatons encore que huit jours sur
dix le total des urines de 24 heures a dépassé le total
des boissons absorbées.

La cure solaire oriente donc les insolés vers la formule physiologique de la diffusion des eaux de boisson
et vers l'hydratation normale des cellules. Elle nous
apparaît comme un régulateur des fonctions organiques. On sera convaincu de cette action régulatrice si
l'on considère le désordre extraordinaire qui régnait
dans mes fonctions urinaires avant mes séances d'insolation.

Voici maintenant un tuberculeux que nous allons

examiner aux mêmes points de vue de la diffusion des
eaux de boisson, de la respiration, des mouvements
du cœur et de la température. Il est âgé de 35 ans ;
porteur de lésions du 2ᵉ degré au sommet des deux
poumons en arrière, il est devenu tuberculeux accidentellement ; il est soumis à la cure solaire depuis le
mois d'août 1908, époque à laquelle je l'ai vu pour
la première fois.

Insolations de 20 minutes à 10 h. 1/2 (970 mètres d'altitude)
chez un Tuberculeux du 2ᵐᵉ degré.

AOÛT	Température au soleil	Tempéra-ture du corps dans la bouche		Boissons en 24 heures	URINES DE 24 HEURES			NOMBRE des pulsations		NOMBRE des res-pirations		OBSERVATIONS
		Avant	Après		Jour	Nuit	Total	Avant	Après	Avant	Après	
1	45	36°9	37°1	2.140	425	460	885	98	103	24	26	
2	40	37,3	37,4	2.140	420	420	840	98	99	22	24	
3	33	37,4	37,0	2.140	330	800	1.130	100	100	25	28	
4	45	....	....	2.140	...	...	.....	..	...	..	..	Diarrhée.
5	45	....	....	2.140	...	...	.....	...	...	..	..	Purgation.
6	..	...	...	2.140	...	...	.....	...	...	..	..	Orage.
7	44	37,8	38,0	2.140	460	520	980	105	110	23	28	
8	46	37,8	37,9	2.140	820	830	1.650	107	115	22	26	
9	46	37,6	37,7	2.140	600	790	1.390	104	100	24	25	
10	50	37,5	37,6	2.140	420	920	1.340	103	108	23	30	10 minutes.
11	53	37,7	37,7	2.140	460	680	1.140	104	106	23	30	10 minutes.
12	51	37,7	37,7	2.140	600	780	1.380	108	112	24	30	10 minutes.
13	47	37,8	37,8	2.140	420	800	1.180	104	108	26	30	10 minutes.
14	48	37,5	37,8	2.140	350	380	730	100	106	24	26	10 minutes.
15	..	...	....	2.140	480	620	1.100	104	...	..	..	Temps couvert.
16	42	37,0	37,1	2.140	450	680	1.130	100	102	21	24	
17	44	37,3	37,4	2.140	760	820	1.580	100	110	21	26	
18	44	37,4	37,4	2.140	530	600	1.130	100	104	21	25	
19	37	37,4	37,2	2.140	550	890	1.440	100	100	25	24	
20	45	37,2	37,3	2.140	400	920	1.320	100	97	22	26	
21	45	37,7	37,6	2.140	320	640	960	108	104	20	26	
22	..	....	....	2.140	480	720	1.200	...	...	..	..	Temps couvert.

Insolations de 20 minutes à 10 h. 1/2 (970 m. d'altitude), chez le même malade. Diminution des Boissons.

SEPTEMBRE	Température au soleil	Température du corps dans la bouche		Boissons en 24 heures	URINES DE 24 heures			NOMBRE des pulsations		NOMBRE des respirations		OBSERVATIONS
		Avant	Après		Jour	Nuit	Total	Avant	Après	Avant	Après	
1	41	37,3	37,1	1.360	350	400	750	104	106	24	30	
2	38	37,2	....	....	380	370	750	104	106	..	..	
3	43	37,4	37,2	....	400	360	760	104	116	24	28	
4	43	37,2	37,2	....	550	500	1.050	104	104	24	26	
5	41	37,8	37,6	....	360	510	870	110	116	24	28	
6	..	....	....	....	550	260	810	...	...	..	..	
7	44	37,0	37,2	....	260	460	720	104	104	22	28	
8	45	36,9	37,3	1.360	360	380	740	96	108	23	26	
9	43	37,1	37,2	....	460	380	840	104	104	24	24	
10	40	37,6	37,6	....	360	700	1.060	106	104	23	28	
11	40	37.6	37,6	....	380	580	960	...	...	..	..	Orage.
12	39	37,1	37,2	....	500	660	1.160	106	106	24	24	
13	42	37,8	38,0	....	500	650	1.150	106	92	24	26	
14	42	37.8	38,2	....	550	600	1.150	110	116	24	28	
15	41	37.7	37.7	....	460	850	1.290	104	116	24	26	
16	40	38,2	38,6	....	420	540	960	110	120	24	26	
17	40	38,0	38,0	....	470	560	1.030	110	114	22	26	
18	..	37,7	38,2	....	...	...	....	108	111	22	26	
19	..	37,7	38,0	....	...	...	....	108	116	24	28	
20	..	37,8	38,0	....	...	...	....	104	104	24	26	
21	..	....	....	....	...	...	....	...	...	..	..	
22	..	....	....	1.250	580	600	1.180	...	...	..	..	

Après trois mois de cure solaire, le malade est notablement amélioré, mais non guéri. Cette amélioration se traduit par une meilleure formule de la diffusion des eaux de boisson, comme le prouve le tableau suivant :

Observation prise à Nice.

Novembre	BOISSONS de 24 heures	URINES de 24 heures		
		Jour	Nuit	Total
1	1.410	600	540	1.140
2	»	650	800	1.450
3	»	540	640	1.180
4	»	520	820	1.340
5	»	620	850	1.470
6	»	600	850	1.450
7	»	520	780	1.300
8	»	780	820	1.600
9	»	540	720	1.310
10	1.400	520	780	1.300
11	»	600	720	1.320
12	»	420	780	1.200
13	»	430	780	1.210
14	»	520	750	1.270
15	»	600	720	1.370
16	1.250	520	780	1.300
17	1.250	420	720	1.140
18	1.250	420	640	1.060

Si nous examinons la diffusion des eaux de boisson chez ce malade, nous constaterons au début de
son observation un désordre profond.

Il absorbe 2.140 grammes de liquides et il rend de
730 à 1.650 grammes d'urine en 24 heures. Il faut
dire qu'il a des sueurs nocturnes abondantes.

Après 20 jours d'insolations, le malade ne transpire
plus pendant la nuit et la quantité des boissons descend à 1.360 grammes, à partir du 1er septembre jusqu'au 17 du même mois. Or, dès le 10, nous voyons
que la totalité des urines de jour et de nuit se rapproche d'assez près de la totalité des boissons de 24
heures. Nous voyons aussi que souvent la quantité

des urines de jour a dépassé la quantité des urines de
la nuit, selon le type normal.

Du 1er au 18 du mois de novembre, le malade trans-
porté à Nice, après deux mois de séjour dans la montagne à 970 m. d'altitude, boit 1.410 grammes de boissons diverses en 24 heures, et la quantité d'urine
rendue s'est sensiblement rapprochée de la normale
physiologique. Il n'y a plus de brusques écarts d'un
jour à l'autre, comme nous l'avons vu au mois d'août,
et il y a plutôt uniformité constante dans le rendement total.

Pourtant, les urines de nuit dépassent toujours en
quantité les urines de jour, contrairement à la formule physiologique. Mais, j'ai remarqué chez ce
malade et chez beaucoup d'autres, que le type urinaire des tuberculeux confirmés tend à être le même
que chez les artério-scléreux, particulièrement lorsqu'ils marchent vers la guérison. En réalité, tout bacillaire soigné par la cure solaire ne guérit que par la
sclérose de ses lésions pulmonaires.

Le fait capital de cette observation est l'augmentation de la quantité des urines de 24 heures. Il est
impossible au clinicien de le laisser passer inaperçu,
tant il semble contraire aux lois dynamiques ordinaires, qui régissent l'excrétion urinaire. En effet, nous
savons que les hypotendus urinent peu, nous savons
encore que les tuberculeux, en général, sont des
hypotendus et qu'ils urinent peu. Comment se fait-il

alors que lorsqu'on soumet un bacillaire à la cure de
soleil, ce bacillaire voit sa pression artérielle baisser
encore et ses urines augmenter de volume ? Lorsque
nous voulons obtenir des effets diurétiques chez un
malade quelconque, nous nous adressons à la digitale,
à la caféine, à la théobromine ; mais ces médicaments
sont des hypertenseurs vasculaires, et leur emploi
s'explique logiquement. Lorsque nous voulons restreindre la diurèse, dans certaines conditions données,
nous donnons de l'iode, de l'iodure de potassium, du
bromure de potassium, etc. ; mais ces remèdes ont la
propriété d'abaisser la pression artérielle. Leur emploi est logique et justifié.

Mais, chez les sujets soumis à la cure solaire, nous
sommes en face d'un paradoxe physiologique, en dehors des lois dynamiques ordinaires. Il faut donc que
les rayons calorifiques, qui semblent responsables de
cette action paradoxale, exercent une excitation spéciale sur les reins pour provoquer la diurèse. Cette
excitation spéciale inconnue, mais réelle, ne saurait
venir des rayons calorifiques obscurs, parce que,
comme nous l'avons vu chez Mme V..., la quantité des
urines rendues par elle en 24 heures, postérieurement
aux sudations des bains turcs, était d'autant plus
diminuée que les sueurs avaient été plus abondantes.
Et cette diminution des urines coïncidait logiquement
avec un abaissement considérable de la pression artérielle. Ce sont donc les rayons calorifiques lumi-

neux qui produisent la diurèse des insolés, à moins
que ce ne soient les rayons lumineux proprement dits ;
car, les rayons chimiques qui sont hypertenseurs n'entrent certainement pas en jeu dans cette circonstance.

Il n'est pas possible dans l'état actuel de nos connaissances d'expliquer ce phénomène.

Il est à peine nécessaire de démontrer que les
rayons rouges n'emploient pas toute leur énergie à
faire un travail moléculaire seulement à la surface
cutanée. Il est certain qu'ils pénètrent en partie dans
l'intérieur de l'organisme, où leur énergie, inemployée
dans la peau, exécute un travail moléculaire de même
ordre. L'expérience suivante en fera la preuve.

Faisons tomber, dans des conditions convenables,
un faisceau de lumière solaire sur une hydrocèle, le
patient étant dans une chambre obscure. On s'aperçoit aussitôt que la lumière traverse la tumeur liquide
sous l'apparence d'une lueur rose vif.

Comment expliquer ce phénomène ?

D'abord, le malade éprouve une sensation de chaleur sur la partie du scrotum, où tombe le faisceau
lumineux. Ce qui prouve que les rayons calorifiques
obscurs et lumineux font un travail moléculaire en
surface. Là, une partie des rayons calorifiques s'éteignent : une portion de leur chaleur s'y est transformée
en mouvement. Une autre partie, inemployée dans la
peau, inemployée dans le liquide, a traversé les tégu-

ments du côté opposé en y laissant du mouvement et
de l'énergie. Une dernière partie enfin, qui n'a servi
nulle part, a franchi les tissus et les liquides et est
venue se perdre dans l'espace. C'est cette partie qui
vient impressionner les rétines et que nous voyons.

Il en est tellement ainsi, que si nous plaçons un
thermomètre à la sortie des rayons à travers la tumeur,
nous constatons que leur température est de beaucoup
inférieure à celle des rayons d'entrée. En traversant
la tumeur, les rayons calorifiques y ont donc laissé
quelque chose, et ce quelque chose est de l'énergie.

J'ajouterai que le faisceau de lumière solaire qui a
pénétré dans la tumeur y a laissé encore de la lumière
et de l'actinité, parce que à la sortie de la tumeur on
constate une intensité lumineuse très diminuée et une
intensité chimique presque nulle.

Les tableaux que je viens d'exposer démontrent
avec la dernière évidence, que le résultat immédiat
d'une insolation de vingt minutes sur un sujet bien
portant et aussi sur un sujet malade, atteint de tuberculose pulmonaire chronique, est généralement, sauf
quelques exceptions accidentelles :

1º d'augmenter le nombre des respirations ;

2º d'augmenter le nombre des pulsations du pouls ;

3º d'augmenter la quantité totale des urines de 24
heures ;

4º d'améliorer la formule de la diffusion des eaux
de boisson.

En conséquence, les fonctions des poumons, du cœur et des reins sont notablement influencées par la cure solaire.

Il est à noter que l'insolation n'exerce aucune influence sur la température du corps; le thermomètre placé dans la bouche n'accuse, en effet, que des oscillations insignifiantes. Cette constatation n'est pas pour nous surprendre, puisque nous savons que la chaleur se transforme en mouvement moléculaire, sans augmentation de température. Mais, j'ai démontré dans *le Bulletin médical et de climatologie de Nice, en 1906*, que trois heures environ après une insolation de 20 minutes, le thermomètre buccal commençait à marquer une ascension qui, selon les sujets, pouvait atteindre de 1 à 7 dixièmes de degré. Cette élévation de température n'a aucun rapport avec un mouvement fébrile, elle ne peut être attribuée qu'à une restitution de chaleur solaire après le travail moléculaire qu'elle a produit. Dans tous les cas, les malades n'en sont nullement incommodés; ils ne s'en aperçoivent même pas.

Les rayons de l'extrémité rouge du spectre ne sont pas seulement excitateurs du système nerveux et par conséquent éminemment toniques, ils sont encore vasodilatateurs.

En effet, plaçons un homme sain, dépouillé de ses vêtements, en plein soleil, pendant un temps convenable. Au bout d'un temps variable, selon l'intensité des rayons calorifiques, sa surface cutanée rougira et se couvrira de sueurs. Cet homme éprouvera la sensation que son corps a augmenté de volume. Cette sensation répond à un fait exact. De même que les rayons calorifiques écartent les molécules des corps inorganiques et ont la propriété de lutter contre leur cohésion, de même ils écartent les molécules de l'organisme. Les capillaires de la peau se dilatent, les glandes sudoripares augmentent leur sécrétion, les vaisseaux profonds, particulièrement les veines, aux parois plus élastiques que les artères, ont acquis un plus large volume, les molécules du sang se sont espacées, comme l'auraient fait les molécules du mercure dans la colonne thermométrique ; chaque partie du corps éprouve le même effet, mais inversement à sa force d'inertie et proportionnellement à l'intensité calorifique des rayons solaires. Chacun de nous a éprouvé de la difficulté à se ganter ou à se chausser à l'époque des grandes chaleurs de l'été : nos mains et nos pieds étaient gonflées, dilatées, sous l'influence calorifique du soleil.

Cette action dilatatrice sur l'organisme, en général, et sur les vaisseaux sanguins, en particulier, n'est pas douteuse.

Mais, c'est précisément parce qu'elle n'est pas douteuse, que les médecins en ont peur : ils ont entrevu, sans y avoir réfléchi suffisamment, la possibilité de l'hémoptysie chez les tuberculeux sous l'influence de la cure solaire. Car, les phénomènes de dilatation générale de l'organisme et de dilatation vasculaire se produisent également chez les tuberculeux insolés et chez les hommes sains. Il y a même une particularité que je dois signaler. Lorsque j'ai soumis mes malades atteints de tuberculose pulmonaire à une insolation quotidienne de vingt minutes de durée, sur le torse nu d'abord, sur le corps tout entier ensuite, j'ai constaté au bout de quelque temps, que les parties des poumons qui entourent les foyers principaux sont devenus le siège d'une congestion passive plus ou moins intense. Lorsqu'on expose un homme sain aux radiations solaires dans les mêmes conditions, on ne provoque jamais la moindre congestion pulmonaire.

Il y a là un fait qui exige quelques explications.

Lorsque nous soumettons à des séances d'insolation un sujet bien portant, dont la circulation sanguine est en bon état dans tous les organes et particulièrement dans le tissu pulmonaire, ces insolations, de quelques instants sur le corps nu, ne peuvent avoir pour résultat aucun arrêt dans le mouvement moléculaire de ses tissus ou de ses humeurs. Il n'y a aucune raison pour qu'il se produise une stase du sang en un point plutôt qu'en un autre : le mouvement moléculaire produit par la chaleur est général. Mais, il n'en est plus ainsi, lorsque dans un organe quelconque, les vaisseaux sanguins ou les capillaires ont subi une altération qui modifie leur souplesse ou leur

contractilité. Sur ce point il se formera une congestion
passive, les vaisseaux et les capillaires sanguins n'é-
tant plus en état de participer au mouvement moléculaire général.

Les tuberculeux soumis à l'action solaire ne sont
donc pas dans les mêmes conditions dynamiques que
les hommes bien portants. Au niveau de leurs lésions
pulmonaires, les vaisseaux sanguins ont subi des
désordres plus ou moins graves, quelques-uns même
enserrés dans des masses de tissus fibreux ou calcai-
res, sont obstrués, d'autres ont disparu, suivant l'état
local. Il y a donc là une barrière placée sur le torrent
circulatoire. En conséquence, lorsque, sous l'influence
du mouvement moléculaire provoqué par l'insolation
le volume du courant sanguin augmentera, il se fera
en ce point une certaine stase de sang, une congestion passive, proportionnelle à l'intensité calorifique
des rayons solaires. C'est ainsi, en effet, que les
choses se passent chez les tuberculeux.

Il faut noter, du reste, qu'il existe autour des lésions pulmonaires un état congestif permanent. Généralement, il en est ainsi lorsqu'il s'introduit n'importe
où dans l'organisme un corps étranger, soit inerte,
soit vivant. Ce corps étranger, qui pourra se présenter sous la forme de microbes ou de bacilles, rompt
l'équilibre organique et provoque autour de lui une
congestion plus ou moins intense et une diapédèse
plns ou moins énergique des leucocytes, dont le but

est de faire disparaître le corps du délit. Sur ce point,
il se fera un trouble circulatoire en rapport avec l'importance du corps étranger. Les bains solaires ont la
propriété d'augmenter cette congestion.

Tout à fait au début de l'invasion bacillaire, dans
la prétuberculose, la congestion provoquée par les
bacilles est encore peu intense, si peu intense même,
que l'oreille à l'auscultation est incapable de la percevoir. Au contraire, elle devient manifeste chez les
tuberculeux avérés. Mais l'insolation qui ne produit
jamais de congestion dans des poumons sains, augmente toujours la congestion des poumons malades
autour de leurs foyers de tuberculose. Cela est tellement vrai, que lorsqu'un bacillaire atteint d'une lésion
pulmonaire unilatérale, suit la cure solaire, l'insolation
congestionne toujours le poumon malade et jamais le
poumon sain.

Cette congestion, qui est l'épouvantail de tous ceux
qui font l'apprentissage de la cure solaire, ne mérite
pas cet excès d'indignité.

D'abord, pour les raisons que j'ai déjà dites, elle
ne donne jamais de fièvre. Puis une insolation sur
le torse nu, de vingt minutes de durée, à une température solaire ne dépassant guère 40°, et à une intensité chimique de 1/6ᵉ à 1/8ᵉ de seconde de pose, n'est
jamais suffisante pour produire une congestion d'une
intensité sévère. De plus, on peut toujours limiter à
volonté une congestion solaire, soit en diminuant la

durée des séances d'insolation, soit en supprimant
purement et simplement les séances pour un ou deux
jours. Le médecin expérimenté saura toujours garantir son malade d'un excès congestif et régulariser
cette congestion au mieux de la santé dudit malade.

Loin d'être un épouvantail, la congestion solaire est
nécessaire à la cure : c'est un moyen de guérison, dont
il faut savoir user, et qu'il faut apprendre à manier
judicieusement. Elle apporte, en effet, sur le territoire
envahi par les bacilles de Koch et par les microbes secondaires une puissante armée de phagocytes, comme
je le faisais déjà remarquer en 1903 (*Cure de la tuberculose pulmonaire chronique*). Les ligatures de
Bier n'agissent pas autrement.

En somme, le mouvement fluxionnaire vers les parties malades est éminemment favorable à la cure de
la tuberculose pulmonaire, parce qu'il favorise la diapédèse des globules blancs et parce qu'il active la
phagocytose déjà commencée par l'organisme, lequel
se défend déjà par ses énergies propres.

La grande préoccupation de tous ceux qui ont essayé
la cure solaire a été précisément cette congestion salutaire. Le fantôme de l'hémoptysie hante encore le
cerveau de tous les médecins et les arrête même dans
leur désir d'appliquer la cure solaire. Nous allons voir
que leurs craintes ne sont pas justifiées et que, si les
bacillaires sont quelquefois atteints d'hémorrhagie
pulmonaire, les bains de soleil n'en sont pas respon-

sables. J'avais remarqué, en effet, que les insolations avaient la propriété de faire baisser la pression arté- rielle, même après des séances de vingt minutes, mais je n'avais fait cette constatation qu'à la main, en tâ- tant le pouls des malades. Je pouvais m'être trompé et avoir mal apprécié l'énergie du choc artériel avant et après l'insolation. Aussi, ai-je voulu prendre des observations plus précises au moyen du sphygmomè- tre de Verdin sur cinq tuberculeux que j'ai eu sous la main pendant trois mois.

Le premier, âgé de 26 ans, est malade depuis huit mois; il est porteur de lésions au 2e degré au sommet du poumon droit. C'est un apyrétique. Il suit la cure solaire depuis quatre mois et marche vers la guérison avec une étonnante rapidité.

Le second, âgé de 28 ans, est tuberculeux depuis quatre ans; caverne au sommet droit en avant. Apy- rétique. Laryngite tuberculeuse guérie par la cure solaire.

Le troisième est âgé de 54 ans; il est atteint de tuberculose pulmonaire depuis 4 ans. Anciennes adé- nites cervicales guéries; abcès de la pointe du sternum qui suppure encore; tuberculose pulmonaire du second degré, à droite; évolution lente; apyrétique.

Le quatrième est un tuberculeux de 27 ans, malade depuis six mois, porteur de lésions du second degré, à droite. Apyrétique. Congestion des cordes vocales.

Le cinquième est tuberculeux depuis cinq ans;

4o ans, apyrétique, fait de l'artério-sclérose généralisée. Anciennes cavernes cicatrisées. En voie de guérison par sclérose.

Le tableau suivant indique depuis le 6 juillet 1909,
jour par jour, l'état de la pression artérielle avant et
après une séance d'insolation, le nombre des pulsations du pouls, la pression barométrique de l'heure,
la température au soleil au moment de l'insolation,
c'est-à-dire à 10 heures, la température du corps avant
et après le bain solaire, et enfin la durée de la séance,
pour chaque malade.

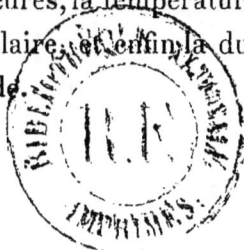

DATE	Baromètre	Température au soleil	M. V. Durée du bain solaire	M. V. Pression artérielle Avant	M. V. Pression artérielle Après	M. V. Pulsations cardiaques Avant	M. V. Pulsations cardiaques Après	M. V. Température du corps	M. M... Durée du bain solaire	M. M... Pression artérielle Avant	M. M... Pression artérielle Après	M. M... Pulsations cardiaques Avant	M. M... Pulsations cardiaques Après	M. M... Température du corps	M. N... Durée du bain solaire	M. N... Pression artérielle Avant	M. N... Pression artérielle Après	M. N... Pulsations cardiaques Avant	M. N... Pulsations cardiaques Après	M. N... Température du corps	M. O... Durée du bain solaire	M. O... Pression artérielle Avant	M. O... Pression artérielle Après	M. O... Pulsations cardiaques Avant	M. O... Pulsations cardiaques Après	M. O... Température du corps	M. R... Durée du bain solaire	M. R... Pressions artérielles Avant	M. R... Pressions artérielles Après	M. R... Pulsations cardiaques Avant	M. R... Pulsations cardiaques Après	M. R... Température du corps
Juillet																																
6		38							10	14	13			27,2																		
7		38,5		14	12					14	13			37,5																		
8		40	20	13	12					13	11			37,3																		
10		36,5		13,5	16					13	14			37,4																		
12		36		18	19			37,1		13	13																					
13		38	25	20	17			37	15																							
14		20		18	22			36,6																								
16		33		19	20			37,1																								
17		37	30	22	22			37,4		15	15			37,4																		
18		41		17	16			37,1		14	13,6			37,3																		
19		41		21	18,5	104	106	37,1	20	13,5	13	112	118	37,8																		
20		42		19	18	84	80	37		13	11,5	106	118	37,3																		
21		42		16	15	104	106	36,9		13	13	115	120	37,5																		
22		43		16	16,5	92	94	36,9		13	12	110	114	37,4																		
23		46,5		17	16,5	80	86	36,9		14	12	116	114	37,5	10	13,5	18	64	64	36,4	10	13,5	12	112	112	36,9						
24		43		14	12	84	88	36,9		14	13	112	106	37,5		16	16,5	68	71	36,5		13,5	13	92	92	37						
25		41		17	16	88	92	36,9								16	13,5	72	74	36,4		13,5	12,5	92	92	36,6						
27		42		19	17	98	98	36,9		14	11,5	100	102	37,5		14	13,5	72	70	36,3	20	13	12	96	96	37						
28		42		15	12,5	86	88	37,0								17	17	76	86	36,4		14	13	86	90	36,9						
29		44	40	13,5	14,5	90	84	36,9		13	11,5	100	106	37,4		21	17	76	86	36,5		13	13	88	88	36,8						
30		45		13	13,5	90	102	37,1	22	14,5	14	110	110	37,7		16,5	16	88	90	36,5		15,5	13	94	99	36,4						
31	674	44		15,5	15	82	90	37,0		13	10	114	120	37,5		15	13	90	96	36,4												
Août																																
1	673																															
2	673	42	40	15	14	82	90	36,8	15	14	13,5	114	116	37,5	30	14	13	72	80	36,7	30	15	12	90	90	36,5						
3	670	40		18	14	76	88	36,8								17,5	14	72	70	36,5		13,5	12	92	94	36,6						
4	670	36													20	13,5	17	72	80	36,3	20	15	18	92	84	36,5						
5	672	46		16,5	14,5	78	80	36,8								17	16	18	80	36,6	35	13	12	100	104	36,6						
7	673	46		13	13	74	78	36,9	20	13	12	106	108	37,4	30	13	13,5	80	82	36,5	30	13	12	98	108	36,7						
10	673	36	30	15	18	90	70	37							20	11	17	66	68	36,7	45	11	14	96	96	36,9						
12	675	42								14	13	96	100	37,4		13	11	82	81	36,7	45	13	11	102	110	36,8						
13	676	40	30	17,5	16	80	76	36,5	22	13	12,5	100	102	37,3	20	17,5	16,8	80	86	36,7	35	16	12,5	100	101	36,6						
15	675	45	30	14	13	81	76	36,9	26	14	14	105	114	37,5	30	15	13	92		37,2	ou	16	13	92	92	37,2						
16	674	43		19,5	19	84	78	36,6	20	14,5	13,5	96	102	37,3		11				36,6	30	14	13	104	100	36,5						
19	676	42		16	17	84	72	36,5		13	12,5	100	108	37,5		11		80		36,6		12	11	100	96	36,8						
20	677	38		19,5	22	74	72	36,0		15	16	100	108	37,5		11,5		76		36,5	20	12	16	100	78	36,8						
21	673	40	45	13	13,2	78	76	36,5	20	16,5	12	116	116	37,0		13		80		36,0					108	36,7						
22	660	40	30	15	13,3	74	78	36,5		13	12	114	114	37,7		14		98		36,6												
23	672	41	30	18	19	77	66	36,8	20	15	14,6	106	115	36,1	20	13,5	13	86	78	36,4	20	16	14	98	102	37,0						
24	675	40		16	00	72	86,8			13,5	14,5	100	100	37,3		16	13,5	74	76	36,4		15	13,5	99	102	36,6						
25	675	42	60	20	16	78	78	36,7	20	15,0	14,6	100	98	37,4		17	13,5	78	82	36,5	25	17	13,5	92	88	37,1	25	15	14	102	110	36,6
26	672	37,5	50	14	12	82	81	36,7	20	12,5	12	96	102	37,3		16	13	76	92	36,6	25	15	12	92	88	37,1	20	18	17	106	104	36,6
27	672	43	60	20	16	74	70	36,7	20	14	13	94	110	37,5		14	13	80	78	36,6	25	14	13	80	78	37,0	19	19	17	94	104	36,7
30	672	41		16	13	82	76	36,8	20	14	14	110	102	37,4		15	12	80	78	36,6		14	13	100	102	36,8		18	13	110	114	36,7
31	698	42	50	14,5	13,5	72	80	36,7		14	14	98	100	37,1																			
Septembre																																
2	671	38		14	13,5	64	72	36,7		14	13	100	102	37,3								14	12,5	94	94	38,5	19	13,5	15	106	114	36,7
4	675	46	70	14	14	66	72			14	13,2	99	102									15	13,5	96	94			15,5	15	104	108	36,6
5	660	40	70	15	13	64	78	36,6		15	13	104	102		30	13	12	84	88	36,6		15	15	108	100	
7	673	38		18	17	78	74	36,6		14	13	106	106	37,4		14	12	84	88	36,9		13	12	96	102	36,6						
8	673	36	45	18	17,0	74	72	36,7																								
9	674	39	35	18	16	80	70	36,7													35	13	12	86	82	36,7						
11	675	42	70	16	14	78	70															13	14	86	96							
14	675	33		15	16	90	82	36,9																								
15	675	34		18	19	88	82																									

Cette longue observation a de la valeur précisément par sa longueur ; elle est une garantie entre les erreurs subjectives possibles, erreurs compréhensibles, malgré toute l'attention de l'observateur. Si j'ai pu me tromper quelquefois dans les sensations que donne l'artère radiale sous la pression du sphygmomètre, je ne me suis pas trompé tous les jours régulièrement et chaque fois pour les cinq malades en même temps. Cette observation doit être, en conséquence, considérée comme très exacte, malgré l'emploi d'un instrument qui n'enregistre pas mécaniquement la pression artérielle.

Elle fut prise à une altitude de 915 m. environ, du 7 juillet au 15 septembre 1909, tous les jours, où nous eûmes du soleil, à 10 h. du matin. La durée des séances d'insolation varia de 15 minutes à une heure. Je crus devoir noter la pression atmosphérique à partir du 31 juillet, pensant que peut-être les variations barométriques pouvaient exercer quelque influence sur la pression sanguine. Mais, il ne sembla pas que l'on put établir un rapport appréciable entre l'une et l'autre, les écarts barométriques étant trop peu importants.

La température au soleil, à 10 heures, varia de 26° à 49°. J'attire l'attention sur ce fait que quelquefois la température solaire fut inférieure à la température du corps de mes malades et le plus souvent supérieure. Dans les deux cas, l'insolation n'exerça pas la même action sur la pression artérielle. Chaque fois que la

température solaire fut inférieure à celle du corps,
l'insolation eut pour effet d'élever la pression sanguine,
et chaque fois qu'elle fut supérieure, l'insolation fit
baisser la pression.

Les écarts varièrent de 1 à 4 1/2 centimètres, et il
ne sembla pas que quelques degrés en plus ou en
moins de température fissent varier proportionnellement la pression artérielle. Il est probable cependant,
que si nos instruments d'observation eussent été plus
sensibles, il se fut établi un rapport proportionnel
entre la chaleur solaire et la pression sanguine. Mais,
le fait capital est que non seulement les bains chauds
de soleil n'élèvent pas la pression artérielle, mais
encore qu'ils l'abaissent. En conséquence, l'insolation
méthodiquement employée ne peut être une cause
d'hémoptysie. Cela est tellement vrai que sur cinq ou
six mille insolations que j'ai appliquées aux malades
les plus divers, soit comme gravité, soit comme âge,
je n'ai jamais constaté d'hémoptysie du fait de la cure
solaire.

Il faut noter encore, que l'abaissement de la pression artérielle, sous l'influence de l'insolation, persiste
encore une heure et demie après la séance. Bien plus,
elle s'accentue souvent de plusieurs centimètres.

Le tableau suivant nous montrera cette décrois-
sance.

Pression artérielle prise 1 h. 1/2 après un bain chaud de soleil.

DATE	M. U. Pression artérielle			M. M. Pression artérielle			M. N. Pression artérielle			M. O. Pression artérielle			M. R. Pression artérielle		
	Avant	Après	1 h. ½ après	Avant	Après	1 h. ½ après	Avant	Après	1 h. ½ après	Avant	Après	1 h. ½ après	Avant	Après	1 h. ½ après
Août															
25	20	16	14.5	15,5	14,5	12	15	15,5	11	15	13,5	13	18	17	15
26	14	13	13,5	12,5	12	12	13,5	12.5	13,5	17	13,5	12	15	14	13
27	20	16	13,5	14	13	11				12	12	9			
30				14	11	9	14	13	11	14	13	11			
31	14,5	13,5	14	14	14	12	15	12	12	14	14	12			
Sept.															
2	14	13,5	12,5	14	13	11	18	15	13	16	13.5	10,5			
4	15	14	13	14	13,5	11	13,5	13	12	15	13,5	11,5	15,5	15	11
5	15	13	13	15	13	11	13	12.5	11	13	13	12	15	15	12
7	18	17	15	14	13	10				14	12	11	13	12	10.5
8	18	17,5	14												

Ces expériences nous prouvent que la congestion solaire est incapable de produire l'hémoptysie. Mais, si la pression artérielle diminue sous l'influence de la cure solaire, si elle nous donne par là une garantie de sécurité contre certaines formes d'hémorrhagies pulmonaires, il est hors de doute qu'elle ne peut mettre à l'abri de certaines autres formes, par exemple celles qui sont consécutives aux perforations vasculaires. Il serait donc injuste de rendre la cure solaire responsable d'accidents que personne ne peut prévoir.

L'abaissement de la pression artérielle est, selon toute apparence, le fait d'une simple action mécanique des rayons calorifiques sur les molécules de l'organisme. En effet, la chaleur solaire dilate les capillaires de la peau, les veines et les artères superficielles ou profondes ; les voies de la circulation sanguine sont donc devenues plus larges ; dans ces conditions, le cœur n'a pas besoin de faire autant d'efforts pour vaincre la résistance des parois vasculaires. En conséquence, la pression diminuée que l'on constate aux radiales est parfaitement justifiée.

L'abaissement de pression, constaté une heure et demie plus tard, s'explique vraisemblablement par la continuation du mouvement moléculaire après l'insolation.

D'autre part, nous venons de voir que chaque fois que la température au soleil est inférieure à la température du corps, la pression artérielle au lieu de baisser s'élève. C'est que le froid a la propriété de rétrécir les capillaires de la peau, c'est que le corps rayonne sa chaleur dans l'espace et que le mouvement s'établit des molécules de l'organisme vers l'éther. En conséquence, les ouvertures vasculaires diminuent et la résistance des parois des vaisseaux augmentant, le cœur est contraint de faire un travail plus énergique pour envoyer l'onde sanguine.

Dans le premier cas, le nombre des pulsations du pouls augmente généralement, mais pas d'une manière constante ; dans le second, c'est l'inverse qui se produit.

Si l'on compare ces résultats à ceux que l'on obtient chez les personnes qui ne prennent pas de bains

solaires, on constate que de dix heures à midi, la
pression artérielle non seulement ne baisse pas, mais
augmente dans des conditions appréciables. Le tableau suivant en est une preuve.

Ce tableau contient les observations des cinq malades susnommés qui ne furent insolés ni le 8, ni le
9, ni le 10, ni le 11, ni le 15 septembre, et de plus
les observations de six personnes d'âges différents et
bien portantes, qui ne prenaient pas de bain de soleil. Comme on va le voir, la pression artérielle des
uns et des autres augmentera constamment de 10 h.
à midi.

En résumé, lorsque l'on prend la pression artérielle
à la radiale vers 10 h. du matin, chez les sujets bien
portants, on constate que cette pression a augmenté
à midi. Le même phénomène s'observe chez les tuberculeux de tous les degrés, lorsqu'ils ne sont pas insolés. Mais, s'ils sont soumis à un bain chaud de soleil,
c'est le contraire qui arrive.

Nous verrons plus tard qu'à proportion que les
malades marchent vers la guérison leur pression artérielle se relève dans son ensemble; mais, malgré ce
relèvement général, les bains de soleil ont toujours
la propriété de la faire baisser momentanément pendant quelques heures.

de la pression artérielle de 10 h. à midi sans insolation.

DATE	M. U. . 22 ans				M. M... 28 ans				M. N... 54 ans				M. O... 27 ans				M. R... 40 ans				M. O... 22 ans			
	Pression		Pulsations		Pression		Pulsations		Pression		Pulsations		Pression		Pulsations		Pression		Pulsations		Pression		Pulsations	
Septembre	10 h.	12 h.	10 h.	12 h.	10 h.	12 h.	10 h.	12 h.	10 h.	12 h.	10 h.	12 h.	10 h.	12 h.	10 h.	12 h.	10 h.	12 h.	10 .	12 h.	10 h.	12 h.	10 h.	12 h.
8					13,5	14,5	114	106	15,5	18	86	76	11,5	13	90	88	13,5	14,5	86	82	11	14	74	68
9					14	17	106	110					14	15	100	88	14	20	106	100				
10	17	19	66	62									18	18	88	80	15	17	98	84	14	14	80	70
11					13	12	98	100									14	17	104	94	13	15	72	62
15																	15	15	100	92	13	12	70	78

DATE	M. Ma... 47 ans				M⁰ S... 41 ans				M. S... 62 ans				M⁰ de L... 73 ans				M. B... 26 ans			
8	13	14,5	86	86	»	»	»	»	»	»	»	»	»	»	»	»				
9	13	14	88	84	11	12	72	72	10	10,5	94	94	15	14	64	64				
10	14	14	84	80	13	14	72	68	18	18	80	74	14	14	60	60				
11	14	13	80	86									12	15	62	64	12	13	74	64
15					11	13	74	70	15	17	98	106	0	11	62	62	11	11	70	64

Effets des rayons lumineux proprement dits sur l'organisme humain. — L'ensemble des vibrations de l'éther qui, en impressionnant nos rétines, leur donne la sensation de la lumière blanche, se compose en réalité d'ondes de longueurs différentes, dont les vibrations varient de nombre. Ces ondes luminifères, que par habitude on nomme rayons, sont au nombre de sept. Ce sont ces rayons colorés découverts par Newton dans un faisceau de lumière blanche, qui composent la lumière solaire.

Le spectre lumineux de Newton est donc formé des sept rayons colorés : *violets, indigo, bleu, vert, jaune, orangé, rouge.*

Ces rayons ne possèdent pas la même intensité lumineuse, ou du moins ils n'impressionnent pas également notre sens de la vision. Les rayons jaunes forment le sommet d'une courbe qui d'un côté descend jusqu'au violet, et de l'autre côté au rouge En donnant aux jaunes une valeur de 1000, Fraünhofer établit les rapports suivants comme intensité lumineuse de chaque rayon coloré :

Jaune	1000
Rouge	94
Orangé	640
Vert	480
Bleu	170
Indigo	30
Violet	6

Or, la lumière blanche agit sur les êtres vivants de

façons diverses et produit souvent des effets contraires
selon les êtres considérés. Il faut donc que chacun des
rayons lumineux possède des propriétés différentes,
agissant séparément comme force distincte, même
lorsque les rayons sont confondus sous forme de
lumière blanche. De sorte que en dehors des trois principales énergies, calorifiques, lumineuses et actiniques,
qui ont des maxima d'effets dans certaines régions
du spectre solaire, la lumière proprement dite possède
encore des propriétés secondaires qui exercent des
actions différentes sur les êtres organisés. Certaines
vibrations actionnent certains êtres, d'autres ne les
actionnent pas, mais en font vibrer d'autres ; et ce ne
sont pas toujours les rayons les plus lumineux qui
produisent le maximum d'effets.

Avant d'étudier les énergies de la lumière sur les
êtres animés, il me paraît utile d'examiner les effets les
plus connus que produit sur eux l'obscurité ou l'absence de lumière.

Obscurité. — L'obscurité produit des troubles organiques profonds. Une observation minutieuse du chi-
rurgien de *la Belgica* à son retour de l'expédition vers
le pôle sud, va nous fournir des renseignements précieux. « L'obscurité (*Revue scientifique 1910, 1ᵉʳ semestre*) de la nuit polaire, l'isolement, l'emploi des aliments de conserve, le froid continu avec tempêtes fréquentes et l'humidité pénétrante finissait à nous réduire
à ce que nous avons appelé l'anémie polaire. Nous

étions devenus pâles avec une teinte verdâtre... L'estomac et tous les organes étaient devenus paresseux
et refusaient le travail. Les plus dangereux étaient les
troubles cérébraux et cardiaques. Le cœur semblait
avoir perdu son régulateur : il battait faiblement mais
ses battements ne devinrent plus fréquents que lorsque d'autres symptômes dangereux eurent fait leur
apparition. Durant toute la nuit polaire il fonctionnait
d'une manière irrégulière et faible ; on ne pouvait plus
compter absolument sur lui. Les symptômes psychi-
ques étaient moins marqués. De façon générale cependant, les hommes ne pouvaient concentrer leur pensée
et celle-ci était incapable d'un effort prolongé. L'un
des malades arriva jusqu'aux confins de la folie, mais
avec le retour du soleil il guérit. »

L'absence de lumière atteint donc profondément la
nutrition chez l'homme et déséquilibre ses fonctions
organiques ; une lumière insuffisante produit les
mêmes effets, mais en raison directe de son atténuation. Chez les plantes nous connaissons les effets de
l'obscurité absolue : c'est l'étiolement.

Mais, la plante souffre aussi de l'insuffisance de la
lumière, comme les hommes et les animaux. D'après
Albert Larbaletrier, professeur d'agriculture du Pas-
de-Calais, pendant les étés chauds mais non ensoleillés, les betteraves auraient une moindre teneur en
saccharine, et les pommes de terre un moindre rendement en fécule. Ces observations ont été confirmées

par les expériences de Pagnoul, directeur de la station
agronomique d'Arras. L'ombre modifie la forme et la
structure des feuilles, diminue les dimensions de la
corolle des fleurs et leur couleur (*G. Boissier, Mac
Dougal*), elle pousse à la feuille au détriment des raci-
nes, elle est nuisible aux fruits, retarde la floraison et
la maturation (*Byron D. Halstad*), elle retarde en
général la germination des spores, sauf quelques exceptions au nombre desquelles il faut placer les prè-
les (*de Forest Heald*) ; enfin, d'après W. Palladine,
les feuilles à la lumière assimilent trois fois plus de
saccharose qu'à l'obscurité ; en présence du saccharose, la synthèse des matières protéiques s'effectue
plus énergiquement à la lumière qu'à l'obscurité.

Les expériences des botanistes, qui prouvent l'action néfaste de l'obscurité ou simplement de l'ombre
sur les plantes, sont innombrables, mais en voici une
de John Clayton (*Nature 1897, p. 190*) qui mérite
d'être signalée.

M. John Clayton fit choix de douze plants de haricots de même variété, aussi semblables entre eux que
possible, de même âge, de même vigueur, et il les
planta côte à côte de telle façon que six d'entre eux
furent abondamment éclairés par le soleil, les six autres étant abrités par des planches qui obstruaient
tout éclairage direct. Ces douze plants végétèrent jusqu'en octobre, époque à laquelle on fit la récolte. On
pesa séparément les gousses des six plants non éclai-

rés, et celles des six plants éclairés et le poids des gousses fraîches fut respectivement de 29 pour les premiers contre 99 pour les derniers. Les graines séchées furent également pesées : celles des plants éclairés pesaient plus de trois fois le poids des graines des plants non éclairés.

L'année suivante, on sema les deux groupes de graines, mais les plants restèrent en pleine lumière. Cependant, l'action nuisible des conditions, où s'étaient formées les graines chez les plantes maintenues à l'ombre, s'est manifestée par ceci, que les plantes nées de graines formées à l'ombre ont fourni une récolte de moitié inférieure à celle des plantes nées de graines formées au soleil.

L'expérience fut continuée, et, en définitive, à la quatrième année les plantes nées de graines formées à l'ombre à travers trois générations purent bien former des fleurs, mais n'arrivèrent pas à former des fruits. La race était éteinte.

Examinons maintenant quelles sont les radiations solaires qui agissent avec le plus d'efficacité sur le développement de la vie végétale, sur la germination, la végétation, la floraison et la fructification. Quelles sont, en un mot, les différentes influences qu'exerce la lumière solaire sur les êtres organisés du globe ? C'est pour étudier ces importantes questions, dit Georges Mathieu, que Camille Flammarion a annexé une station de physique végétale à l'observatoire de Juvisy.

Pour faire ces études analytiques, Flammarion fit établir quatre petites serres, dont trois entièrement vitrées avec des verres monochromatiques bleus, rouges et verts, soigneusement examinés au spectroscope et la quatrième avec des verres incolores.

Observation de Georges Mathieu, ingénieur agronome à l'observatoire de Juvisy :

« Nous avons semé, planté, et cultivé dans ces différentes serres un grand nombre de plantes pendant trois années consécutives. La sensitive (mimosa pudica) s'est présentée comme tout indiquée pour l'étude précise des différents phénomènes. Des jeunes plants de sensitive de 0^m027 de hauteur ont été mis dans les serres le même jour ; ils avaient tous la même taille et la même vigueur. Trois mois après, des modifications considérables s'étaient produites.

« Dans la serre bleue, les plantes n'avaient subi aucun développement. Elles n'étaient pas mortes, elles avaient vécu, mais comme endormies. Dans la serre blanche, elles avaient grandi, acquis une grande vigueur et atteint 0^m100.

« Dans la serre verte, elles s'étaient un peu étiolées et avaient $0^m.152$ de hauteur.

« Dans la serre rouge, elles avaient pris un développement extraordinaire, avaient atteint 0^m423, c'est-à-dire une hauteur quinze fois plus élevée que dans la serre bleue, avaient seules fleuri, et leur sensibilité s'était accrue à un tel point que le plus léger mouve-

ment suffisait pour faire fermer les folioles et faire
tomber les pédicules tout d'une pièce. Les bleues au
contraire étaient devenues insensibles.

« Ces résultats ont été enregistrés sur une plaque
photographique.

« Mais, la lumière n'a pas seulement une action
importante sur le développement des plantes, elle joue
aussi un rôle considérable dans la coloration des
fleurs et des fruits. La chlorophylle qui colore les
feuilles en vert est due à la lumière ; elle ne se produit pas dans l'obscurité ; la variété rouge de lilas de
Marly devient blanche lorsqu'elle est privée de
lumière ; il suffit en effet d'enfermer un panicule en
bouton dans un capuchon obscur pour obtenir des
fleurs blanches ; dans les serres rouges, bleues, vertes,
le lilas se décolore également. En mettant les pani-
cules à l'obscurité, lorsqu'ils sont déjà plus ou moins
colorés, on a du lilas plus ou moins rouge, et on peut
obtenir sur le même pied ou sur une même branche
depuis le blanc jusqu'au rouge violacé.

« Ces résultats ne sont donc dus ni à la température, ni à une activité trop grande de la végétation,
mais il paraît évident que la lumière est la cause de
ces phénomènes de coloration et de décoloration.

« Les feuilles pourprées de l'alternanthera amœna
demeurent absolument vertes sous les radiations rouges ; la fleur de crassula à fleurs rouges mise en culture dans l'obscurité devient blanche ; les fleurs de

géranium changent de couleur, de dimension et de forme, selon les radiations. Enfin, parmi les résultats les plus curieux, nous pouvons citer ceux du coleus : une feuille de coleus rouge encadré de noir et de vert perd en partie sa coloration rouge dans la serre rouge et devient jaune bordée de vert dans la serre bleue. Les leucites, auxquels est due la coloration des végétaux, se comportent donc différemment suivant la lumière reçue pour un certain nombre de plantes. Certaines feuilles et certaines fleurs se transforment sous cette action. D'autres varient sous cette influence combinée avec l'alimentation. D'autres enfin sont complètement insensibles à l'action de la lumière.

« Ajoutons encore que les rayons colorés ont des actions diverses sur le développement des parfums. Dans la serre rouge l'odeur émise par les fraises imprègne l'atmosphère. Sur un même pied de crassula les fleurs épanouies en plein air, au soleil, ont peu de parfum ; il en est de même dans l'obscurité, tandis que les fleurs placées sous des cloches de couleur sont douées d'un parfum délicat qui rappelle celui de la banane ; cueillies et conservées en vases, elles gardent ce parfum et en même temps elles reprennent une partie de leur couleur rouge.

« Enfin, tandis que les fleurs épanouies ont une durée éphémère dans les serres rouges ou blanches, elles acquièrent au contraire une longévité beaucoup plus grande dans la serre bleue. »

MALGAT. — Cure solaire.   9

Les plantes réagissent donc différemment aux di_
verses vibrations de l'éther luminifère, nous allons
voir maintenant que ces mêmes vibrations font éprou·
ver aux animaux inférieurs des effets différents.

D'une note communiquée à l'Académie des Sciences
en août 1899, par Camille Flammarion, il résulte
qu'à l'observatoire de Juvisy, du 26 au 29 mai, 720
vers à soie (Bombix mori), âgés de six jours au plus,
ont été placés dans douze casiers recouverts d'un verre
de couleur spécial, différent et contrôlé au spectroscope, pour établir pour chacun d'eux leur spectre
d'absorption. Toutes les précautions de lumière et de
température (de 18° à 22°) étant prises, la montée des
vers a commencé le 29 juin dans tous les casiers recouverts de verres colorés. Cinq jours de retard pour
ceux placés dans l'obscurité, sept jours pour ceux en
plein air.

On a calculé que le maximum de production de la
soie a été sous les verres incolores et sous le violet
pourpre clair, où il y a seulement une bande d'absorption dans le bleu.

Les verres coloriés les plus favorables au développement des vers à soie sont donc ceux qui laissent passer la région voisine de la raie D. et qui éteignent la
partie la plus réfrangible du spectre. Au contraire,
les verres de production minimum sont ceux qui
absorbent la région du spectre comprise entre A et E.
Le nombre des femelles est de 56 o/o sous le verre

incolore et de 37 o/o sous le verre bleu foncé. Les femelles des verres violets, pourpres, orangés et incolores sont plus fécondes que celles des verres bleus foncés.

Le bleu donne beaucoup plus de mâles, 63 o/o.

Dans le rouge clair, la proportion des femelles est de 50 o/o ; dans le violet pourpre, elle est de 54 à 56 o/o.

Les belles expériences de Finsen sur l'influence de la lumière colorée chez les animaux inférieurs nous fournissent encore de précieux renseignements. On sait, dit la *Revue scientifique*, 1899, 1er semestre, p. 409, qu'avant d'éclore, les embryons de batraciens enfermés dans l'œuf exécutent des mouvements. Finsen a compté ces mouvements à l'ombre, à la lumière et à un éclairage monochromatique.

Ombre............	1 mouvement en 24 minutes.			
Rouge............	6	—	— 14	—
Jaune............	6	—	— 9	—
Vert............	8	—	— 17	—
Bleu............	46	—	— 24	—
Incolore..........	32	—	— 9	—

Trois tritons de 24 heures au plus, placés dans une écuelle d'eau, sont mis en mouvement par la lumière blanche, alors qu'ils étaient tranquilles à l'ombre.

Dans l'écuelle exposée mi-partie à l'ombre, mi-partie au soleil, ils quittent le soleil pour l'ombre. La lumière bleue agit comme la lumière blanche. Le rouge, le jaune, le vert n'agitent pas les salamandres.

Les tritons aveuglés, les cancrelats, des lombrics décapités, év tent le bleu et recherchent le rouge. Dubois a montré que le protée préfère le violet au rouge.

Les vers de terre enfermés dans une boîte à couvercle percé de trous éclairés de diverses couleurs du spectre quittent le bleu pour le rouge, où ils demeurent tranquilles. Les cloportes fuient le bleu pour le rouge.

Des papillons du genre pieris s'agitent dans le bleu et sont calmes dans le rouge, mais ils semblent préférer le bleu.

Dans *l'American Journal of physiology* nous trouvons, sous la signature de R. Harrington et E. Leaming, une communication intéressante sur l'influence des lumières colorées chez l'amibe. Cette note fut reproduite en 1900 par la *Revue scientifique*, 1er semestre, p. 375. Les expériences de ces auteurs ont porté sur l'amobilité et sur l'aspect général de l'amibe.

Les amibes employées furent des Amœba proteus communes, de grandes dimensions : elles étaient placées sur le porte-objet d'un appareil à projection, de manière que l'image était grossissante et facile à observer. Les soins nécessaires furent pris pour éviter les influences thermiques.

Des expériences faites avec des lumières spectrales pures ont démontré que la pureté des lumières obtenues avec des écrans était suffisante.

Après l'action d'une lumière colorée, la lumière blanche n'est pas excitante, elle est au contraire retardante. Après l'action de la lumière achromatique, toute lumière monochromatique est excitante ; mais il y a des différences dans l'intensité de cette action excitante ; le rouge et le jaune exercent une stimulation plus rapide que le vert et le violet.

Le violet exerce une action ralentissante, sauf dans le cas où il agit après la lumière incolore ; autrement il ralentit toujours le mouvement protoplasmique. Le vert, le jaune et le rouge, au contraire, sont des excitants : ils agissent tous trois de la même manière. Il y a donc un antagonisme marqué entre l'action des lumières des deux extrémités du spectre. L'extrémité rouge est excitante, l'extrémité violette est ralentissante.

Je ne m'arrêterai pas sur l'importance de cette dernière communication qui éclaire d'un si vif éclat la physiologie humaine. Je ne m'arrêterai pas non plus sur les expériences de R. M. Yerkes à propos de l'influence de la lumière colorée sur la mobilité des Daphnies, que Trembley, Cannon, Davenport et Engelmann ont également étudiée, ni sur celles de Herrick en ce qui regarde la larve du homard américain. Elles confirment ce que nous savons sur l'influence de la lumière colorée.

Ces diverses observations sur la lumière solaire, portant sur les plantes et sur les animaux inférieurs, nous donnent des indications précieuses dès qu'il s'agit de l'application de la lumière à l'homme. Nous verrons, en effet, se produire chez les malades, que l'on soumet à la cure solaire, des modifications importantes soit dans la nutrition, soit dans les réactions cérébrales, soit dans la production de l'hémoglobine, soit dans le nombre des globules du sang, soit dans les moyens de défense de l'organisme.

Suivons pendant une série de séances de cure solaire un des malades que nous soignons pour une tuberculose pulmonaire. Au bout d'un temps variable, souvent très court, nous nous apercevons que la surface de la peau prend une teinte plus foncée et que le pigment tégumentaire augmente de quantité. Il n'y a que le territoire directement ensoleillé qui se pigmente, car toutes les parties qui sont couvertes par les vêtements conservent leur couleur ordinaire. Toutes les peaux, quelle que soit leur nuance, subissent plus ou moins vite cette surproduction pigmentaire, lorsqu'elles sont exposées nues aux morsures de la lumière.

Cette manifestation tégumentaire se produit progressivement; à mesure que la cure solaire se prolonge, la peau prend des teintes de plus en plus foncées jusqu'à une nuance voisine du bronze. Mais, la pigmentation peut devenir très abondante en une seule journée : j'ai vu, par exemple, partir des excursionnistes normalement pigmentés, et reve-

nir d'une longue promenade en montagne, pendant la saison d'été, avec la peau des mains et de
la face très fortement brunie.

Fait remarquable, à proportion que la peau se pigmente, chez les tuberculeux insolés, on constate que
leurs forces augmentent et que leur état général s'a-
méliore. La marche des tuberculeux vers la guérison
est dans un rapport constant avec les progrès de la
surpigmentation.

Dès que la surface cutanée commence à brunir, les
malades ne transpirent plus pendant la nuit, le mouvement fébrile vespéral disparaît, le sommeil est
meilleur, l'appétit revient, les digestions sont satisfaisantes et le corps augmente de poids. Les lésions
pulmonaires elles-mêmes commencent à s'améliorer,
car la toux diminue de fréquence et les expectorations
sont moins abondantes. On constate encore que la
dyspnée, dont quelques bacillaires souffrent souvent
au moindre effort, disparaît. Tel malade qui était,
avant la cure solaire, dans l'impossibilité de monter
les escaliers d'un premier étage, les monte maintenant
sans essouflement et sans fatigue.

A mesure que le pigment cutané s'épaissit, toutes
ces améliorations se raffermissent et le mieux général
s'accentue davantage. De sorte que, le jour où la
pigmentation est à son maximum d'intensité, la guérison est proche. On dirait que les énergies défensives
de l'organisme augmentent à proportion que la pig-

.mentation de la peau insolée devient plus intense.

Pourtant, il est des tuberculeux qui ne se pigmentent jamais : ceux-là non seulement ne guérissent pas, mais ils ne s'améliorent même pas. C'est du moins ce qu'une longue pratique de la cure solaire m'a démontré. Nous verrons plus tard que ce sont des poitrinaires, dont les bacilles et leurs toxines possèdent une virulence particulièrement violente et dont l'organisme tombe en ruine. En sorte que l'on est en droit de se demander si l'absence de pigmentation solaire est la raison pour laquelle les malades ne s'améliorent pas, ou bien si c'est l'organisme en détresse qui n'est plus capable de fournir les matériaux nécessaires à la pigmentation. Cette dernière supposition paraît la plus rationnelle.

Tous les hommes, selon les races et selon les climats, sont normalement plus ou moins pigmentés, et même chez les hommes d'une même race habitant les mêmes climats, il en est de plus ou moins pigmentés, en raison sans doute de lointaines hérédités. Les hommes du Nord, qui habitent des régions, où l'éclairement solaire est peu intense, sont peu pigmentés et sont généralement blonds; ceux qui habitent le Midi de l'Europe, où la lumière est plus abondante, sont habituellement bruns ; ceux qui habitent sous les tropiques, où la lumière est d'une prodigieuse intensité, sont noirs. Cette loi n'est pas absolue assurément, mais elle est générale dans son ensemble. N'a-t-on pas

encore remarqué que les parties des animaux à poils
ou à plumes, qui sont les plus exposées à la lumière
sont diversement colorées selon les espèces, tandis
que les parties cachées sont ordinairement blanches.
Tout le monde sait que les parties de notre corps qui
sont couvertes de vêtements sont moins pigmentées
que nos mains et notre visage. Notre pigmentation
cutanée normale tient à la race, notre surpigmentation dépend de la lumière. .

On a quelque tendance à croire que le pigment cutané
serait dû à l'action des rayons de l'extrémité violette
du spectre solaire. On appuie cette hypothèse sur les
observations de Charcot, de Foucault, de Bouchard,
de Videmark, de Hammer et de Finsen, d'après lesquelles les insolations qui produisent des érythèmes
tégumentaires et consécutivement de la pigmentation,
sont dus surtout à l'action des rayons bleus et violets,
l'action des rayons jaunes et verts étant de beaucoup
inférieure.

La question ne me paraît pas encore parfaitement
élucidée.

Mais, j'ajouterai que la lumière n'est pas toujours
nécessaire à la surproduction du pigment cutané ; il
s'agit alors de cas d'ordre pathologique. Il ne faudrait
pas prendre, par exemple, la surpigmentation consécutive à l'application d'un vésicatoire, pour de la surpigmentation solaire.

La pigmentation de la peau occupe dans la cure

solaire une place importante. Il est donc intéressant
de faire quelques recherches sur sa production.

Dans leur remarquable rapport sur la cure solaire,
à l'Académie de médecine, au mois de décembre dernier, Rollier et Rosselet, de Leysin, disaient que les
insolations dans les altitudes pigmentaient plus énergiquement les malades que les insolations dans la
plaine. En thèse générale, ils avaient raison. Mais on
ne peut pas généraliser le fait, parce qu'il est des plaines qui sont plus illuminées que certaines altitudes.

En définitive, la surproduction pigmentaire de la
peau se fait en raison directe de l'intensité de la lumière.
En conséquence, toutes les contrées, plaines ou montagnes, qui jouissent d'une abondante polarisation de
la lumière, qui possèdent dans leur atmosphère une
tension élevée de leur vapeur d'eau, qui, dans les couches inférieures de l'air, ne contiennent qu'une faible
humidité relative, sont des contrées où l'illumination
solaire est très intense. Lorsque au photomètre Decoudun on mesure l'intensité bleue de l'atmosphère, et
que l'instrument marque en moyenne 1/6 ou 1/8 de
seconde de pose, on peut être assuré que la polarisation de la lumière et la tension de la vapeur d'eau sont
largement suffisantes pour assurer un éclairement
considérable, quelle que soit l'altitude du lieu. Ce
n'est que dans ces conditions météorologiques, quels
que soient la saison et le mois où l'on donne des bains
de soleil, que l'on peut produire une énergique pig-

mentation. Il ne s'agit donc plus de montagnes ou de plaines qui sont des mots, il s'agit de conditions météorologiques qui sont des faits.

Nice et le Littoral jouissent habituellement de ces conditions météorologiques : aussi, quelle que soit la saison, on peut presque chaque jour donner des bains chauds de soleil. Bien qu'à une altitude de o^m, nous recevons donc une quantité de lumière supérieure à celle de la plupart des montagnes du centre de l'Europe situées à une altitude moyenne.

J'ai voulu cependant faire une expérience plus directe et moins théorique. J'ai comparé le degré de pigmentation entre quelques malades soumis à l'insolation directe à une altitude de 915 m. et d'autres malades insolés à Nice. Les premiers et les seconds firent la cure solaire dans des conditions identiques, du 15 juin au 15 septembre. Or, j'ai constaté qu'entre les uns et les autres il y avait peu de différence dans la coloration de la peau. Ce fait démontre que Nice et le Littoral, de par leurs conditions météorologiques, reçoivent une lumière assez intense pour pigmenter les malades avec autant d'énergie que celle du soleil de nos montagnes.

L'intensité de la pigmentation cutanée dépend certainement de l'intensité de la lumière, mais elle dépend aussi de la durée de l'insolation. Toutes choses égales d'ailleurs, plus la peau est exposée longtemps aux morsures du soleil, plus elle noircit. C'est ainsi qu'une

série de bains solaires de 20 minutes de durée ne pig-
menteront jamais la surface cutanée nue comme une
série de bains d'une heure. Dans l'appréciation de ce
phénomène, il faut donc tenir compte de l'intensité de
la lumière, de la durée des séances d'insolation et
aussi de la continuité des insolations.

La lumière ne borne pas ses effets sur les plantes
aux phénomènes que j'ai indiqués plus haut, elle joue
encore un rôle immense puisqu'elle fabrique la chlorophylle, cette substance verte que l'on considère
comme un pigment végétal. Arrêtons-nous un moment
sur sa production dans la nature. Car ses rapports
avec les pigments humains nous expliqueront le rôle
de la lumière solaire dans ces derniers.

La chlorophylle contient une grande quantité d'o-
xyde de fer, ce qui la rapproche de l'hémoglobine,
pigment ou matière colorante du sang. Par sa composition et ses réactions, elle est presque identique à la
matière colorante de la bile (Van Thiegen) et se rapproche des substances albuminoïdes (A. Gautier). Le
pigment cutané chez l'homme s'éloigne du pigment
vert de plantes en ce qu'il ne contient pas d'oxyde de
fer.

Ces rapprochements chimiques entre le pigment
végétal et les pigments humains méritent d'attirer
notre attention, parce que cellules végétales et cellules
animales ont des attributions semblables, des fonctions similaires et sont soumises aux mêmes lois géné-

rales. D'autre part, si nous examinons une solution
alcoolique de la substance verte des plantes au spectroscope, comme l'a fait Chautard, nous voyons qu'il
existe six raies dans le spectre : 1° une dans le rouge
moyen ; 2° une entre le rouge et l'orangé ; 3° une entre
le jaune et le vert ; 4° deux raies dans le bleu ; 5° une
dernière dans l'ultra-violet (1). Mais, comme le fait
remarquer Dechambre, la réunion de toutes ces raies
n'est pas nécessaire pour caractériser la chlorophylle,
la première suffit. Si nous examinons de l'oxyhémo-
globine au spectroscope, nous trouvons deux bandes
d'absorption qui occupent une partie de l'orangé, les
deux cinquièmes du jaune et le vert presque tout entier.
Si nous examinons l'hémoglobine réduite nous voyons
que les deux bandes sont réunies en une seule qui
occupe tout l'espace compris entre DEb.

Nous constatons donc que l'hémoglobine, oxygénée
ou réduite, et la chlorophylle ont des bandes d'absorption dans les mêmes positions du spectre, et ces positions nous renseignent sur les parties de la lumière
qui président à la formation de la matière colorante
du sang et qui concourent à la formation de la substance verte des plantes. Il existe donc de l'analogie
non seulement au point de vue chimique, mais aussi
au point de vue de la fabrication entre les deux pigments, avec cette différence cependant que l'hémoglobine ne doit rien aux rayons rouges, qui eux, au con-

(1) *Dictionnaire encyclopédique des sciences médicales.*

traire, ont une influence prépondérante dans la formation de la chlorophylle.

La clinique nous fournit, elle aussi, une preuve manifeste de l'action de la lumière sur la formation de
l'hémoglobine. N'a-t-on pas remarqué, en effet, que
les ouvriers et les ouvrières, qui travaillent dans des
ateliers mal éclairés, pâlissent, que le nombre de
leurs globules rouges diminue et que le taux de leur
hémoglobine descend au-dessous de la normale. Mais,
dès qu'on les remet en pleine lumière, soit à la campagne, soit au bord de la mer, leurs belles couleurs
reviennent, le nombre de leurs globules rouges augmente rapidement et le taux de leur hémoglobine s'é-
lève. L'insolation directe sur la peau nue et sur une
large surface acquiert donc une grande importance
chez les bacillaires, puisqu'ils sont d'autant plus en
déficit d'hémoglobine qu'ils sont à un degré plus
avancé.

Il y a longtemps que l'on s'est aperçu de l'action
spéciale exercée par la lumière colorée sur le système
nerveux des animaux et des hommes. C'est ainsi que
le rouge aurait des propriétés excitantes et que le bleu,
le violet et le vert auraient au contraire des propriétés
sédatives.

Le taureau et le dindon sont excités par le rouge,
tandis que le cheval rétif est calmé par le bleu, au dire
du comte Schlaffer. Wundt avait noté, il y a déjà
longtemps, que les différents rayons du spectre agis-

sent différemment sur nos nerfs. Le Dr Douza a tenté de guérir certains psychopathes par l'influence de la lumière colorée. Dans une chambre tendue de rouge et à vitres rouges « je fis, raconte-t-il, coucher un typémaniaque qui depuis longtemps était sombre, affecté d'un délire taciturne, et mangeait rarement de sa propre initiative. Trois heures après son installation dans la chambre rouge, on le trouva souriant, gai, et il demanda à manger ». « Un autre malade également typémaniaque et séthiophobe demeurait tout le jour les mains crispées contre la bouche, pour empêcher, à ce qu'il prétendait, l'introduction de l'air empoisonné. On le plaça dans la chambre rouge. Dès le lendemain il se levait gaiement, mangeait avec appétit, et il rentrait chez lui guéri, une semaine plus tard. Réciproquement un maniaque très agité et maintenu avec la camisole, fut envoyé à la chambre bleue, et moins d'une heure après on le trouva calmé. Un autre malade fut couché dans une chambre violette. Dès le lendemain il se sentait guéri, et de fait il est resté depuis bien portant. »

Le Dr Dor, dans un travail postérieur, a trouvé aussi que le rouge excitait et que le vert calmait. Il a provoqué avec le rouge des excitations allant jusqu'au vertige chez les neurasthéniques, auxquels on faisait fixer une surface rouge, alors qu'avec le vert on n'obtenait aucun changement dans l'état du sujet.

Le Dr Féré a trouvé des résultats analogues.

Le Dr Raffegeau a constaté à l'établissement hydrothérapique du Vésinet des résultats semblables. Quelques heures passées dans une chambre violette amenèrent un effet sédatif marqué ; le séjour dans une chambre rouge produisit invariablement de l'excitation.

Le Dr Savary (d'Odiandi) a observé que la lumière bleue avait la propriété de déprimer le pouls, d'abaisser la température et de calmer le système nerveux.

De récentes expériences nous apprennent encore qu'il est possible d'insensibiliser les malades au moyen de la lumière bleue, au point de permettre de leur faire subir de petites opérations sans qu'ils en souffrent.

De mon côté j'ai obtenu certains résultats remarquables sur le système nerveux par l'application de la lumière bleue. Un enfant de 13 ans, dans le cours d'une fièvre typhoïde, fut pris d'un délire extrêmement violent que rien ne parvenait à calmer. Cet état inquiétant durait depuis trois jours, lorsqu'il me vint à la pensée de faire éteindre tout ce qui pouvait donner de la lumière blanche, le feu, la lampe, la veilleuse, et de faire appliquer pendant le jour des rideaux bleus aux croisées. L'enfant devint tranquille comme par enchantement. Mais, chaque fois que l'on tentait de relever les rideaux pour recevoir la lumière du jour, le malade, au bout d'un instant, recommençait son effrayant délire.

Il y a deux ans, je fus appelé à donner des soins à

une jeune femme, ancienne tuberculeuse guérie par la
cure solaire, qui était atteinte du délire des persécu-
tions. Cette malheureuse femme avait de telles insom-
nies que pendant deux mois, elle ne dormit pas deux
heures chaque nuit ; souvent même elle ne dormait
pas du tout. Cette insomnie persistante finissait par
compromettre gravement sa santé et exaltait au dernier
point son système nerveux et son délire. Le médecin
qui m'avait envoyé cette malheureuse femme avait
employé tous les remèdes classiques pour obtenir de
la sédation, mais sans succès. J'étais donc autorisé à
employer une autre méthode. En conséquence, je fis
remplacer les ampoules blanches des lampes électriques de sa chambre par des ampoules bleues, et
je donnai l'ordre de laisser l'éclairage bleu non seulement pendant la durée de la nuit, mais aussi pendant
le jour avec les contrevents des croisées fermés. Certes,
il passait à travers le verre de l'ampoule bleue d'autres
radiations du spectre électrique, parce que le verre
n'était pas parfaitement monochromatique, mais tout
de même la plupart étaient absorbées par sa couleur
bleue.

Au bout de 48 heures de ce traitement, notre jeune
malade était plus calme, et le sommeil était revenu.
Je fis continuer cette médication pendant huit jours,
mais seulement pendant la nuit. L'insomnie disparut,
mais les autres accidents cérébraux ne s'amendèrent
pas : six mois plus tard elle était gâteuse.

J'ai dans mes notes l'observation d'une dame ata-
xique, qui éprouvait dans les membres inférieurs des
crises de douleurs fulgurantes d'une telle violence,
qu'elle avait tenté de se suicider. Je fus appelé auprès
d'elle d'urgence, son médecin ordinaire étant absent.
Heureusement, l'empoisonnement ne présentait aucune gravité, et je conseillai à la malade de s'étendre
nue, en plein soleil, de manière à insoler toute la
région comprise entre la nuque et les talons pendant
vingt minutes, puis une demi-heure, puis une heure
progressivement chaque jour. Je ne revis pas la malade,
mais son médecin fit continuer le traitement solaire
avec ponctualité. Un mois plus tard elle vint me
remercier : ses douleurs avaient disparu. Elle partit
pour Paris, quelques jours après, et je ne l'ai plus
revue.

L'action de la lumière blanche ou colorée sur le
système nerveux ne saurait être mise en doute. Ne
savons-nous pas encore que les accès de migraine
sont exaspérés par la lumière et calmés par l'obscurité
et qu'au contraire les accès d'asthme augmentent souvent dans l'obscurité et se calment par le passage de
l'obscurité à la lumière.

L'iris se contracte à la lumière.

Les affections de la cornée depuis la kératite simple jusqu'aux ulcérations cornéennes deviennent très
douloureuses sous l'influence de la lumière ; les hypo-
pyons, les iritis sont exaspérés par la lumière, et la

photophobie qui résulte de l'excitation lumineuse
n'est calmée que dans l'obscurité.

La lumière rouge met obstacle à la suppuration des
pustules de la variole, à condition que les malades
soient tenus sous son influence exclusive jusqu'à dis-
sécation des pustules. La peau, selon la remarque de
Finsen, est sensible à la lumière comme une plaque
daguerrienne. Le traitement de la variole par la
lumière rouge remonterait aux Japonais qui l'ont appliqué depuis un temps immémorial. Au xviiie siècle,
il fut employé par Fouquet, de Montpellier, et repris,
il y a une trentaine d'années par Gallavardin, de Lyon.
Depuis, il fut préconisé par Finsen, Widemark, Juhel
Renon, Lindholm, Swendsen, Œttinger, Perronet, etc.

Chalinière, en 1898, appliqua la même méthode au
traitement de la rougeole avec le même succès.

La lumière calme les rhumatismes, les sciatiques,
les douleurs des tuberculoses chirurgicales et les vagues
douleurs des phtisiques. Sans parler de ses propriétés
calorifiques et chimiques, la lumière proprement dite
est le plus puissant des toniques, tantôt excitatrice,
tantôt sédative du système nerveux, selon des lois
inconnues, mais toujours régulatrice des fonctions
organiques.

**Effets des rayons chimiques sur l'organisme hu-
main.** — Outre les propriétés calorifiques et lumineuses que possède le bain chaud de soleil, il en est
d'autres d'une importance capitale, qu'il doit aux

rayons chimiques. Ces rayons vont du bleu à l'ultra-
violet, et sont considérés comme des forces d'une
prodigieuse énergie, puisqu'ils sont capables d'opérer
des combinaisons chimiques, des décompositions, des
oxydations, etc., qu'ils créent des équilibres atomiques
nouveaux et des corps nouveaux. Ils ont même la
propriété, d'après les expériences de G. Le Bon, de
détruire les atomes de la matière.

Leurs longueurs d'onde dans le spectre lumineux
sont de 457 à 392 millièmes de micron et de beaucoup au-dessous dans le spectre obscur de l'ultra-
violet ; le nombre des vibrations dans le premier va
de 631 à 709 trillions par seconde et au-delà dans le
second. Ce sont donc des forces différentes de celles
que nous venons d'étudier, et leurs effets sont nécessairement différents.

Dans l'étude du spectre solaire on a trouvé un centre
d'actinité qui s'étend du bleu à l'ultra-violet inclusive-
ment, et dont le maximum d'intensité ne paraît pas
encore bien déterminé, puisque les uns le placent dans
l'indigo et les autres dans le violet. Mais, au point
de vue de la cure solaire, la connaissance exacte de
ce maximum importe peu, puisqu'on y fait l'application totale de tous les rayons solaires.

Laissons donc à la physique le soin de déterminer
ce point indécis de science pure et contentons-nous de
savoir les énergies qui intéressent plus particulièrement l'héliothérapeute.

Nous savons depuis longtemps que la lumière blanche du soleil est nuisible à la plupart des champignons et des moisissures. Elfing a prouvé que l'organe principal de la vie du champignon chargé de l'élaboration des matériaux nutritifs, le mycelium, est frappé de mort par les radiations du soleil. Duclaux a fait voir que sous l'influence d'une insolation faible mais prolongée, ou d'une insolation forte mais rapide, les organes fructifères et les spores périssent également. Martinaud et Gienti ont fait des expériences qui arrivent aux mêmes conclusions.

L'obscurité favorise l'accroissement des champignons et des moisissures ; elle offre encore une condition favorable au pullulement des ferments et des microbes.

L'œuvre antiseptique du soleil est la sauvegarde d'autant plus efficace de l'humanité que les microbes vivent partout et en tous lieux, même aux grandes altitudes. On les trouve sur les poussières et sur tous les corps étrangers suspendus dans l'atmosphère : il est vrai qu'ils y sont peu nombreux à l'état vivant (*Pasteur*), car ils y subissent plus directement et plus énergiquement l'action solaire. Miquel a calculé qu'à Montsouris l'air contenait en moyenne 4.3 bactéries par centimètre cube et 19 à Paris. D'où il faut conclure que l'ensoleillement est plus large, et, par suite, plus efficace à la campagne que dans les grandes villes. Il existe des bacilles dans la grêle (Budjwid, de Var-

sovie, 1887, et Fontin Abel, 1894); on en a trouvé
dans la neige (Janowski); dans les glaciers (Schme-
leck sur le Jostedalslerô, en Norwège). On prétend
même en avoir découvert dans la houille à l'état fos-
sile. L'eau de la mer, soit en surface, soit en profondeur, en contient peu (Russel).

D'après les études de Miquel sur les eaux de la
Marne et de la Seine, et celles de Percy sur les eaux
de la Tamise et de la Lea, les microbes seraient plus
nombreux en hiver qu'en automne, en automne qu'au
printemps, au printemps qu'en été. Ces expériences
prouvent manifestement l'influence microbicide de la
lumière, qui devient de plus en plus intense à mesure
qu'on se rapproche davantage de la saison estivale.

Les effets de la lumière blanche sur les microorganismes furent étudiés pour la première fois (1877-
1878) par Downes et Blunt. Ces auteurs démontrèrent
que les bactéries qui se multipliaient dans d'énormes
proportions dans certains liquides organiques deve-
naient infécondes dès qu'on les exposait aux rayons
directs du soleil. On pensa d'abord que l'agent néfaste
était la chaleur. Mais, de nouvelles expériences faites
par eux, puis par Arloing et par Janowski au moyen
de tubes plongés dans de la glace, prouvaient le mal
fondé de cette opinion.

Plus tard, on attribua cette action aux propriétés
chimiques de la lumière. Les travaux de Duclaux en
1885 et de Roux en 1887 vinrent fortifier cette ma-

nière de voir. En fait, ils reconnurent que la lumière
solaire agissait sur les milieux de culture, les détruisait avec formation fréquente d'acide formique qui est
un antiseptique, et qu'il s'y formait aussi souvent de
l'eau oxygénée et de l'ozone. De là donc pouvait provenir une cause d'erreur.

Duclaux, Arloing, Roux, Tyndall publièrent ensuite
d'autres faits importants. Ils démontrèrent que, lorsque l'insolation directe ne détruisait pas les cultures
microbiennes, elle les affaiblissait en atténuant leur
virulence, mais que, si l'on replaçait ces mêmes cultures dans l'obscurité, elles reprenaient leur ancienne
énergie. D'autres observateurs vinrent encore éclairer
le passionnant problème des énergies solaires. Dieu-
donné démontra que l'action microbicide du soleil était
en raison directe de l'intensité de la lumière ; Kruse
prouva que la lumière diffuse était d'une activité faible ; Roux et Momont annoncèrent que l'état sec était
moins rapidement meurtrier que l'état humide, et enfin Duclaux fit l'observation que l'air favorise la destruction des microbes, tandis que le vide augmente
leur vitalité.

Nous lisons encore dans le *Traité de Microbiologie*
de Duclaux, auquel j'ai fait de nombreux emprunts,
que la lumière diminue la virulence des microbes,
quand elle ne les tue pas, mais n'a aucune action sur
leur descendance. Nous savons qu'il n'en est pas de
même pour les plantes élevées à l'ombre : elles meu-

rent ordinairement sans postérité. Dès lors, Duclaux
entrevit la possibilité de créer des races atténuées en
les affaiblissant par l'insolation. Mais, je ne crois pas
que le savant expérimentateur de l'Institut Pasteur ait
essayé de donner suite à son idée.

Roux et Yersin ont démontré qu'on pouvait garder
des cultures diphtériques pendant plus d'un an en
vase clos et dans l'obscurité ; mais une fausse mem-
brane laissée par eux au soleil et à la pluie, pendant les
mois d'avril et de mai, ne conserva pas ses microbes
vivants. D'autre part, Ledoux Lebart a prouvé que
les rayons directs du soleil faisaient périr les microbes
de la diphtérie en quelques jours, mais que la lumière
diffuse n'empêchait leur développement ni à la température ordinaire, ni à 33°, ni à 35°.

Ainsi donc l'opinion générale du monde médical
était que l'action microbicide de la lumière du soleil
devait être attribuée à ses propriétés chimiques. Cependant le problème n'était pas encore péremptoire-
ment démontré. On était certain que les rayons calorifiques n'étaient pas microbicides, mais rien ne venait
prouver que les rayons lumineux, les orangés, les jaunes et les verts ne possédaient pas des énergies antiseptiques. Ce fut alors que les expérimentateurs en-
treprirent des recherches, dont quelques-unes firent
quelque bruit dans le monde des sciences.

Il y avait trois méthodes d'expérimentation :
1° l'emploi des verres monochromatiques ; 2° l'emploi

des liquides colorés ; 3° l'application directe de chacun des rayons du spectre. Downes et Blunt se ser-
virent de la première méthode ; Arloing, Janowski,
Geissler, Kotljar s'adressèrent à la seconde ; Arloing,
Goaillard, Sautoir, Marshall Ward employèrent la
troisième. Les deux premières méthodes semblent
n'avoir donné que des résultats médiocres, et il ne
pouvait guère en être autrement : le verre et les liquides colorés absorbent, en effet, une très grande proportion de rayons chimiques, et dans ces conditions
l'action microbicide ne pouvait être que fortement
diminuée. Mais, l'application directe et successive de
chaque rayon du spectre solaire devait donner entre
les mains des expérimentateurs et particulièrement
entre les mains de Marshall Ward des résultats déci-
sifs. Ce dernier, au moyen d'expériences délicates, a
prouvé que les rayons rouges, orangés, jaunes et verts
étaient indifférents quand ils agissaient seuls, tandis
que du bleu au violet l'action microbicide se montrait
toujours très énergique. Il a prouvé encore que pendant les jours sombres, le brouillard absorbe une
grande partie de la lumière, particulièrement les
rayons bleus et violets, mais que par un temps clair,
il faut de 5 à 6 heures pour tuer les spores, qu'un
éclairement réfléchi ou diffusé est moins actif qu'un
éclairement direct, qu'enfin les radiations de l'azur
du ciel sont d'énergiques bactéricides. Cette dernière
observation est surtout intéressante pour le Littoral

méditerranéen, dont le ciel est presque toujours d'un bleu profond. Je suis même convaincu que c'est en grande partie à cette polarisation abondante de la lumière solaire que nous devons les qualités exceptionnelles de notre climat.

Aujourd'hui ces effets produits par les rayons directs du soleil en ce qui touche aux cultures microbiennes *in vitro* peuvent être considérés comme définitifs : c'est un point acquis. Mais, de là à conclure que la lumière chimique agit de même sur les bacilles ou les microbes dans l'intérieur de l'organisme, il y a loin. Il faut en faire la preuve.

Il faut d'abord démontrer qu'elle pénètre dans l'intérieur du corps à travers l'enveloppe cutanée.

Or, cette preuve est faite. Onimus, de Monaco, a pu impressionner une plaque photographique à travers la main; Sarason est arrivé au même résultat à travers la joue ; Finsen a fait une photographie à travers la lobule de l'oreille ; Lortet, de Lyon, a pu traverser avec les rayons chimiques de son appareil des tissus encore plus épais ; j'ai moi-même impressionné des plaques daguerriennes à travers toute l'épaisseur de la cage thoracique ; Foveau de Courmelles nous apprend enfin que la lumière chimique traverse les os du crâne.

La lumière solaire pénètre dans nos tissus d'une manière certaine : elle y fait un travail atomique et moléculaire non moins certain.

Ce ne sont pas seulement les tissus à mailles lâches et les liquides qui sont pénétrés par la lumière, ce sont aussi les os vivants eux-mêmes. En effet, placez la paume de la main de façon à obstruer, dans un volet plein, un orifice par lequel entre un faisceau de lumière solaire d'une intensité lumineuse convenable, et vous verrez que la lumière traverse également les tissus, les artères, les veines, les nerfs et les os vivants. Les os ne laissent sur l'image produite aucune trace de leur existence. Placez encore la paume de la main devant le compresseur de la machine de Finsen ou de l'appareil Lortet-Genou, et vous verrez que la lumière électrique traverse tous les tissus avec une très grande facilité, sans projeter aucune ombre des métacarpes.

La lumière assurément ne traverse pas la paume de la main avec toute son intensité, elle fait dans les tissus un travail atomique et moléculaire qui éteint une grande quantité de ses rayons calorifiques, lumineux et chimiques, mais il en passe assez pour donner une preuve manifeste de sa pénétrabilité. Il faut même noter que la lumière solaire, plus puissante que les rayons X, traverse les tissus osseux, ce que ces derniers ne peuvent faire.

C'est là une propriété des plus intéressantes, car elle nous explique les succès de la cure solaire dans la tuberculose des os.

Il faut noter encore une particularité singulière. La

lumière ne semble pas traverser aisément les collec-
tions purulentes d'une certaine épaisseur. Lorsqu'il
existe du pus dans le sinus maxillaire et que l'on
introduit dans la bouche fermée une ampoule électri-
trique, la collection purulente fait une ombre obscure,
délimitant ainsi son étendue. Les rayons X agissent
de même. Et pourtant la clinique nous apprend que
l'insolation dirigée sur une adénite suppurée, sur une
arthrite suppurée, sur une poche de pus originaire
d'une ulcération osseuse, fait disparaître les collec-
tions purulentes, et même quelquefois avec une très
grande rapidité. Il faut donc admettre que le travail
employé par les liquides purulents absorbe la totalité
des rayons solaires, et que le mouvement luminifère
s'est totalement transformé en travail et s'y est, par
conséquent, totalement éteint. Je ne pense pas que
l'on puisse donner une autre explication de ce phénomène.

Finsen et son Ecole ne pensaient pas, avant 1901,
que la lumière chimique pût pénétrer dans notre organisme. Il semble bien, en effet, depuis les expériences de Finsen et de G. Le Bon, que les rayons
ultra-violets s'arrêtent à la surface cutanée et que les
rayons violets ne dépassent pas de beaucoup cette limite. Mais, les rayons indigo et les rayons bleus, qui
ont de puissantes propriétés actiniques, pénètrent sûrement dans l'organisme et y font un travail atomique certain. Marshall Ward a démontré qu'une cul-

ture microbienne exposée aux seuls rayons bleus
périssait rapidement.

Si les rayons bleus et indigo ne pénétraient pas
dans l'organisme, comment pourrait-on expliquer
qu'il est possible d'impressionner une plaque photographique à travers le corps humain nu. Certes, il ne
passe pas à travers l'épaisseur de nos tissus une grande
quantité de lumière chimique bleue ou indigo, car
elle est en majeure partie employée en travail intra-
organique, mais il en reste une portion, minime il est
vrai, mais certaine, qui, inemployée, traverse le corps
de part en part, et vient se perdre dans l'espace.
C'est à sa sortie que j'ai pu la recueillir sur une plaque Lumière extra-rapide.

Il est donc démontré que la lumière chimique pénètre en partie, sinon en totalité, dans l'organisme
humain.

Mais puisque les rayons actiniques entrent dans le
corps humain, ils y font un travail spécial en rapport
avec leurs énergies propres. C'est ce travail utile que
la clinique est chargée d'élucider.

La littérature médicale n'est pas riche en observations cliniques. Cependant, elle est déjà suffisante pour
entraîner la conviction des plus difficiles.

Avec l'idée que les rayons chimiques du soleil n'a-
gissaient qu'en surface, Finsen appliqua d'abord la
lumière solaire, puis la lumière électrique au traite-
tement du lupus. Les essais donnèrent des résultats

tellement heureux qu'il fonda la méthode de traitement que tout le monde connaît et emploie aujour-
d'hui. J'ai vu à l'Institut même de Finsen, à Copenhague, des guérisons excellentes. Le procédé de Finsen fit rapidement d'ardents prosélytes. Ce furent d'a-
bord ses élèves qui ouvrirent la marche-Bie, de Copenhague ; Van Jaksch, de Prague ; Rumpf, de Bonn ;
Hahn, de Breslau ; Marcusse, de Mannhein. Malheureusement, l'Ecole de Copenhague suivit de trop près
les enseignements du maître et ne reconnut aucune
action profonde à la lumière chimique. Certes, je
reconnais que les effets des rayons ultra-violets et violets ne doivent pas pénétrer fort avant dans l'organisme (expériences de G. Le Bon), mais ces rayons
ne sont pas les seuls actiniques. Il y a encore les
rayons bleus et indigo, dont l'actinité est puissante,
et ces derniers ont certainement la propriété de pénétrer en profondeur dans l'organisme.

Les effets produits sur l'état général des malades
devaient tout naturellement conduire les médecins à
faire quelques recherches sur l'application de la lumière
en tant qu'agent microbicide et antiseptique.

Déjà en 1895, de Rienzi avait essayé de traiter des
cobayes inoculés de pus tuberculeux par l'insolation
directe. Il divisa ses animaux en deux lots : le 1er fut
exposé aux rayons solaires dans une cage de verre
blanc, le 2e dans une caisse en bois. Les premiers
moururent les uns après les autres au bout de 34, 39,

59, 89 jours ; les seconds au bout de 20, 25, 26, 41 jours. L'influence solaire fut donc manifeste, sans être absolument efficace. La raison de cet échec tient surtout à ce que le verre blanc laisse bien passer les rayons rouges, infra-rouges et les rayons lumineux moyens du spectre, mais absorbe environ 90 o/o des rayons actiniques. De là, la survie obtenue par Rienzi mais non la guérison. Il faut encore faire quelque réserve sur la possibilité de la guérison chez ces cobayes, en raison de ce qu'ils n'étaient pas tondus : le pelage des animaux, de même que les habits chez l'homme, est un obstacle sérieux à l'efficacité des bains de soleil. La cure solaire doit se faire sur le corps nu.

En cherchant dans la littérature médicale, on trouve encore une note intéressante présentée par Foveau de Courmelles à l'Académie de médecine, en novembre 1901. Soignant une lupique, l'auteur perçut chez cette malade, qui commençait à tousser, un souffle au sommet du poumon gauche. Il appliqua aussitôt la lumière à arc à 10 ampères et 80 volts filtrée par une double lentille de quartz avec circulation d'eau. Après cinq applications de cinq minutes, à chaque séance, la toux et le souffle avaient disparu. On ne saurait voir dans cette expérience que les effets des seuls rayons chimiques : ce qui prouve d'une façon précise que la lumière actinique pénètre à travers la surface tégumentaire beaucoup plus loin que ne le supposait Finsen.

Les expériences de Quincke, de Kiel, prouvent que la lumière chimique pénètre dans l'organisme et agit sur les fonctions organiques et sur les échanges nutritifs. Il a observé que le pus d'un empyème absorbe plus avidement l'oxygène du sang à la lumière ; il a vu encore que l'oxygène du sang leucémique disparaît bien plus rapidement à la lumière que dans l'obscurité (1).

Les expériences faites jusqu'à cette époque sont dues à la lumière électrique, pour la plupart. Cependant, j'avais été frappé par les résultats obtenus ; il m'avait semblé qu'avec la lumière solaire il était possible d'obtenir des effets plus puissants. Placé comme je l'étais, dans un pays où le soleil possède de formidables énergies, je me mis à étudier ces énergies. J'entrepris donc un voyage à travers l'Europe jusqu'au Cap Nord pour comparer notre lumière solaire à celle du centre et du nord de l'Europe. J'en rapportai la certitude qu'avec notre soleil méditerranéen nous pouvions obtenir des résultats supérieurs à ceux qu'on obtenait avec la lumière électrique. J'ai publié en 1903 (2) les graphiques comparatifs entre l'éclairement du littoral méditerranéen et l'éclairement du centre et du nord de l'Europe jusqu'au 72° degré de latitude Nord. Leur lecture suffit à entraîner toutes les convictions.

En conséquence, j'entrevis, la possibilité de guérir la tuberculose pulmonaire par la cure solaire.

(1) *Sem. méd.*, 30 avril 1902.
(2) *Cure solaire de la tuberculose pulmonaire.*

Mes premiers essais portèrent sur des abcès tuberculeux, sur une tuberculose osseuse et sur un mal de
Pott avec abcès lombaires. J'obtins des guérisons parfaites. Ces premiers succès m'encouragèrent à soigner
les tuberculoses pulmonaires par la même méthode.

Je me mis à exposer mes malades, le torse nu, à
cheval sur une chaise, en pleins rayons solaires, dans
une chambre, dont les fenêtres étaient ouvertes, pendant vingt minutes chaque jour, vers onze heures,
c'est-à-dire au moment où la lumière du soleil était le
plus intense. Au bout d'une trentaine de séances, je pus
déjà constater une amélioration notable de tous les
symptômes généraux, notamment la disparition de la
fièvre vespérale, des sueurs nocturnes, de la diarrhée,
de l'inappétence, etc. L'empoisonnement organique
était décidément atténué.

Cette amélioration dépendait certainement des rayons
calorifiques et des rayons lumineux moyens du spectre, mais elle était surtout la conséquence de l'action
des rayons chimiques. En effet, dans une culture de
microbes, on constate que les ondes actiniques atténuent la virulence des toxines, probablement en les
oxydant. Mais s'il n'est pas permis, en général, de
conclure rigoureusement *in vivo* selon les faits cons-
tatés *in vitro*, il est pourtant légitime d'en tirer des
conclusions qui ne sont pas absolument hypothétiques,
lorsque des phénomènes cliniques correspondent précisément aux observations faites dans les bouillons

de culture. Et c'est ce qui arrive dans le cas présent.

Mais, nous allons mieux saisir encore l'influence de la lumière chimique sur les poitrinaires par l'observation suivante. Lorsqu'on examine au microscope, pour la première fois, les crachats d'un tuberculeux porteur de lésions pulmonaires manifestes, on constate la présence d'un plus ou moins grand nombre de bacilles de Koch, et généralement une flore variée et abondante de microbes de toutes sortes : streptocoques, staphylocoques, diplocoques, tétragènes, sarcines, etc. Le malade a ordinairement de la fièvre vespérale, des sueurs nocturnes, de l'inappétence, il est plus ou moins amaigri, il dort mal, il tousse souvent, il expectore avec abondance et il perd chaque jour de ses forces. C'est un infecté. Or, après un nombre variable d'insolations, une trentaine environ, examinez de nouveau les expectorations des malades. Vous trouverez encore des bacilles de Koch, mais vous ne trouverez plus que de rares microbes secondaires, et en même temps vous constaterez une grande amélioration de l'état général.

L'amélioration de l'état général prouve l'atténuation des toxines et leur probable oxydation, la disparition des microbes secondaires prouve que la lumière a fait son œuvre microbicide, et il est impossible de ne pas rapprocher ces faits de l'action de la lumière chimique sur les microbes et les toxines d'une culture *in vitro*. C'est donc que la lumière chimique a pénétré au sein des poumons pendant les séances de cure solaire. On ne saurait donner à ces phénomènes une autre interprétation satisfaisante.

Ces faits ne sont pas isolés, ils sont constants comme sont constants les mêmes phénomènes observés sur des cultures microbiennes insolées. La lumière chimique produit les mêmes effets soit en dehors, soit en dedans de l'organisme ; la seule différence entre les deux cas consiste dans une rapidité d'action plus grande sur les cultures *in vitro* que dans les foyers intra-organiques.

Mais ce ne sont pas seulement les microbes secondaires qui périssent dans l'organisme sous l'influence de l'actinité solaire ; je démontrerai plus loin que les bacilles de Koch meurent également, mais qu'ils résistent plus longtemps, parce qu'ils se trouvent dans des conditions différentes d'existence.

L'actinité solaire produit des effets microbicides en profondeur sur les microbes secondaires et sur les bacilles dans l'intérieur des foyers pulmonaires : cette action est certaine, mais lente. Elle est, au contraire, très rapide dans la plupart des tuberculoses chirurgicales. Je citerai plus loin des observations d'adénites tuberculeuses, d'arthrites, de mal de Pott, d'abcès, d'ulcérations, reconnaissant la tuberculose pour cause qui ont guéri par la cure solaire avec une rapidité surprenante. Dans tous les cas, qu'il s'agisse de tuberculose interne, ou de tuberculose externe, la

guérison s'opère en définitive par sclérose. Ce fait est
facile à constater chez tous les malades, et particulièrement sur les porteurs d'adénites tuberculeuses, dont
l'évolution rapide peut être suivie chaque jour.

D'autre part, nous savons que l'actinité du soleil
assainit l'air, les poussières et les eaux. L'antisepsie du
tuberculeux est donc assurée autant qu'il est possible
par l'insolation directe, non seulement dans toute son
ambiance, mais aussi et surtout sur toute la surface de
son corps nu. La cure solaire a donc le double avantage de faire de l'antisepsie interne et externe. Je
reviendrai du reste sur ce point de vue des bains de
soleil.

Je viens d'expliquer que les rayons chimiques du
soleil faisaient périr soit à l'extérieur, soit à l'intérieur,
les microorganismes. Bien plus ils frappent de mort
jusqu'aux spores. En effet, alors qu'elles résistent à
l'ébullition et que pendant des jours, à une température
de 55° à 60° plus élevée que celle de l'exposition au
soleil, elles ne périssent pas, les rayons solaires les détruisent en cinq ou six heures. Ce n'est pas la chaleur
du soleil qui agit, comme le fait remarquer Marshall
Ward, ce ne peut être que les rayons actiniques. L'importance de ce fait n'a pas besoin de commentaires.

Les temps sombres et nuageux, les brouillards arrêtent les rayons bleus et violets : c'est probablement
pour cette raison que les épidémies coïncident presque
toujours avec des séries de jours sans soleil. La lumière

diffuse est pauvre en rayons chimiques, la lumière réfléchie est peu active. D'autre part, le verre qui laisse passer les rayons calorifiques et les rayons lumineux avec une très grande facilité, arrête la majeure partie des rayons chimiques.

*_**

Après avoir passé en revue chacune des forces qui agissent sur l'organisme dans le bain chaud de soleil, nous pouvons comprendre les effets que doivent produire ces mêmes forces agissant ensemble. Le bain chaud de soleil exerce une influence manifeste sur les malades insolés par les énergies que contient chaque rayon lumineux ou obscur. Mais il est à remarquer que chaque rayon solaire, tout en agissant selon ses propriétés spéciales est contrebalancé par des rayons antagonistes qui modèrent ses excès d'énergie. En sorte que l'ensemble des rayons colorés et obscurs forme une force harmonieuse, dont chaque note a sa valeur propre, mais jamais discordante. C'est cette harmonie qui fait de la lumière solaire comme un concert, où les instruments divers sont combinés de telle sorte que les cuivres ne nuisent pas aux violons, ou inversement, mais adoucissent au contraire harmonieusement ce que les uns ou les autres ont de trop dur pour l'oreille.

Nous savons qu'il n'en est pas de même pour les

lumières artificielles, ni même pour la lumière électrique. Tantôt ce sont les rayons calorifiques qui prédominent au détriment des rayons lumineux et des rayons
chimiques, tantôt c'est le spectre obscur des deux extrémités qui s'étend démesurément bien au delà des
infra-rouges ou des ultra-violets du soleil. Ce n'est
donc plus en vue du développement et de la santé des
êtres vivants, hommes, animaux ou plantes. Le déséquilibre dans les énergies de la lumière électrique, par
exemple, qui porte surtout sur l'étendue du spectre
calorifique obscur et sur le spectre chimique obscur,
nous fait comprendre pourquoi nous ne pouvons
compter sur elles pour remplacer la cure solaire dans
la tuberculose pulmonaire.

Je ne veux pas dire cependant que la lumière électrique de la lampe à arc, ou de la lampe à mercure,
ne puisse rendre aucun service. Elle peut être utilement employée, mais en isolant le rayon coloré ou
obscur nécessaire à tel cas particulier. C'est ainsi que
les rayons chimiques électriques ont été utilisés par
Finsen dans le lupus et par Thomas Nogier, tout
récemment, pour la stérilisation des eaux de boisson,
que les rayons violets et ultra-violets sont employés
pour calmer certains neurasthéniques, que les rayons
bleus sont employés comme sédatifs dans certaines
psychoses et les rayons rouges comme excitants dans
certaines autres.

Mais nos organes, nos cellules, nos molécules, nos

atomes sont ancestralement habitués à la formule solaire, et c'est pour cette raison que la formule discordante des lumières artificielles ne peut remplacer complètement la lumière du soleil, dans les applications
d'ensemble de tous les rayons.

Le bain chaud de soleil est la synthèse de toutes les
forces solaires que nous venons d'analyser. Considéré
dans ses propriétés générales il est tonique, régulateur des fonctions organiques, vaso-dilatateur, abais-
seur de la pression artérielle, excitateur du système
nerveux, sclérogène et microbicide. Il faut donc le
considérer comme le remède idéal de la tuberculose
pulmonaire chronique.

Bains froids de soleil.

J'entends par bains froids de soleil, ceux dont la
température est au-dessous de la température du
corps : c'est l'inverse des bains chauds de soleil, dont
je viens de parler longuement. Les héliothérapeutes ne
se sont pas encore occupés des bains froids, ils se sont
contentés d'envisager la cure solaire sous la dénomination générale de bains de soleil, et c'est une grave
lacune, car les insolations froides n'agissent pas sur
l'organisme humain de la même manière que les insolations chaudes.

Les bains froids de soleil peuvent donc avoir des indications particulières qu'il faut connaître.

Pendant la séance d'un bain chaud de soleil, le corps reçoit la totalité des rayons depuis les infra-rouges jusqu'aux ultra-violets, et le mouvement total de l'éther luminifère va des atomes de celui-ci aux atomes et aux molécules de l'insolé. Par conséquent, le mouvement particulier des radiations rouges et infra-rouges s'établit du soleil au malade, en vertu de cette loi de physique qui veut que le corps le plus chaud rayonne vers le corps le plus froid. Dans ce cas, l'action de la force cinétique des ondes calorifiques s'exerce en raison directe du carré de l'amplitude vibratoire de ces ondes : il en est naturellement de même de l'action de la force cinétique des autres ondes solaires. Le bain chaud de soleil doit donc produire sur le corps insolé le maximum d'action, puisque tous les rayons du spectre transmettent leurs mouvements aux atomes et aux molécules du malade.

J'ai démontré ailleurs, que ce bain de soleil exerce une action excitatrice sur le système nerveux, une ac-tion vaso-dilatatrice sur les capillaires et les vaisseaux sanguins, j'ai prouvé qu'il abaissait la pression artérielle, accélérait la respiration et la circulation du torrent sanguin et diminuait les chances d'hémoptysie en rai-son directe de l'abaissement de la pression artérielle. J'ai enfin démontré qu'il exerçait secondairement une action phagocytaire. Mes expériences ont démontré que ces effets divers reconnaissaient pour cause ses propriétés calorifiques.

Outre ces propriétés, le bain chaud de soleil en possède d'autres qui sont les caractéristiques de la lumière proprement dite. La lumière à elle seule constitue une force, dont l'action dans la nature est considérable. Dans le monde des végétaux, elle fabrique les pigments des plantes et en particulier la chlorophylle ; dans l'organisme humain, elle préside vraissemblablement à la fabrication des pigments sanguins, cutanés et peut-être biliaires.

Comme fabricateurs d'hémoglobine, les rayons jaunes, orangés et verts seraient éminemment toniques et apporteraient leur concours aux rayons calorifiques dans l'œuvre commune du relèvement organique.

Comme fabricateurs de pigment noir, les rayons bleus et violets, seraient modérateurs de l'action excessive des énergies calorifiques et actiniques, suivant la loi de balancement des forces solaires, que je crois avoir démontrée.

Enfin l'œuvre antiseptique et microbicide est dévolue aux propriétés du centre actinique, qui va du bleu à l'ultra-violet : les ultra-violets agissent en surface, parce qu'ils sont peu pénétrants et les bleus et les indigo agissent en surface et en profondeur, parce qu'ils possèdent le pouvoir de pénétrer dans l'organisme.

Dans la pratique, il faut envisager trois sortes de

bains froids, selon que la surface extérieure de la peau possède une température inférieure à celle du thermomètre au soleil, selon qu'elle possède une température égale, selon qu'elle a une température supérieure. Lorsque vous placez votre main ou votre corps nu en plein soleil, les nerfs sensitifs vous préviennent assez exactement si les rayons solaires sont plus chauds, aussi chauds ou moins chauds, et dans tous les cas beaucoup plus vite que ne le ferait un thermomètre. Dans ces trois circonstances l'action de l'insolation est différente et les effets se montrent nécessairement différents.

I. Dans le cas où la température du milieu interne de l'organisme se montre supérieure à la température solaire, mais où cette dernière est supérieure à celle de la surface tégumentaire, le mouvement des ondes calorifiques de l'éther produit de la chaleur à la surface de la peau et y fait un travail moléculaire, selon les lois connues de la physique corpusculaire. Ce travail s'arrête là, parce que, arrivées à la surface interne de la peau, les ondes calorifiques du soleil se heurtent au rayonnement calorifique du milieu interne de l'organisme, dont la température est plus élevée. Mais toute la périphérie cutanée et les organes qui y sont contenus ont subi une dilatation proportionnelle à l'élévation de la température solaire. Par conséquent, les capillaires de la peau se dilatent plus ou moins ainsi que les vaisseaux sanguins qui rampent à la périphérie, jusqu'à équilibre de température entre la peau et les rayons solaires. Dans ces conditions, le sang des organes internes se précipite nécessairement vers les capillaires dilatés, en vertu de la loi attractive de l'aspiration.

Ce bain froid de soleil a donc la propriété de décongestionner momentanément les organes internes et, par conséquent, les territoires qui entourent les lésions pulmonaires.

La différence entre un bain chaud de soleil et ce bain froid est manifeste : le 1er dilate la totalité de l'organisme, fait de la congestion passive autour des foyers tuberculeux et favorise ainsi la phagocytose ; le second se contente de décongestionner ces mêmes foyers, sans prétendre à aucun mouvement phagocytaire. Ce sont des indications différentes répondant à des effets différents. Mais, plus la température de ce bain froid se rapproche de la température du corps, plus elle est efficace. Quant aux autres énergies solaires, de l'orangé à l'ultra-violet, elles agissent, dans les deux espèces de bain, de la même manière, mais avec moins d'intensité dans le bain froid.

II. Dans le second cas (1), c'est-à-dire lorsque la

(1) *Expérience basée sur la sensibilité de la peau dans une baignoire.* Dans une cabine, où la température de l'air était à 20°5, je me dévêtis et restai cinq minutes nu. Puis, je me mis dans une baignoire dont l'eau marquait 23°. A cette température la peau ressent vivement l'impression du froid. Puis, progressivement j'augmentai la chaleur du bain en ouvrant le robinet d'eau chaude et en brassant l'eau à mesure pour faire un mélange homogène. A 28°, on sent le froid ; à 29° on le sent encore ; à 30° on le sent toujours ; à 31° 1/2, on ne le sent plus : la sur-

température du milieu interne de l'organisme est supérieure à celle des rayons solaires, mais où la surface extérieure de la peau est en équilibre de température avec ces derniers, le mouvement calorifique vers la peau du malade est nul, et le travail moléculaire d'ordre calorifique est également nul.

Mais, tout de même, ce bain froid de soleil n'est pas absolument inactif. En effet, si le malade insolé ne tire aucun bénéfice de l'action des rayons calorifiques du soleil, il reçoit sur sa peau nue les rayons orangés, jaunes et verts et les rayons chimiques du bleu à l'ultra-violet, qui, eux, font un travail atomique et moléculaire spécial, en rapport avec l'intensité de la lumière.

Autant le bain chaud de soleil est harmonieux dans sa composition et dans ses effets, autant ce bain froid est dissonant, si je puis ainsi dire. Pourtant, sous des cieux moins cléments que le nôtre, où nous pouvons donner presque tous les jours des bains chauds de soleil, ces bains peuvent être d'une grande ressource pendant certains mois de l'année.

Il faut dire, cependant, qu'à considérer les choses à un point de vue rigoureusement mathématique, ce bain à équilibre de température, est purement théorique, puisque la matière est sensible à une différence

---

face extérieure de la peau est en équilibre de température avec l'eau de la baignoire; à 32° on commence à ressentir une impresssion de chaleur. Ma température prise dans l'anus était de 37° 2.

de un millionième de degré de chaleur. Il suffit donc que notre surface cutanée ne nous accuse aucune différence entre sa propre température et celle du soleil pour que nous puissions admettre ces bains froids dans la pratique.

III. Dans le 3ᵉ cas, c'est-à-dire lorsque la température du milieu interne de l'organisme et celle de la surface externe de la peau sont supérieures à la température du soleil, le mouvement calorifique va des molécules de la peau aux atomes de l'éther. C'est le bain froid de soleil par excellence. Le malade se refroidit par perte de calorique en raison directe de la différence de température. Le foyer de chaleur n'est plus le soleil, c'est le corps de l'insolé.

Il faut noter qu'un bain de soleil à 37° 5 ou à 38° est un bain chaud pour un tuberculeux apyrétique, dont la température ordinaire ne dépasse guère 36° 6 le matin et 37° le soir, mais il peut être un bain froid si le malade insolé accuse une température dépassant 38°. Les bains froids de soleil, en général, sont donc toujours relatifs.

Le bain froid de soleil est dangereux pour les bacillaires.

J'ai fait accidentellement. dans une station estivale de montagne, quelques observations sur des malades d'âges différents et de lésions pulmonaires différentes. J'ai constaté que si des sujets jeunes du 1ᵉʳ degré pouvaient supporter sans dommage sérieux l'action d'un bain froid de soleil, il n'en était plus de même ni chez les tuberculeux âgés, ni chez les tuberculeux jeunes, mais arrivés au 2e ou au 3e degré.

Un de ces malades, âgé de 28 ans et porteur d'une lésion du 1er degré, supporta sans souffrir des bains de soleil de 33° et de vingt minutes de durée.

Un autre malade, âgé de 30 ans, atteint d'une caverne au sommet du poumon gauche en avant et d'une laryngite tuberculeuse à la période inflammatoire, éprouva une aggravation de sa laryngite et contracta des douleurs rhumatismales intercostales, sous l'influence d'un bain solaire à 33°, de vingt minutes de durée.

Un autre malade, âgé de 54 ans, artério-scléreux, atteint de bronchite tuberculeuse du poumon gauche, fut pris à la suite d'un bain de soleil de 35°, d'un quart d'heure de durée, de congestion pulmonaire avec complication de crachements sanglants.

Un quatrième malade, âgé de 32 ans, porteur d'une large caverne au sommet du poumon droit en avant, à la suite d'un bain de soleil à 33°, d'un quart d'heure de durée, contracta une congestion pulmonaire, qui le tint plusieurs jours au lit.

C'est, à mon avis, la nudité des malades qui fait le danger des bains froids de soleil. Une expérience de Colin en 1880 semble justifier ma manière de voir. En effet, lorsque le savant physiologiste de l'Ecole d'Alfort arrosait, pendant un quart d'heure, un cheval à l'eau froide, ce dernier perdait 4° de température. Mais, dès que l'on recommençait l'opération sur le même animal tondu, la température descendait davantage pendant la première minute, et de beaucoup plus après un quart d'heure. De plus, Colin a calculé que le cheval ne faisait la réaction qu'au bout d'une heure, c'est-à-dire que pour reprendre sa température normale, il lui fallait quatre fois le temps qu'elle avait mis à descendre. Le professeur d'Alfort note encore que si l'on néglige de rappeler la chaleur perdue au moyen d'un bouchonnage énergique, l'animal est exposé au coryza, à la bronchite ou aux douleurs rhumatismales.

Or, le tuberculeux peut supporter le froid, s'il est couvert, comme le prouvent les cures d'air en montagne pendant l'hiver, mais il ne le supporte plus sans danger, même pendant un instant très court, dès qu'il se dépouille de ses vêtements. Le bain froid de soleil agit sur lui comme la douche froide sur le corps tondu du cheval, mais nécessairement avec une moindre intensité, puisque la différence de température entre le corps du malade et celle du soleil est moindre qu'entre la température du cheval et celle de la douche glacée. Mais nous avons vu que les malades n'en sont pas moins exposés à des accidents.

L'expérience prouve que le tuberculeux peut respirer un air froid même à des températures inférieures à 0° sans en souffrir, à condition qu'il soit suffisamment couvert, mais qu'il supporte mal des températures en plein soleil, qui peuvent aller jusqu'à 33° et même 34°, s'il est en pleine nudité. Ce fait est extrêmement curieux. Ce serait donc la peau et non les poumons qui seraient responsables de la plupart des troubles inflammatoires que nous constatons du côté des voies respiratoires, chez les tuberculeux.

En y regardant de plus près, on comprend mieux ce phénomène. On se rend compte, en effet, qu'il y a là une question de dynamisme corpusculaire, qui fait que sous l'influence d'un bain froid de soleil, les capillaires et les vaisseaux sanguins de la phériphérie cutanée se contractent et refoulent le sang vers les

organes du centre. Cela est tellement vrai que le sphygmomètre enregistre une élévation de la pression artérielle, proportionnelle à la température du bain froid. Ce mouvement fluxionnaire peut être considérable et par conséquent dangereux.

Le bain froid de soleil est vaso-constricteur et par suite élévateur de la pression artérielle. Comme conséquence immédiate, il favorise la production des hémorragies pulmonaires.

Le tableau suivant va nous montrer l'influence d'un bain froid de soleil sur le dynamisme de l'appareil de la circulation sanguine.

Etat de la pression artérielle et nombre des pulsations du pouls après un bain froid de soleil.

	Baromètre	Température au soleil	Monsieur U... Pression artérielle Avant	Après	Pulsations du pouls Avant	Après	Température du corps	Durée du bain	Monsieur M... Pression artérielle Avant	Après	Pulsations du pouls Avant	Après	Température du corps	Durée du bain	Monsieur N... Pression artérielle Avant	Après	Pulsations du pouls Avant	Après	Température du corps	Durée du bain	Monsieur O... Pression artérielle Avant	Après	Pulsations du pouls Avant	Après	Température du corps	Durée du bain	Madame P... Pression artérielle Avant	Après	Pulsations du pouls Avant	Après	Température du corps	Durée du bain
Juillet																																
10		35,5	13,5	16			36,9		13	14			37,4															6	10	88	92	37,5	15
12		36	18	19			37,1		13	16			37,4															8	9	92	90	37,1	15
14		36	18	22			36,6	23																								
16		35	14	16			37,1																									
Août																																
4	670	30	15	18	86	70	37	20							3,5	17	72	80	36,3	20	15	18	92	84	36,3	20						
10	673	33													1	17	60	68	36,7	20	11	14	96	106	36,9	25	9	10	90	80	37,3	12
Septembre																																
9	674	29	16	16	80	70	36,7	23																								
14	675	32	15	16	90	82	36,9														13	14	86	90			0	10	90	84	36,9	17
15	675	24	18	19	88	84																										

La perte soudaine de calorique change donc le dynamisme macroscopique de l'organisme, si je puis ainsi dire.

Mais ce mécanisme ne nous explique pas d'une manière satisfaisante l'état inflammatoire consécutif. Il semble donc probable qu'il se fait en même temps un changement notable dans le dynamisme atomique et moléculaire qui fausse le fonctionnement de nos cellules. Mais, c'est là une théorie plus facile à énoncer qu'à démontrer. Si l'expérimentation avec Claude Bernard a pu nous enseigner le dynamisme grossier de nos organes, si quelquefois nous avons saisi à la suite d'Armand Gautier le dynamisme plus délicat de nos cellules, personne encore n'est parvenu à expliquer le dynamisme des atomes et des molécules de nos tissus.

Pour le moment, nous devons nous contenter de savoir, sans autre explication, que le bain froid de soleil est dangereux pour les poitrinaires. Nous comprendrons mieux, d'autre part, qu'un bain de soleil, qui peut être un bain chaud pour les apyrétiques, puisse être un bain froid pour les fébricitants, et par suite un bain de soleil nuisible. Nous n'avions pas su interpréter jusqu'ici pourquoi ces derniers supportaient mal les insolations, ni pourquoi la cure solaire qui donnait des résultats inespérés chez tous les tuberculeux sans fièvre, nous abreuvait d'amertume chez tous les tuberculeux minés par la fièvre. Nous avons fourni beaucoup d'excellentes raisons pour expliquer ce fait, mais nous avions oublié la principale, c'est que, sans nous en douter, nous donnions souvent à ces derniers des bains froids de soleil.

Je ne nie pas que les bains froids de soleil puissent trouver des indications utiles dans certaines affections, telle que la neurasthénie chez les hypotendus, mais j'ai la ferme conviction qu'ils sont généralement nuisibles dans la tuberculose pulmonaire.

Il existe des différences capitales dans les effets produits sur l'organisme par le bain chaud de soleil d'une part, et le bain froid d'autre part. Le premier est vaso-dilatateur des capillaires et des vaisseaux sanguins, excitateur du système nerveux, il abaisse la pression artérielle, il accélère la respiration et la circulation sanguine, le second est vaso-constricteur, modérateur du système nerveux, il élève la pression artérielle, il ralentit la respiration et la circulation sanguine. L'un élève la température de la surface cutanée, l'autre l'abaisse. Le bain chaud de soleil méthodiquement appliqué est toujours sans danger pour le tuberculeux, le bain froid de soleil, même de courte durée, n'est pas toujours inoffensif.

Disons encore que s'il existe entre les deux sortes de bains solaires une communauté de rayons actifs depuis les orangés jusqu'aux ultra-violets, ces rayons communs ne sont pas de même intensité dans les deux cas. En effet, les causes météorologiques qui

ont diminué l'intensité des rayons calorifiques dans
le bain froid de soleil ont également diminué l'intensité des rayons lumineux moyens du spectre et celle des
rayons actiniques. En conséquence, les bains froids
de soleil en général, et ce dernier en particulier sont
des bains d'une efficacité inférieure à celle des bains
chauds.

Cette différence d'intensité crée nécessairement des
différences dans les effets produits. C'est une question
de puissance énergétique. C'est ainsi que les rayons
actifs, communs aux bains chauds et aux bains froids,
produisent à la surface de la peau une pigmentation
d'inégale abondance dans le même temps. Une lumière
intense pigmente les téguments avec une plus grande
énergie et une plus grande rapidité qu'une lumière
faible. Et c'est là un fait d'une importance capitale,
parce que la pigmentation solaire joue dans les bains
de soleil un rôle de premier ordre, comme je l'ai déjà
signalé ailleurs et comme Rollier et Rosselet, de Leysin, l'ont noté dans leur remarquable rapport du mois
de décembre à l'Académie de médecine.

Ce phénomène dû à 'action de la lumière solaire
permet, en effet, de diriger avec sûreté l'application
des bains de soleil, nous renseigne sur la marche de la
tuberculose, comme un thermomètre sur la température, et nous prévient sur le pronostic de la maladie
en cours. C'est donc dans la cure solaire de la tuberculose pulmonaire chronique un fait précieux, qui

donne au bain chaud de soleil à larges amplitudes vibratoires, une grande supériorité sur les bains froids de soleil à amplitudes vibratoires de faible étendue.

Le bain de soleil réellement efficace dans la tuberculose pulmonaire chronique est le bain chaud : les bains froids ne sont, à mon avis, que des pis aller.

Sous son influence, la respiration est accélérée : le contraire se voit dans les bains froids.

Cette accélération respiratoire jette dans les poumons une plus grande quantité d'air et par suite une plus grande quantité d'oxygène. Si l'on a soin de placer ses malades dans un air pur, l'augmentation de l'oxygène inspiré devient une condition de guérison de premier ordre, car un plus grand apport d'oxygène, comme l'a démontré Pasteur, non seulement facilite l'oxydation des substances qu'ils ont absorbées, mais leur permet encore de brûler un maximum de déchets, dont la surabondance dans l'organisme est un constant danger pour eux.

Chez les tuberculeux, l'activité des cellules est déséquilibrée et leurs fonctions sont nécessairement imparfaites, particulièrement celles des organes de la digestion. C'est même là un phénomène d'une importance capitale, car un très grand nombre d'entre eux se perdent par l'imperfection de leurs digestions. D'autant plus qu'ils ont besoin généralement non de la suralimentation que je considère comme une erreur, mais d'une alimentation abondante et appropriée.

Aussi, une ventilation plus énergique des poumons, sous l'influence des rayons calorifiques, en augmentant l'excitation des cellules de l'estomac, de l'intestin, du pancréas et du foie, produit consécutivement une plus grande abondance et une meilleure qualité des sucs gastriques, intestinaux, pancréatiques et hépatiques, qui favorisent la nutrition avec une plus grande perfection, en laissant un minimum de déchets inoxydés. C'est, donc vers l'équilibre fonctionnel que l'insolation chaude oriente les malades au moyen d'une oxygénation plus abondante.

L'augmentation du nombre des respirations par minutes, n'est pas très élevé, comme je l'ai indiqué, puisqu'elle ne dépasse guère en moyenne le nombre des respirations d'avant l'insolation que de quatre ou cinq. Mais, cette accélération respiratoire persiste pendant trois heures environ. En sorte que pendant cette durée de temps, le malade insolé a respiré 900 fois environ en plus de ce qu'il aurait fait sans insolation. Il a donc passé dans ses poumons environ 450 litres d'air pur en outre de sa respiration ordinaire. C'est donc un bénéfice appréciable.

Le bain chaud de soleil produit encore un effet de dilatation sur les vaisseaux sanguins de la totalité du corps et par conséquent modifie le dynamisme cardiaque. Le bain froid agit en sens inverse. Le bain chaud abaisse donc la pression artérielle, selon la loi de Mayer. Ce fait a une importance que l'on devine sans peine.

Autrefois, le médecin, par crainte des hémoptysies, conseillait aux tuberculeux de ne pas s'exposer aux rayons directs du soleil; les malades avaient tout au plus le droit de le contempler de loin. Certes, je ne nie pas que certains tuberculeux, qui entreprennent de longues promenades en plein soleil, ne puissent congestionner leurs poumons malades et consécutivement cracher du sang. Le contraire m'étonnerait. Mais, ce n'est pas un bain solaire cela, c'est une noyade. C'est le baigneur qui ne sachant pas nager serait précipité dans la mer par cent mètres de fond.

Le bain chaud de soleil est autre chose. C'est en réalité une médication soignée, surveillée, qui possède des règles, des indications et des contre-indications nombreuses. C'est une méthode de traitement puissante, qu'il faut apprendre et qui ne se devine pas.

Aujourd'hui, il faut modifier ces idées anciennes de terreur contre l'hémoptysie, soutenues à la légère par une génération d'hommes qui avaient jugé sur des apparences, sans les avoir approfondies. En vérité, le bain chaud de soleil méthodiquement appliqué n'est pas responsable des hémorrhagies pulmonaires ; on ne peut en accuser que les bains froids

J'ai soumis, pendant le dernier été, cinq tuberculeux d'âges différents et atteints de lésions pulmonaires diverses, à des bains chauds et à des bains froids de soleil d'une durée variable. J'ai pris, chaque jour, pen-

dant deux mois consécutifs, la pression artérielle avant
les insolations, après les insolations, et deux heures
plus tard. Pendant ce temps, je prenais la pression
artérielle à dix personnes de tout âge bien portantes,
qui voulaient bien s'intéresser à mes expériences. Ces
dix personnes ne prenaient pas d'insolations, et je
mesurais leur pression artérielle à 10 heures du matin
et à midi, à titre de comparaison. Or, chez les gens
bien portants, j'ai toujours constaté une augmentation de pression artérielle de 2 ou 3 centimètres, de
10 h. à midi. Chez les malades insolés par un bain
chaud de soleil, le phénomène inverse se produisait
régulièrement. Pendant les jours, rares du reste, où
la température au soleil était inférieure à celle de la
peau et du corps, la pression artérielle s'élevait de
10 h. à midi.

Cette observation montre que les bains chauds de
soleil abaissent la pression artérielle et que pendant
deux heures au moins les malades restent en hypo-
tension, tandis que les gens en bonne santé voient au
contraire leur pression artérielle s'élever.

J'ai observé en outre que, lorsque ces mêmes malades ont pris des bains froids de soleil, leur surface cutanée externe étant à une température inférieure à celle
des rayons solaires, leur pression artérielle s'élevait
légèrement; que lorsqu'il y avait équilibre de température entre les rayons solaires et la surface externe
de la peau, les malades avaient plutôt une tendance

à l'hypertension, deux heures après le bain ; que lorsque la peau et l'organisme avaient une température supérieure à celle des rayons solaires, il se produisait de l'hypertension après le bain et cette hypertension persistait encore deux heures plus tard.

Le bain chaud de soleil ne peut donc être accusé de provoquer les hémoptysies. Assurément, je n'entends pas parler des cas, où une artère ou un gros vaisseau pulmonaire sont ouverts, auquel cas l'hémoptysie est inévitable quoi qu'on fasse; il ne peut être question que des crachements plus ou moins sanglants consécutifs aux congestions pulmonaires.

Généralement, les tuberculeux, surtout les tuberculeux avancés, possèdent une pression artérielle abaissée. Pourtant, lorsque sous l'influence de la cure solaire, ils marchent vers la guérison, leur pression se relève. Je trouve parmi mes notes deux observations typiques de ce genre. Il s'agit d'abord d'un tuberculeux soigné par la cure solaire pendant quatre ans. Lorsque je le vis pour la 1re fois, il était porteur de lésions au 3e degré. Aujourd'hui, il est guéri par sclérose et ne possède plus de bacilles de Koch. Mais sa pression, qui alors ne dépassait pas 13 centimètres, s'élève maintenant à 15 centimètres et franchit ce chiffre quelquefois.

Le second malade est un jeune homme de 27 ans, atteint d'une tuberculose pulmonaire du 1er degré, au sommet du poumon droit. Ce malade est soigné par la cure solaire depuis le mois d'avril. Je le considère comme guéri. Mais je constate que sa pression arté- rielle, qui au début du traitement atteignait à peine 13 centimètres, est montée aujourd'hui à 15 ou 16 cen- timètres et qu'elle s'y maintient.

Enfin, parmi les effets les plus saillants produits par la cure solaire, il faut citer les effets sclérogènes, sans qu'il soit possible d'attribuer cette action soit aux rayons calorifiques, soit à la lumière proprement dite, soit aux rayons chimiques. La cure solaire pousse à la sclérose les foyers de tuberculose, c'est sa manière de les guérir. Lorsqu'un tuberculeux marche résolu- ment vers la guérison sous l'influence des bains de soleil méthodiquement employés, on constate à l'aus- cultation des poumons malades, cette régression favo- rable des parties atteintes. Et en même temps, on constate que les artères radiales se durcissent, comme chez les vieillards. Ce dernier phénomène est mani- feste quel que soit l'âge des tuberculeux, mais plus spécialement chez ceux qui guérissent des lésions du 2e et du 3e degré.

En sorte qu'il arrive presque toujours que lorsque, après des années de traitement solaire, on a définiti- vement guéri des tuberculeux porteurs de cavernes, on se trouve en présence non plus d'une tuberculose, mais d'une artério-sclérose plus ou moins généralisée.

CHAPITRE III

Emploi méthodique des bains chauds de soleil.

Avant de commencer une séance d'insolation, le premier soin du malade sera de s'enquérir de la température au soleil. Il importe, en effet, de savoir si l'on va prendre un bain chaud ou un bain froid, et à quel degré se trouvent l'un ou l'autre.

A mon avis, le bain chaud le plus efficace est celui dont la température se rapproche le plus et s'éloigne le moins de 40° centigrades.

Ce n'est donc pas en toutes saisons qu'il faut choisir l'heure la plus chaude de la journée. En effet, tandis que pendant les mois du printemps, la moyenne de la température au soleil, entre midi et 2 heures, est de 45°6, celle des mois d'hiver de 36°9, et celle des mois d'automne de 42°1, la température moyenne pendant les mois d'été, aux mêmes heures, est de 50°6. Il s'agit, bien entendu, de notre température sur le Littoral Méditerranéen, à Nice, en particulier.

Cependant, nous n'avons pas toujours, même à Nice, pendant les mois d'hiver, aux heures les plus

chaudes de la journée, des températures approchées de
40°. Nous avons souvent une température voisine de
37°, et quelquefois de 34° ou 35° seulement. Mais alors
dans ce dernier cas, nous ne pouvons donner que des
bains froids de soleil. Je reviendrai plus loin sur la
manière de faire les insolations lorsque la température au soleil est inférieure à celle du corps du malade. Pour le moment, nous ne nous occuperons que
des bains chauds de soleil.

On pourrait croire que les hautes thermalités ont
une action supérieure à celles qui avoisinent 40°. Cela
me paraît être une erreur. En effet, les températures
au soleil qui dépassent 45°, et à plus forte raison celles
qui approchent ou dépassent 50°, doivent leur intensité calorifique surtout à la quantité et à l'intensité
des rayons infra-rouges. Or, d'après mon observation
les insolations riches en rayons calorifiques obscurs
ne valent pas, comme efficacité, les insolations où les
rayons calorifiques lumineux prédominent.

J'ai constaté depuis longtemps qu'après un bain
chaud de soleil de 37° à 42° et d'une durée convenable, mes insolés éprouvaient généralement du bien-
être et en même temps un rehaut du tonus vital ; mais,
je me suis aperçu également, que pendant les jours
d'été, où la température au soleil dépasse 45°, certains
de mes malades, exposés aux rayons directs du soleil
aux mêmes heures et pendant des séances de même
durée, éprouvaient de la lassitude et une certaine

dépression des forces. Il se produisait vraisemblablement un surmenage du mouvement moléculaire de l'organisme sous l'influence de l'action calorifique exagérée des ondes de l'éther.

Quoiqu'il en soit, ces observations m'ont conduit à conseiller aux malades de prendre leur bain solaire vers 11 h. ou 11 h. 1/2, pendant les mois du printemps, de l'hiver et de l'automne, et vers 9 h. 1/2 pendant les mois d'été. Depuis que j'ai adopté cette heure matinale pendant les chaudes journées de l'été, mes malades n'ont plus éprouvé ni lassitude, ni malaise.

La température au soleil est donc un bon guide pour déterminer l'heure la plus favorable pour l'insolation, et souvent pour en fixer la durée. Toutefois, la question de durée dépend moins de la température au soleil, que de la pigmentation cutanée du sujet. En effet, nous savons que la lumière solaire possède la propriété d'augmenter la quantité du pigment noir de la peau. A l'état normal, les sujets bruns sont plus fortement pigmentés que les sujets blonds, et les enfants en bas âge sont moins pigmentés généralement qu'ils ne le seront plus tard. Mais, lorsqu'on expose les uns ou les autres nus, pendant une série de jours, aux rayons directs du soleil, leurs téguments subissent un surcroît de pigmentation, qui est en raison directe de l'intensité de la lumière et de la durée de l'insolation. En sorte que la surface cutanée habi-

tuellement cachée par les vêtements finit par se rapprocher, comme teinte, des parties du corps ordinairement découvertes, telles que la face et les mains.
Mais, le pigment n'arrive à ce degré d'abondance que
progressivement.

On a supposé jusqu'ici, que cette pigmentation
solaire était un signe d'adaptation au milieu, destiné
à mettre l'organisme en mesure de résister aux exa-
gérations d'énergie de la lumière. Il en est peut-être
ainsi. Car, il est certain que la peau incomplètement
pigmentée ne peut supporter que des temps limités
d'insolation, sous peine d'érythèmes et même de
phlyctènes.

Le pigment noir a peut-être d'autres fonctions inconnues. Rollier et Rosselet, de Leysin, ne sont pas
loin de penser qu'il joue le rôle de substance sensibi-
lisatrice et qu'à ce titre il posséderait la propriété de
transmuter certains rayons solaires, qui d'ordinaire
passent pour n'avoir aucun pouvoir microbicide, en
rayons de plus grande réfrangibilité ayant des propriétés antiseptiques. Mais, la science ne peut encore
en faire la démonstration. Pour le moment, nous ne
pouvons considérer la surproduction du pigment
tégumentaire sous l'influence de la lumière solaire,
que comme un agent protecteur de l'organisme contre
les excès des rayons du soleil.

Quoi qu'il en soit des démonstrations futures, l'expérience nous enseigne que la durée d'un bain chaud de

soleil doit être toujours subordonnée au degré de pigmentation cutanée.

L'observation attentive des faits m'a définitivement fait adopter les règles suivantes :

Au début de la cure solaire, je fais placer mon malade, le torse nu, en plein soleil, les croisées de la chambre étant *closes*, de manière à ce que les rayons solaires, filtrés à travers les vitres, inondent les parties découvertes, la tête exceptée. La meilleure position est la position à cheval sur une chaise, quand on fait l'insolation de la partie postérieure de la poitrine, et la position assise, face au soleil, quand on fait l'insolation en avant. Je donne aux premières séances une durée de dix minutes, cinq minutes en arrière et cinq minutes en avant.

Ces premières insolations n'ont d'autres prétentions que celle d'accoutumer la peau au contact de l'air, sans s'exposer à un refroidissement possible dès les premiers jours. Du reste, l'accoutumance vient vite.

L'entourage des malades accepte volontiers la cure solaire derrière les croisées fermées. Mais, dès qu'il est question de les exposer en face d'une croisée ouverte et en pleine nudité, malgré la toux, malgré l'expectoration, malgré le froid du dehors et les transpirations de la nuit, on hésite à poursuivre le traitement. Je confesse qu'il serait plus rassurant de continuer la cure derrière l'abri des croisées fermées ;

malheureusement les bains de soleil, dans ces conditions, n'ont qu'une valeur thérapeutique inférieure, le
verre ayant la propriété d'absorber 90 o/o environ
des rayons chimiques. Mais, ce premier moment d'hésitation passé, on s'aperçoit bien vite que les malades,
sur lesquels tombe une douche solaire à une température qui dépasse leur propre température, ne courent
aucun risque de refroidissement. Ils acceptent alors
l'insolation directe avec d'autant plus de plaisir que
leurs craintes sont dissipées et que le bain chaud de
soleil leur est plutôt agréable.

En vérité, la cure solaire ne donne toute la mesure
de son efficacité qu'à la condition de recevoir sur le
corps nu les rayons directs du soleil contenant la
totalité des énergies calorifiques, lumineuses et actiniques.

Jusqu'ici je m'étais contenté de donner des bains
chauds de soleil sur le torse nu seulement : je limitais
ce bain local à la surface comprise entre les dernières
vertèbres cervicales et les premières vertèbres lombaires, en arrière, et, d'autre part, depuis le larynx,
jusqu'aux fausses côtes, en avant. Mais, depuis un an,
j'ai voulu donner aux bains chauds de soleil une plus
grande étendue et une plus grande énergie ; je fais
prendre maintenant des bains généraux sur toute la
surface du corps. Pourtant, je commence toujours la
cure solaire par des bains locaux, jusqu'à pigmentation abondante de la peau du torse en avant et en

arrière. Puis, peu à peu, progressivement, je découvre davantage le malade jusqu'à suffisante pigmentation des nouvelles surfaces insolées, et enfin, parties par

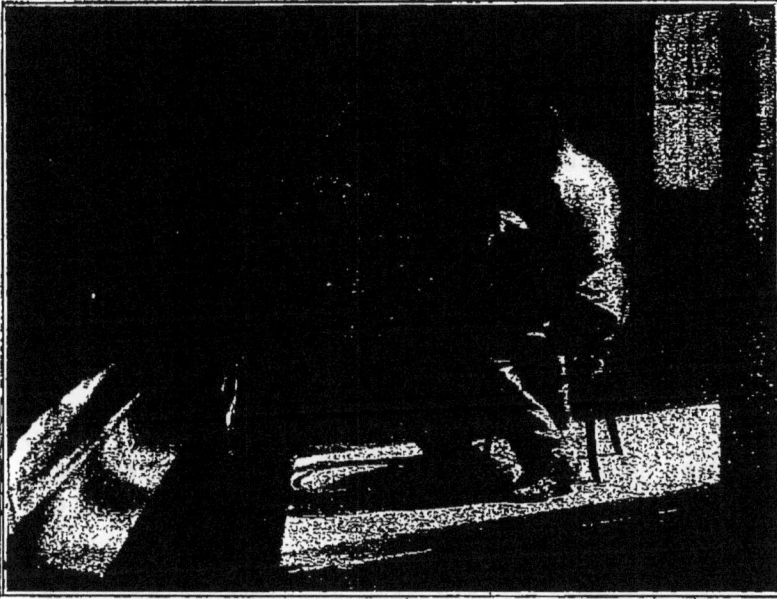

Fig. 1. — Position du malade faisant une séance d'insolation. Les rayons solaires tombent directement par la croisée ouverte sur la partie postérieure du torse nu, depuis les dernières vertèbres cervicales jusqu'aux premières vertèbres lombaires.

parties, je mets successivement tout le corps au soleil.

Cette méthode me paraît moins brutale que celle qui consiste à exposer d'emblée la totalité du corps aux rayons solaires. Dans tous les cas, elle réussit mieux chez les adultes. Quelques néophytes enthousiastes ont voulu prendre des bains totaux dès leurs premières insolation, mais ils ont dû y renoncer pour revenir à la méthode progressive ; ils éprouvaient, après chaque insolation, des lassitudes qui ne leur auraient pas permis de continuer leur cure. Cependant, les enfants en bas âge supportent bien les bains totaux, mais à condition de ne les leur donner, au début, que pendant cinq minutes.

J'ai l'habitude d'appliquer le traitement préparatoire derrière les croisées fermées seulement pendant six jours. Le septième jour, je fais placer le malade à cheval sur une chaise, puis je fais ouvrir les croisées par où, les rayons du soleil entrent à flots. Il m'a paru que cette durée était suffisante pour accoutumer la peau nue à l'air ambiant.

L'attitude du corps, pendant une séance d'insolation, n'est pas indifférente. Il faut, en effet, installer le malade de telle sorte que les rayons incidents du soleil tombent sur la peau nue selon la perpendiculaire, de manière à avoir le minimum de perte par réflexion. De la position du corps par rapport à la direction des ondes solaires dépendra le plus ou le moins d'action. Qu'il s'agisse donc d'un bain local ou d'un bain général, il faut s'efforcer de trouver l'attitude qui placera le corps insolé sur un plan tel qu'il puisse recevoir les rayons incidents selon une direction se rapprochant le plus possible de la perpendiculaire.

Il est inutile d'ajouter que, pendant une séance d'insolation, le malade ne doit pas se trouver dans un

courant d'air, et qu'il faut veiller soigneusement à ce
qu'il ne se refroidisse pas. Il peut donc être utile
quelquefois de garantir contre le vent ou la brise du

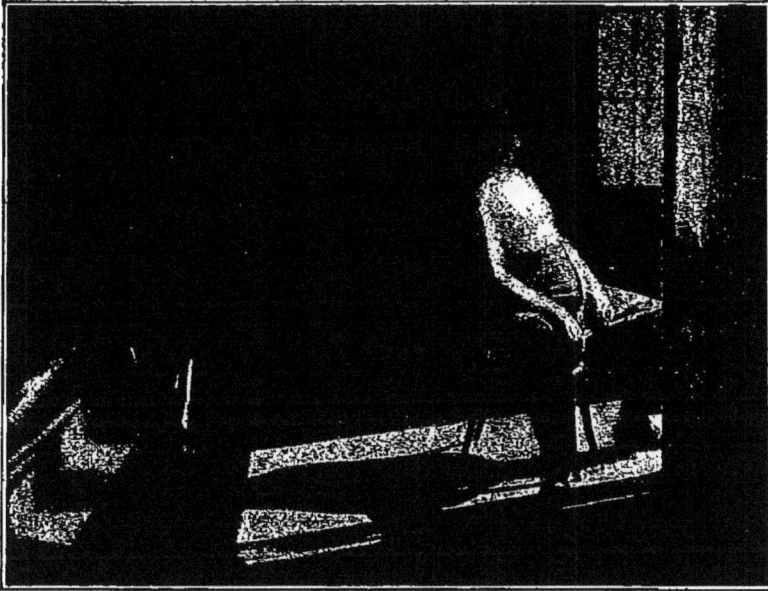

Fig. 2. — Position du poitrinaire faisant une séance d'insolation. Les rayons solaires tombent directement par la croisée ouverte sur la partie antérieure du torse nu et sur la région laryngienne.

dehors les parties du corps qui ne sont pas directement ensoleillées, soit au moyen d'une couverture
que l'on tend à la partie inférieure de la croisée ouverte, soit au moyen d'une pièce de flanelle appliquée
sur les surfaces nues restées dans l'ombre.

Ces petits détails, d'une apparence futile, ont quelquefois une très grande importance.

Je donne ordinairement aux premiers bains chauds

de soleil une durée de dix minutes, cinq minutes en arrière et cinq en avant, sur la poitrine nue. Après une trentaine d'insolations, la couleur de la peau s'est déjà sensiblement modifiée ; alors je prolonge le temps d'exposition, en raison de l'abondance du pigment solaire. Généralement, au bout d'un mois, la surproduction pigmentaire est devenue assez dense pour permettre de porter les bains de soleil à 20 minutes, dix minutes en arrière, dix minutes en avant. Je me tiens à cette durée assez longtemps, quelquefois pendant deux mois, souvent plus. Pendant ce temps, la pigmentation augmente encore.

Dès que la peau du corps est arrivée à la nuance de celle des mains ou du visage, je porte le bain de soleil à une demi-heure, quinze minutes en arrière, quinze minutes en avant. Je ne pense pas qu'il faille aller plus vite. Il me souvient d'un pauvre homme, impatient de guérir, qui essaya de doubler les étapes sans pigmentation suffisante. Ce malade ne put continuer longtemps ces longues insolations. Au bout de quelques jours, il fut pris d'une telle lassitude, qu'il dut se reposer et réduire ensuite les séances de pose.

Cependant, la peau brunit encore. Vers le sixième mois, les parties pigmentées par la lumière ont acquis une coloration se rapprochant du bronze. Alors, la durée des insolations peut atteindre une heure, sans danger. Un de mes malades a obtenu, au bout de sept mois de cure solaire, la coloration du bronze d'art, légèrement doré, sur tout le corps ; il fait aujourd'hui des insolations de 80 minutes. Ce jeune homme, âgé de 28 ans, était atteint de tuberculose pulmonaire au 1er degré, avec complication de laryngite tuberculeuse à la période inflammatoire. Je le considère aujourd'hui comme parfaitement guéri. En effet, son poumon droit, le seul envahi, ne présente plus ni à la percussion, ni à l'auscultation, le moindre bruit anormal ; ses crachats ne contiennent ni bacilles de Koch, ni microbes secondaires, sauf quelques cocci isolés ; la diffusion de ses eaux de boisson est physiologique ; enfin, l'analyse de ses urines décèle les doses normales de phosphates, de chlorures, d'acide urique et d'urée en rapport avec son âge, sa taille et son poids. Ce malade a augmenté de sept kilogrammes.

C'est donc surtout la surpigmentation cutanée qui doit servir de base à la durée des bains chauds de soleil. La température n'apparaît que comme circonstance secondaire.

Cependant, il y a des limites. Lorsque la température au soleil atteint ou dépasse 50°, elle prend une importance plus grande ; car, même à son maximum d'intensité, la pigmentation acquise ne suffirait pas à protéger et la peau et l'organisme. Il faut alors limiter les temps de pose, sous peine de voir se produire, sur la surface cutanée, de l'érythème et même des phlyctènes.

Ces accidents, dus aux rayons chimiques du soleil, ne se produisent jamais, lorsqu'on a la sagesse de mettre en harmonie la durée du bain solaire avec le degré de pigmentation cutanée, et, dans le cas de très haute intensité calorifique, de diminuer le temps de la séance d'insolation. C'est ainsi que j'ai pu soumettre sans inconvénient des tuberculeux très pigmentés à des températures solaires de 52°, en réduisant les séances à 1/4 heure de durée.

La surproduction du pigment noir sur la peau n'est pas seulement le fait d'une adaptation au milieu, selon la loi de Lamarck, elle est encore un indice d'amélioration de l'état général des bacillaires. Tout malade qui se pigmente s'améliore, et à mesure que la peau brunit davantage, la marche vers la guérison s'accentue. La cause de ce phénomène m'est inconnue, mais le fait est certain. A tel point que le malade qui ne se pigmente pas, ou qui se pigmente mal, sous l'influence du soleil, a peu de chances de guérir.

Il me souvient, à ce sujet, de deux malades habitant la même maison, dans un quartier de la vieille ville : l'un, un homme de 34 ans, père de famille, était atteint de tuberculose depuis huit mois, l'autre, sa voisine, une jeune fille de 16 ans, assez débile et fille de tuberculeux, l'était depuis cinq mois.

Chez le premier, on constatait au sommet des deux poumons, en arrière, dans les fosses sus-épineuses, un foyer de tuberculose au 2e degré; chez la seconde,

on trouvait un foyer du 2ᵉ degré au sommet du poumon droit, en avant. L'aspect général de M. X... était
satisfaisant, il mangeait encore avec un certain appétit, et l'on pouvait espérer le guérir avec du temps et
des soins, malgré une fièvre vespérale qui s'élevait
parfois à 39°. J'entrepris de le soigner par la cure
solaire. Mais, malgré tous mes soins, je ne pus jamais arriver à le pigmenter même légèrement. Il mourut trois mois plus tard.

L'aspect général de Mˡˡᵉ V... était bon, et, circonstance
favorable, elle n'avait pas de fièvre. Elle fut soumise
à la cure solaire dans les mêmes conditions que son
voisin. Or, au bout d'un temps normal, il se produisit
une abondante pigmentation tégumentaire, qui suivit
les phases ordinaires. Après huit mois de traitement
solaire, nous obtînmes, chez elle, une coloration
bronzée remarquable. Mˡˡᵉ V... est aujourd'hui en
bonne santé, après dix-huit mois de cure solaire.

Malheureusement, tous ceux qui se pigmentent ne
guérissent pas, mais il m'a toujours paru qu'ils
avaient le maximum de chance de guérir.

J'ai remarqué souvent que des tuberculeux, dont la
peau avait bruni sous l'influence de la cure solaire, et
qui faisaient espérer une issue favorable pour une
époque plus ou moins éloignée, se dépigmentaient très
vite dès que leur état s'aggravait.

Il n'en est pas ainsi lorsque les malades sont guéris : leur surpigmentation dure très longtemps, même

lorsqu'ils ne prennent plus de bains solaires. J'ai sous les yeux une enfant de huit ans, guérie d'un mal de Pott, qui, trois mois après sa dernière insolation, est presque aussi bronzée que dans le dernier mois de sa cure.

Un autre de mes malades fut atteint de grippe pendant l'hiver 1908. Il était alors très fortement pigmenté. Mais, consécutivement à l'infection grippale, il dut rester près de trois mois soit au lit, soit dans sa chambre, sans faire d'insolation. Par miracle, son poumon droit, atteint d'une large caverne, n'avait pas empiré. Lorsqu'il reprit ses bains chauds de soleil, il n'était certainement pas aussi brun, mais sa pigmentation solaire n'avait pas complètement disparu.

Un autre malade, atteint de bronchite tuberculeuse du côté gauche, s'était fortement bronzé depuis un an; son état était devenu tellement satisfaisant, qu'on ne trouvait plus de bacilles de Koch dans ses crachats. A la suite d'un refroidissement, survint une congestion pulmonaire intense, suivie d'une hémoptysie abondante. Les bacilles avaient reparu, un mouvement fébrile vespéral s'était établi (39° centigrades), l'appétit avait disparu, et le malade avait notablement maigri. Lorsque j'ai remis ce malade à la cure solaire, un mois plus tard, toute pigmentation avait cessé et il fallut recommencer à pigmenter sa peau, comme aux premiers jours du traitement.

La pigmentation solaire joue un rôle capital dans

la cure solaire chez les tuberculeux. Plus j'observe,
plus je me rends compte de son importance.

Lorsqu'on veut soumettre un tuberculeux à la cure
solaire, il faut considérer trois cas : 1º ou le malade
est porteur de lésions pulmonaires à l'un ou l'autre
sommet en arrière, ou aux deux sommets en même
temps, sans manifestations aux sommets des poumons
en avant ; 2º ou bien, les lésions existent en arrière
et en avant en même temps, soit d'un côté seulement,
soit des deux côtés à la fois ; 3º ou bien, enfin, les lésions n'existent qu'en avant, à droite ou à gauche, ou
des deux côtés.

Ces trois genres de malades ne doivent pas être
insolés de la même manière.

En effet, si dans les notes ci-dessus, je viens d'insister sur la division de la durée de l'insolation en
deux parties égales, l'une destinée à la partie postérieure du thorax, l'autre à la partie antérieure, ce
conseil n'est justifié que dans le cas, où il existe des
foyers de tuberculose en arrière et en avant d'un ou
des deux côtés. Mais, lorsque les lésions sont localisées
en arrière seulement, la durée de l'insolation à la partie antérieure de la poitrine devra être moindre, et
inversement lorsque les lésions sont localisées en
avant. Ordinairement, j'accorde les 2/3 du temps au
côté malade et seulement 1/3 au côté sain.

Cette manière de procéder n'est ni une fantaisie, ni
un caprice de médecin. Il peut se faire, en effet, que

la partie de poumon, que la percussion ou l'auscultation nous disent saine, soit envahie par des bacilles de
Koch, sans que notre oreille puisse nous en avertir.
Nous savons qu'il en est ainsi dans beaucoup de pré-
tuberculoses. Or, j'estime que, dans tous les cas, l'insolation de cette partie, considérée comme saine, a
son utilité, quand même ce ne serait qu'à titre prophylactique ou à titre de précaution.

L'insolation de la partie postérieure et de la partie antérieure de la poitrine, dans la même séance, est
justifiée par deux expériences de Tyndall décrites dans
son livre : *the Heat mode of movement*. Tyndall démontre, en effet, que parmi les rayons solaires qui traversent un corps à l'état solide, liquide ou gazeux, ceux
qui y sont employés à faire un travail moléculaire ou
atomique, s'éteignent, parce qu'ils s'y transforment
en mouvements. En sorte que la partie postérieure du
corps traversé ne reçoit plus qu'une infime quantité de
rayons actifs inemployés.

Or, au début de mes expériences, je ne faisais l'insolation qu'à la partie postérieure de la poitrine, et
j'avais remarqué que les lésions tuberculeuses s'amé-
lioraient rapidement en arrière, mais très lentement
en avant. Dès que je m'aperçus de cette différence, je
conseillai des insolations des deux côtés, de manière
à insoler en même temps les lésions antérieures et postérieures. Depuis cette époque, je n'ai plus constaté
ces différences.

Je donne donc des bains de soleil en même temps sur les deux faces de la poitrine, même lorsque l'une de ces faces abrite une partie de poumon saine. Dans ces derniers cas c'est à titre préventif. C'est encore à

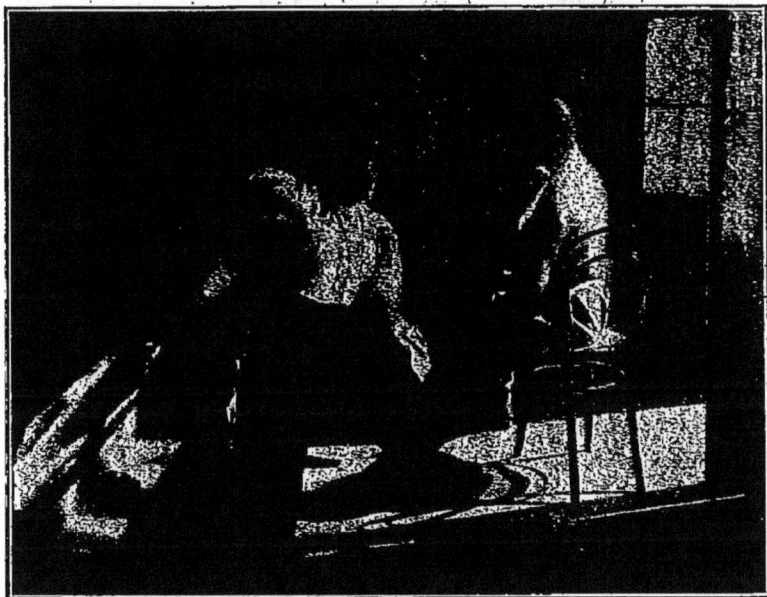

Fig. 3. — Position d'un tuberculeux pendant une séance d'insolation. Ce malade reçoit les rayons directs du soleil par la croisée ouverte sur son torse nu, en arrière ; mais comme l'insolation directe sur la partie antérieure de la poitrine lui donne des palpitations cardiaques, une aide lui envoie avec un miroir d'argent les rayons du soleil sur le sommet du poumon tuberculisé en évitant d'éclairer la région du cœur.

titre préventif que j'inonde de rayons solaires la région laryngienne des bacillaires, chaque jour pendant quelques minutes, alors même que le larynx est en bon état.

J'attache à cette pratique une importance réelle ;

j'ose même dire qu'il existe dans mon esprit une certaine hantise qui me fait user de cette méthode prophylactique. Lorsque je vois pour la première fois un tuberculeux qui crache abondamment, je suis toujours surpris qu'il ne soit pas atteint de laryngite tuberculeuse. Il est vrai que ce redoutable accident est assez fréquent pour justifier mes craintes. Il est pourtant remarquable, soit hasard, soit efficacité réelle, que, depuis l'emploi systématique des insolations sur la région antérieure du cou, je n'aie pas vu se déclarer chez mes malades un seul cas de laryngite suspecte. Pourtant, il est plausible que ce résultat n'est pas dû au simple hasard. Il est vraisemblable que les bacilles de Koch qui peuvent s'arrêter sur les cordes vocales pendant les expectorations, périssent sous l'influence des bains de soleil avant d'avoir pu s'installer solidement sur les muqueuses où ils ont été entraînés. Cette manière de voir me paraît confirmée par ce fait que plus on se trouve près de l'invasion bacillaire dans les poumons plus rapidement la cure solaire a raison des bacilles.

Dans certains cas, très rares il est vrai, l'application des rayons directs du soleil à la partie antérieure de la poitrine est mal supportée. Quelques malades éprouvent des palpitations cardiaques, des angoisses qui peuvent aller jusqu'à la syncope. Il semble bien que ce soit le cœur qui supporte difficilement l'insolation. Mais, comme il faut quand même suivre la cure solaire, j'adopte dans ces cas le dispositif suivant, en attendant une certaine accoutumance. Pendant que le malade, convenablement installé à cheval sur une chaise, prend son bain solaire sur son dos nu, dans

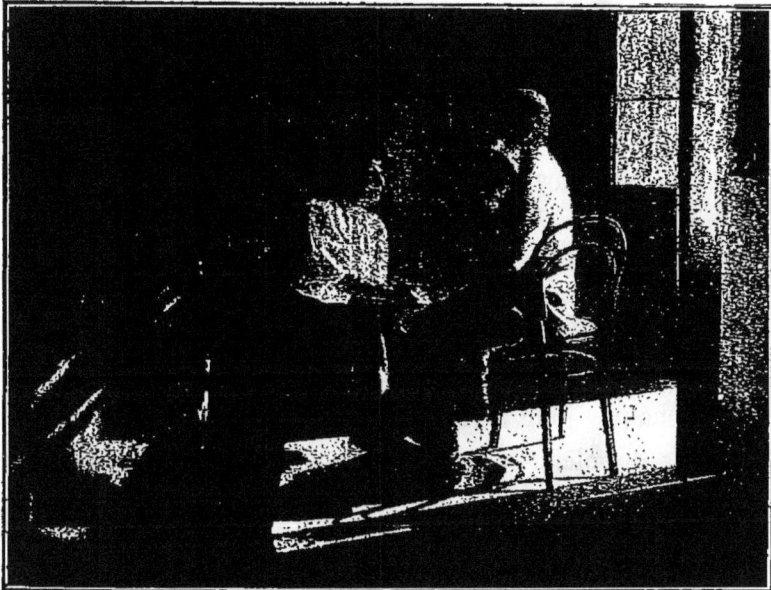

Fig. 4. — Insolation de la région laryngienne au moyen d'un miroir d'argent, pendant que le malade reçoit les rayons du soleil sur le torse nu en arrière. Ce malade supporte mal l'insolation sur le torse nu en avant.

une position telle que sa tête soit à l'ombre et que les rayons du soleil tombent sur la peau selon la perpendiculaire, je place en avant du malade un réflecteur sur lequel je reçois la lumière du soleil ; je la dirige ensuite alternativement sur l'une et l'autre région sous-claviculaire et sur le larynx. De cette manière, j'évite d'insoler la région cardiaque. Cette méthode m'a donné des résultats satisfaisants chez quelques malades, dont le cœur s'affolait facilement.

Comme réflecteurs, j'employais d'abord de simples miroirs de verre, mais j'ai dû les abandonner, parce que le verre absorbe une trop grande proportion de rayons chimiques. Je me suis adressé aux miroirs métalliques, particulièrement à ceux d'argent poli, qui en réfléchissent 90 o/o environ. Avec ce procédé, les accidents cardiaques ne sont plus à redouter.

Emploi méthodique d'un bain froid de soleil.

Nous vivons à Nice sous un ciel clément, où presque chaque jour nous pouvons donner des bains chauds de soleil. Pourtant, il est aux mois de décembre et de janvier, des jours nombreux où la température au soleil, vers midi, ne s'élève pas à la hauteur de la température du corps humain. Ces jours-là, les bains solaires sont des bains froids.

Quand on prend un bain froid de soleil, il peut arriver que la périphérie cutanée possède une température inférieure à celle des rayons calorifiques du soleil, et nous en sommes avertis par nos nerfs sensitifs. Dans ce cas, la face externe de la peau se trouve placée entre deux foyers de chaleur d'inégale température : l'un, le soleil, qui peut être à 34° ou 35°; l'autre, notre milieu interne, qui est à 37° environ.

Pendant l'insolation, il arrive donc un moment où, par sa face externe, la peau se met en équilibre de température avec les rayons solaires. Jusque-là, la sensation de froid n'est pas ressentie. Mais nécessairement, sous l'influence de la chaleur des rayons solaires, la périphérie tégumentaire moins chaude s'est dilatée proportionnellement à la différence de température, ses capillaires ont augmenté de volume et de capacité, et le sang du milieu interne s'est précipité vers la surface externe de la peau. Or, cet apport de sang dans les capillaires superficiels amène en même temps un apport de chaleur. De sorte que insensiblement, à mesure que le sang est venu remplir les capillaires dilatés, la périphérie cutanée tend à se mettre en équilibre de température avec l'intérieur de l'organisme. Au bout d'un temps variable, la température de la surface de la peau dépasse donc celle des rayons directs du soleil, qui est restée constante à 34° ou 35°. A ce moment, les nerfs superficiels préviennent l'insolé qu'il existe une différence de température entre le bain de soleil et la peau : c'est le refroidissement qui commence.

Dès que survient la sensation de froid, l'insolation est dangereuse et doit être interrompue. Il vaut même mieux ne pas l'attendre. Tant que le malade sent que le soleil chauffe sa peau nue, le bain solaire est salutaire, quoique moins efficace qu'un bain chaud de soleil ; mais, aussitôt que son corps rayonne son calorique vers l'espace, il est exposé à tous les accidents du refroidissement.

En conséquence, la température au soleil, qui passe au second rang dans la fixation de la durée d'un bain chaud, passe au premier rang dès qu'il s'agit d'un bain froid. De même la surpigmentation cutanée, qui joue un rôle prépondérant dans le premier, ne peut servir à déterminer les temps de pose au soleil dans le second.

Sauf la différence de durée, les préceptes généraux appliqués aux bains chauds restent les mêmes en ce qui regarde les bains froids. Ces derniers devront être courts, et il ne semble pas qu'il soit prudent de chercher à obtenir l'accoutumance. On peut, en effet, accoutumer la peau à une certaine endurance, mais on ne peut changer les lois de la physique corpusculaire. Lutter contre le refroidissement serait exposer le malade à quelque accident inflammatoire du côté des voies respiratoires, à des douleurs rhumatismales, ou même à de l'hémoptysie.

Quand on prend un bain froid de soleil, il peut arriver que la périphérie cutanée possède une température égale à celle des rayons calorifiques. Dans ce cas le refroidissement vient vite, quelle que soit la pigmentation cutanée. L'insolation devra donc être très courte. On ne dépassera jamais quelques minutes, et si malgré tout, le malade venait à sentir l'impression du froid, il faudrait en toute hâte exercer des frictions énergiques sur le corps, soit avec de la flanelle chaude soit avec un gant de crin.

Ce bain froid exige donc de plus grandes précautions que les bains chauds. Mais, malgré sa courte durée, il peut rendre des services, à condition de le surveiller.

Quant aux bains froids de soleil, dont la température est inférieure à celle de la face externe de la peau et à celle de l'organisme, je les signale pour les proscrire ; ils sont dangereux chez les bacillaires.

Sauf ces derniers, les bains froids de soleil rendent des services appréciables à défaut de bains chauds. Mais ils ne sauraient convenir qu'à certains malades, aux prétuberculeux et aux tuberculeux du Ier degré, à condition qu'ils soient jeunes et encore suffisamment vigoureux. Les bacillaires âgés ou débilités les supportent mal ; il en est de même de ceux dont la tuberculose est avancée.

Les tuberculeux arthritiques sont très sensibles au froid ; aussi je ne leur conseille jamais les bains froids de soleil. J'ai éprouvé quelques mésaventures qui m'ont rendu très réservé dans leur emploi. Je signalerai entre autres l'observation d'une dame anglaise blonde et arthritique, âgée de 34 ans, qui me fut adressée par son médecin de Londres. Elle était atteinte au sommet du poumon droit, de lésions tuberculeuses peu étendues, caractérisées par quelques craquements secs. Son état général était satisfaisant.

Nous commençâmes la cure solaire au mois de novembre 1905. Le traitement donnait déjà de bons résultats lorsqu'au mois de janvier, par un temps incertain, avec un soleil pâle, elle crut pouvoir faire son habituelle insolation de vingt minutes. La séance finie, elle s'habilla, comme de coutume, sans prendre d'autres précautions. Elle avait pourtant ressenti un peu de froid, mais elle n'y donna pas grande attention.

Pendant le déjeuner, elle n'eut pas faim et mangea peu. Vers trois heures, elle éprouva quelques petits frissons qui l'inquiétèrent. A quatre heures, elle fit servir son thé habituel, mais elle le but sans enthousiasme. Il lui était survenu une douleur assez vive au-dessous du sein droit. Deux jours plus tard, elle me fit demander, et je constatai une pleurésie du côté droit.

D'autre part, il m'a paru que, si les bains froids de soleil ne convenaient pas aux arthritiques, ils ne convenaient pas davantage aux tuberculeux âgés, aux tuberculeux avancés, aux artério-scléreux et aux hypertendus en général.

Les bains froids de soleil doivent être appliqués de la même manière que les bains chauds, mais ils doivent surtout être soigneusement surveillés au point de vue d'un refroidissement possible. Leur emploi doit donc être entouré d'une grande circonspection. En sorte que, si le bain chaud de soleil peut être confié, dans la plupart des cas, à la surveillance de l'entourage après un apprentissage suffisant, le bain froid ne me semble devoir être donné que sous la direction attentive d'un médecin, qui, au besoin, saura employer, à propos, des frictions ou toute autre révulsion nécessaire.

Indications et contre-indications
de la cure solaire.

Dans la chapitre où il est traité des effets produits par les rayons calorifiques, j'ai démontré que, sous l'influence de ces rayons, il se faisait un mouvement moléculaire, qui portait le sang vers les lésions pulmomonaires et y déterminait une certaine stase sanguine et, par conséquent, un certain degré de congestion passive. J'ai expliqué que cette congestion solaire était un bénéfice pour le malade, parce qu'elle favorisait la phagocytose.

Elle est passive et passagère : elle dure ce que dure l'action du soleil, c'est-à-dire environ trois heures. Chez beaucoup de tuberculeux, elle est difficile à saisir, chez d'autres, au contraire, l'auscultation permet de l'observer facilement. Mais, dans aucun cas, elle n'est suffisamment intense pour offrir le moindre danger.

Cependant, il faut tout de même exercer une certaine surveillance sur les poumons, parce que quelquefois, chez certains sujets, une série de bains solaires prolongent plus que de raison la stase sanguine autour des foyers de tuberculose. Il faut donc apprendre à manier cette congestion passive pour la rendre utile. Dès qu'elle menace de durer au delà des limites, où elle est réellement propice, c'est-à-dire 3 ou 4 heures, il faut interrompre les insolations jusqu'à ce qu'elle ait disparu.

Cette persistance se rencontre plus particulièrement chez les tuberculeux âgés et chez les artério-scléreux : elle est rare chez ceux dont les artères sont souples.

Règle générale, il faut éviter toujours, mais particulièrement au printemps et en automne, d'exposer la tête des malades aux rayons directs du soleil. Il est commun, en effet, de voir à ces époques de l'année de simples promeneurs, qui ne prennent pas de bains solaires, être pris de coryza, de maux de tête, quelquefois de saignements de nez. Cet accident est fréquent chez les arthritiques. Si là se bornaient les méfaits du soleil, il n'y aurait pas grand mal. Mais, il arrive que l'inflammation de la muqueuse nasale se propage à la muqueuse du pharynx et descend jusqu'aux grosses bronches. Alors apparaissent des symptômes bronchiques, de la fièvre, des maux de tête, de la toux, de l'expectoration abondante, et cet ensemble de phénomènes bruyants dure plusieurs jours.

Je connais des arthritiques chez lesquels ce coryza prend des allures de maladie infectieuse.

Or, les rayons du soleil reçus sur la tête pendant

une séance d'insolation peuvent produire chez les tuberculeux, spécialement s'ils sont arthritiques, des
accidents semblables. Il n'est pas bon pour leurs
poumons malades d'être atteints de nouvelles infections. D'autant plus que pendant le temps que dure ce
malencontreux coryza, il n'est pas prudent de continuer la cure solaire.

Les bains de soleil donnent des résultats inespérés
chez tous les bacillaires apyrétiques. Ils réussissent
encore lorsque les malades accusent vers le soir quelques dixièmes de degré de température de plus que la
normale. Mais, ils sont impuissants chez ceux dont la
fièvre est élevée. « Le fait capital, a dit Peter, est,
dans la tuberculose, la présence ou l'absence de la
fièvre. La fièvre, voilà qui domine la situation et rend
nuls tous nos efforts.

D'autre part, Grancher et Hutinel, art. *Phtysie.
Dictionnaire de Dechambre*, ajoutent : « Elle active
(la fièvre) les combustions interstitielles, elle brûle
en pure perte les matériaux de réserve, elle exagère
les déperditions, elle trouble le sommeil et les actes
digestifs, elle altère les éléments anatomiques, elle
impose au poumon malade et aux muscles respiratoires
un travail exagéré, en un mot, elle hâte les progrès
de la consomption. Le chiffre de la température, dit
Jaccoud, donne la mesure de la dépense fébrile ; si
l'on tient compte des autres spoliations (diarrhée,
expectoration, etc.) et que l'on compare ces pertes réu-

nies à l'état organique du patient qui les subit, il est
facile d'apprécier la durée probable de la résistance. »

Il s'agit, dans cette description, de la fièvre chez les
poitrinaires arrivés à la dernière période de la phtisie :
nous savons qu'aucun remède connu ne peut la faire
baisser, parce que l'organisme en ruine ne réagit plus.
La cure solaire, si puissante dans la tuberculose, ne
peut elle-même rendre aucun service. Je crois même
qu'elle hâte la fin des malades, parce qu'elle surmène
les organes en accélérant leurs mouvements moléculaires.

Mais la fièvre n'est pas toujours aussi sévère : il
faut distinguer entre les accès fébriles selon les causes.

La fièvre, chez les tuberculeux, peut provenir :

1º de la germination des granulations miliaires,

2º de l'inflammation du tissu pulmonaire autour de
ces granulations,

3º de l'excavation du tissu pulmonaire,

4º de la résorption des détritus cavitaires,

5º de la virulence des microbes secondaires, des bacilles de Koch et de leurs toxines,

6º d'une erreur dans le régime alimentaire,

7º ou enfin d'une maladie d'un organe quelconque
éloigné des voies respiratoires.

1º L'observation nous apprend que la fièvre due à
une poussée germinative n'est jamais intense et qu'elle
dure peu de temps ; les poussées de germination miliaire se font, en effet, successivement et à intervalles

irréguliers plus ou moins espacés. Dans ce cas, la cure
solaire est toujours indiquée, parce qu'elle arrête l'é-
volution tuberculeuse et l'infection consécutive avec
une grande facilité. Lorsque, au contraire, la germination miliaire est généralisée d'emblée, l'infection est
tellement rapide et tellement énergique, les accidents
généraux sont tellement graves et tellement soudains,
la fièvre atteint une élévation thermique tellement
haute, que les rayons solaires n'ont ni le temps, ni
la puissance nécessaire pour modifier la situation. Dans
ce cas, la cure solaire est vaine.

2° La fièvre due à l'inflammation du tissu pulmonaire
autour d'une poussée granuleuse suit naturellement la
fortune de cette poussée. Elle cède à la cure solaire
avec plus ou moins de rapidité, selon l'importance et
l'étendue des territoires pulmonaires envahis par les
bacilles de Koch.

3° La fièvre d'excavation et de ramollissement des
tubercules est d'une intensité variable. Elle dépend de
l'étendue des foyers. Elle dure plus ou moins longtemps et s'arrête lorsque le travail cavitaire est terminé.

Lorsque les excavations ne sont encore que des cavernules peu nombreuses, la cure solaire donne de
bons résultats : elle limite le travail d'excavation, diminue ou fait disparaître l'infection. Cette fièvre n'est
donc pas une contre-indication aux bains de soleil.

Lorsqu'une large caverne, jusque-là silencieuse, est

devenue le siège d'un travail actif, qui mord dans les parois, il survient de la fièvre plus ou moins intense. Cette fièvre n'est jamais une contre-indication à l'emploi des bains solaires. Au contraire, ces derniers améliorent le plus souvent et l'état local et l'état général.

C'est dans les cas de fièvre par excavation et ramollissement, qu'il est surtout utile de bien faire la distinction entre un bain chaud de soleil et un bain froid. On croit souvent que la température au soleil étant, par exemple, à 37°5, on va pouvoir donner en toute confiance un bain chaud de soleil. Le soleil donne en effet la sensation d'une chaleur très élevée aux personnes bien portantes de l'entourage du malade. Mais ce dernier a de la fièvre qui, souvent, au moment de l'insolation, s'élève à 38°1 à 38°3. Dans ces conditions, il ne prend, malgré tout qu'un bain froid de soleil, et est exposé à tous les dangers d'un bain froid.

J'ai la conviction que la plupart des échecs, que l'on subit dans la cure solaire, appliquée aux fébricitants qui font des cavernes, tiennent à cette circonstance, à laquelle on ne pense pas. Aussi, la plupart du temps, loin d'améliorer l'état fébrile, les insolations l'aggravent, parce que l'inflammation des territoires infectés augmente sous l'influence du refroidissement et parce qu'on ne prend aucune des précautions indispensables en pareille occurrence.

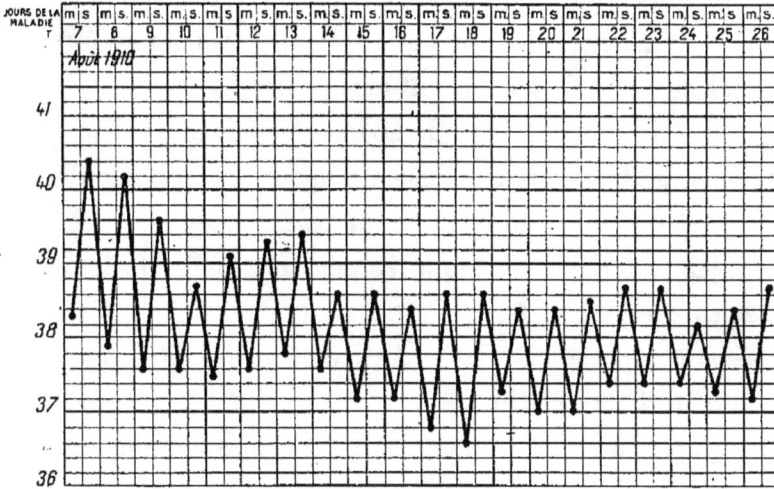

Fig. 5. — Graphiques de température.

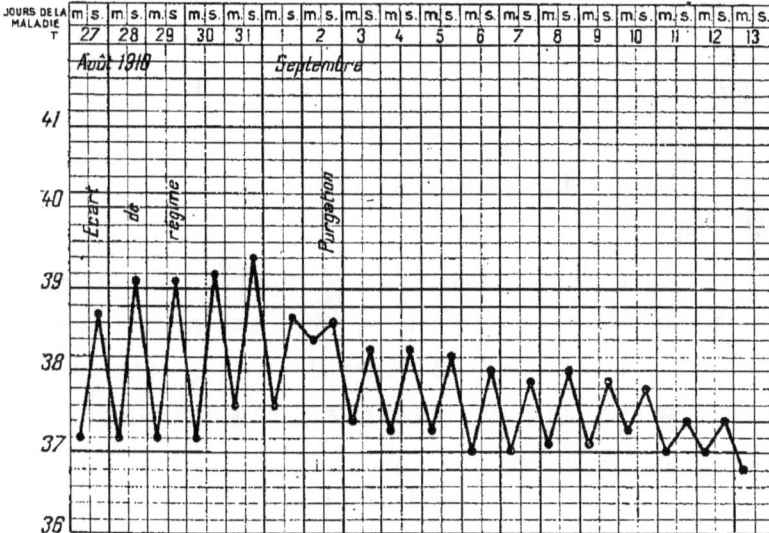

Fig. 6. — Graphiques de température.

Je dirige toujours moi-même la cure de soleil chez les cavitaires fébricitants et j'obtiens presque toujours des succès qui compensent mes peines.

Voici un malade âgé de 28 ans, qui fait une caverne dans la fosse sous-épineuse à gauche. C'est un héréditaire que je vis pour la 1re fois, le 7 août 1910. Le matin à 8 h., il avait une température anale de 38°3, le soir à 5 h., il faisait 40°4. La température solaire à cette époque montait à 42°, et souvent plus haut, vers 10 h. du matin.

J'instituai le jour même la cure solaire sous ma surveillance. Les graphiques de la page 201 montreront la marche de la température et par suite la marche de l'infection chez ce malade, sous l'influence de bains chauds de soleil de 20 minutes de durée sur le torse nu, en arrière.

4° La cure solaire est vaine, peut-être dangereuse, dans la fièvre hectique. Les énergies solaires sont incapables de désinfecter les malades arrivés à ce point de ruine.

Le degré d'infection n'est souvent pas une question d'étendue dans les lésions, c'est quelquefois une question de virulence bacillaire. J'ai vu des tuberculeux porteurs de cavernes énormes, mais apyrétiques, supporter admirablement la cure solaire ; j'ai vu, d'autre part, des tuberculeux atteints de lésions en apparence insignifiantes, mais avec des températures élevées, ne pouvoir supporter les insolations de quelques minutes de durée, sans éprouver des lassitudes excessives. Ceux-ci ne parviennent jamais au moindre degré de pigmentations, quelle que soit l'obstination que l'on mette à les insoler.

Chez les malades atteints de fièvre hectique, l'organisme ne réagit plus, les molécules et les atomes organiques mis en mouvement par les énergies du soleil sont surmenés au bout de quelques minutes, et ce mouvement au-dessus de leurs forces les épuise rapidement. C'est du moins ainsi que me paraît devoir être expliqué le peu de résistance des bacillaires consomptifs.

Ces constatations prouvent qu'il est des infections à ce point virulentes qu'elles résistent à la cure solaire la plus méthodiquement employée, de même qu'il existe des infections typhiques, diphtériques, etc., qui résistent aux traitements les mieux appliqués. Quoi qu'on fasse, dans ces cas d'infection bacillaire suraiguë, l'organisme se désagrège tous les jours, et la cure solaire est impuissante.

5° Il est constant de constater au microscope dans les crachats des tuberculeux une abondante flore de microbes divers à côté des bacilles de Koch. Ces microbes secondaires donnent aux malades un peu de fièvre vespérale qui peut dépasser 38°.

La cure solaire méthodiquement employée a la propriété de faire disparaître rapidement et les microbes et la fièvre. Il est même remarquable de voir la promp-

titude avec laquelle disparaissent les infections microbiennes. C'est à cette désinfection, du reste, que s'at-
taquent tout d'abord les rayons solaires.

Après une trentaine d'insolations, il ne reste plus,
en général, ni streptocoques, ni staphylocoques, ni
sarcines, ni tétragènes. On ne trouve plus dans les
crachats que des bacilles de Koch.

La cure solaire est donc formellement indiquée dans
ces cas de fièvre par infection secondaire.

6° Un état fébrile intense ne vient pas toujours de
la consomption. Il arrive souvent, surtout par ces
temps de suralimentation à outrance, qu'il dépend
d'une infection gastro-intestinale. Ce diagnostic établi, il faut modifier le régime du malade, le purger
avec une petite quantité répétée de sels de magnésie
ou de soude, et lui donner quelques lavements éva-
cuateurs : le lait abondant introduit dans le régime
rend souvent de signalés services. Sous cette influence
la température baisse progressivement.

Mais l'infection gastro-intestinale n'est pas toujours
passagère. Quelquefois, elle dure très longtemps,
pendant des mois, parce que sans se suralimenter, les
malades suivent un régime, en apparence excellent,
mais en réalité contraire à leur état particulier. Le
régime alimentaire des tuberculeux ne peut pas être
uniforme pour tous : aux uns convient la diète carnée,
aux autres la diète des féculents, aux autres un régime
ovo-lacto-végétarien. L'artério-scléreux ne saurait

être nourri comme un tuberculeux du début; un malade au premier degré, jeune et encore vigoureux, ne peut être alimenté comme un porteur de cavernes jeune mais amaigri. Et cependant la plupart de ces malades pensent suivre un régime parfait, alors qu'en réalité ils s'empoisonnent et font de la fièvre continue.

C'est cette fièvre tenace qu'il ne faut pas confondre avec la fièvre de consomption. L'examen du régime alimentaire suffit généralement à fixer le diagnostic différentiel, et l'institution d'un régime approprié fera disparaître cette fièvre d'origine gastro-intestinale.

Pendant la durée de cette infection, la cure solaire ne réussit pas à faire cesser l'état fébrile, mais elle est tout de même utile pour lutter contre l'état bacillaire et en arrêter les progrès, à condition de surveiller la température des bains de soleil.

7° Cependant, j'ai constaté que l'insolation agissait mal chaque fois qu'il existait, chez les tuberculeux, un état inflammatoire aigu dans une région quelconque du corps. C'est ainsi qu'il ne convient pas de les insoler lorsqu'ils sont atteints de pleurésie aiguë, de grippe, de bronchite aiguë, d'un phlegmon, ou de toute autre affection d'un organe éloigné de l'appareil respiratoire, dès que cette affection prend un caractère fébrile intense. Pour des raisons qui me sont inconnues, la cure solaire augmente la fièvre des fébricitants.

Il y a huit ans, un Russe me fit demander dans

un de nos grands hôtels de Nice, pour donner des soins à sa femme. Madame X... avait 27 ans : elle était malade depuis un an. Fille d'un père alcoolique et tuberculeux, elle était devenue tuberculeuse à la suite d'une bronchite qui, disait-elle, n'avait jamais guéri. Ses lésions au sommet du poumon gauche en arrière étaient du second degré.

Pendant son voyage de Paris à Nice, la malade avait eu froid, et avait greffé sur sa tuberculose pulmonaire une bronchite aiguë. Sa température à 9 h. du matin s'élevait à 38°2 et à 5 h. du soir, 39°4.

Je pensais à cette époque que si la cure solaire avait la propriété de guérir la tuberculose et de désinfecter les poumons tuberculeux, elle devait avoir aussi celle de désinfecter les bronches atteintes d'une simple bronchite. En conséquence, après avoir prescrit une potion calmante, je conseillai d'exposer notre malade, dès le lendemain, le torse nu, en pleins rayons solaires, pendant dix minutes.

Cet ordre fut exécuté à la lettre. A 10 h., la malade prit son bain solaire. Mais, deux heures plus tard, le thermomètre placé sous l'aisselle marquait 40°. L'état de Madame X... avait manifestement empiré.

Cette déconvenue fut pour moi un enseignement précieux, dont je me suis souvenu. J'ai fait depuis de plus prudentes expériences, et je me suis convaincu que la fièvre due à une affection concomittante était une contre-indication à l'application de la cure solaire.

Aussi, je ne conseille jamais ces insolations chez les enfants en pleine période dentaire. J'ai pour agir de la sorte une autre raison. En effet, la cure solaire étant excitatrice du système nerveux, les enfants en bas âge naturellement exposés à des accidents cérébraux pendant leur crise de dentition, la supporteraient mal.

Mais, les tuberculeux gastralgiques, les dyspeptiques, sans fièvre, ceux qui sont atteints de douleurs rhumatismales articulaires ou musculaires sans fièvre, les chlorotiques, les anémiques, les nerveux peuvent suivre la cure solaire avec d'excellents résultats.

Les enfants, les sujets blonds à peau fine sont particulièrement sensibles aux morsures du soleil : leurs téguments deviendraient facilement le siège d'érythèmes étendus, si les séances d'insolation étaient trop longues et si la pigmentation cutanée due au soleil était insuffisante. Chez eux, la pigmentation solaire s'obtient, du reste avec une grande facilité : le pigment noir paraît mieux sur leur peau blanche que sur les peaux brunes.

Les enfants brunissent convenablement et sans danger, à condition de leur donner des bains solaires de courte durée d'abord, puis progressivement de plus en plus longue. C'est ainsi que j'ai pu garder quelques-uns de mes petits malades une heure sous le soleil, la tête étant dans l'ombre, à une température de 37° à 38° 5. Il s'agissait d'enfants atteints de tuberculose externe.

En sorte que la durée d'un bain solaire dépend bien de la température au soleil, mais elle dépend surtout du degré de pigmentation cutanée.

Les mêmes règles sont applicables aux femmes à peau blanche. Il me souvient d'une jeune femme blonde atteinte de tuberculose pulmonaire, à laquelle je fis prendre moi-même son premier bain solaire. Ce premier bain lui fut donné pendant cinq minutes en arrière et cinq minutes en avant sur la poitrine nue. Elle s'en trouva bien. Je lui conseillai de faire seule dans sa chambre, tous les jours, une insolation sur la totalité du corps, en lui recommandant de ne rester que dix minutes sous les rayons solaires.

Le lendemain un coup de téléphone me prévenait de me rendre auprès d'elle en toute hâte.

Je courus la voir aussitôt. Elle était rouge de haut en bas comme une scarlatineuse. M. B... m'expliqua que le bain de la veille lui avait paru si réconfortant et si agréable, qu'elle avait cru pouvoir rester une demi-heure sous l'insolation. C'était son second bain de soleil et ce jour-là l'intensité de la lumière était particulièrement puissante.

Après avoir rassuré ma malade sur les suites de son imprudence, je lui conseillai de saupoudrer toutes les parties rouges de sa peau avec de la poudre d'amidon et d'attendre la disparition de son érythème avant de reprendre ses bains de soleil.

Les premières insolations doivent donc être surveillées de près, si l'on ne veut pas s'exposer à ces accidents, sans gravité chez les adultes, mais qui pourraient cependant avoir des conséquences fâcheuses chez les enfants en bas âge.

Les jeunes filles pubères et les jeunes femmes ordinairement bien réglées, voient souvent leurs périodes menstruelles avancer de date et augmenter de quantité. Il ne m'a pas semblé que ce mouvement fluxionnaire fut nuisible. Il y a là pourtant une indication pour défendre la cure solaire aux femmes atteintes d'hémorrhagies utérines. Par contre, dès qu'une tuberculeuse, privée de ses règles depuis plus ou moins de temps, améliore sa tuberculose sous l'influence des insolations, son aménorrhée cesse.

A mesure que ses forces reviennent, que son infection bacillaire diminue, la menstruation revient à sa régularité normale. Ce retour périodique du sang est le meilleur des signes de l'amélioration de sa santé générale. En conséquence, non seulement l'aménorrhée des poitrinaires n'est pas une contre-indication à la cure solaire, elle est au contraire une indication formelle.

Ce retour tant attendu arrive lentement. C'est que, en général, l'aménorrhée n'est pas un accident du début de la tuberculose, il survient au contraire tardivement alors que les malades sont très anémiées, très infectées et que la tuberculose a déjà ruiné leur organisme. La menstruation qui est un phénomène physiologique ne peut guère revenir périodiquement, que lorsque les fonctions de l'économie retournent à l'état physiologique ou s'en rapprochent. De là cette lenteur dans la disparition de l'aménorrhée, qui inquiète à juste titre les jeunes poitrinaires.

La période cataméniale produit presque toujours un certain degré de congestion pulmonaire chez les tuberculeuses. C'est un accident que tout le monde connaît. Il est donc nécessaire de savoir à deux ou trois jours près, les dates où les règles reviennent pour supprimer la cure solaire. Il y a, *a fortiori*, une contre-indication formelle à donner des bains de soleil pendant la période menstruelle. Mais, les médecins n'ont pas besoin de mettre les malades en garde contre l'insolation : elles la suppriment alors elles-mêmes, et elles ont raison.

J'ai soigné plusieurs cas de néphrite tuberculeuse chez des bacillaires. Il me souvient entre autres d'une jeune femme âgée de 31 ans, atteinte de cavernes aux deux sommets en avant, qui, sous l'influence de la cure solaire, avait semblé s'améliorer après un traitement d'une année. Un jour, elle fut prise de diarrhée abondante sans cause apparente. J'examinai ses urines et je constatai de l'albumine en quantité énorme. La cure solaire n'avait pu empêcher la néphrite, elle ne put l'arrêter : la malade mourut un mois plus tard.

J'ai soigné une autre jeune tuberculeuse, âgée de 24 ans, porteuse d'une caverne au sommet du poumon

droit en avant, qui depuis quelques mois faisait de
0 gr. 5o à 1 gr. d'albumine par jour. Elle fut soumise
au traitement des bains solaires méthodiquement non
seulement sur le torse nu, mais sur tout le corps, de
manière à insoler en même temps les poumons et les
reins. Mais, je dus abandonner la cure : en effet, après
chaque séance, elle était prise de lassitudes telles, qu'elle
était sur le point de s'évanouir.

J'ai soigné d'autres tuberculeux atteints de néphrite,
sans résultat favorable. La raison de ces insuccès est
probablement l'état avancé de la tuberculose des poumons et la ruine de l'organisme.

La diarrhée qui survient dans ces cas avancés est un
phénomène compensateur : l'intestin remplace les
reins malades. Mais, cette dérivation ne peut durer
longtemps, les malades s'épuisent vite tout en s'em-
poisonnant, et le décès survient dans le marasme. En
supposant que la cure solaire put être utile, elle n'aurait pas ordinairement le temps matériel pour agir,
car les malades s'éteignent à la fois par leurs poumons
et par leurs reins.

La diarrhée, chez les tuberculeux, n'a pas heureusement toujours des causes aussi graves. Elle n'est
souvent la conséquence que d'une digestion imparfaite
ou d'un refroidissement. Ni dans un cas, ni dans l'autre
il n'existe de contre-indication à la cure solaire. Il convient évidemment de soigner les malades selon la cause
qui a produit la diarrhée, mais il n'est pas nécessaire

d'interrompre la cure solaire. Je soigne en ce moment
un tuberculeux qui est l'imprudence faite homme. C'est
un arthritique qui, au moindre refroidissement, est
pris de douleurs abdominales et de diarrhée. Ce brave
garçon fait la cure solaire, du reste avec succès. Mais
il se permet, dit-il, de faire des imprudences, parce
que dès qu'il a de la diarrhée, il lui suffit de se mettre
le ventre au soleil pour être débarrassé de ses douleurs et de son flux intestinal.

Ce résultat n'est pas pour me surprendre parce que
les bains de soleil réussissent admirablement bien
dans toutes les manifestations douloureuses de l'arthritisme et particulièrement dans les douleurs intercostales, musculaires et articulaires de nature rhumatismale, ainsi que dans le lumbago et la sciatique de
même origine. En conséquence, ces douleurs, de siège
variable, mais de cause arthritique, ne sont pas elles
non plus des contre-indications à la cure solaire, à
condition toutefois qu'elles ne soient pas accompagnées d'un état aigu.

Beaucoup de tuberculeux souffrent de neurasthénie.
Les neurasthéniques peuvent-ils être soumis impuné-
ment aux bains chauds de soleil?

Il m'a paru qu'il faut distinguer, parmi les bacillaires neurasthéniques, ceux qui possèdent une pression
artérielle au-dessus de la normale et ceux qui, au
contraire, ont une pression inférieure. Habituellement
les tuberculeux sont hypotendus et leur neurasthénie

n'influence pas sensiblement cet état; mais, il en est que
la neurasthénie met en hypertension. Les hypertendus peuvent toujours être insolés sans crainte, car
l'insolation, qui a la propriété de faire baisser la pression artérielle, ne saurait leur nuire et aurait en outre
l'avantage de créer peu à peu une habitude de basses
pressions : ces basses pressions, comme je l'ai déjà
dit, sont une garantie contre les hémoptysies. Mais,
il faut être plus réservé pour les hypotendus à grandes
dépressions nerveuses, parce que les bains chauds
de soleil, mal surveillés quant à leur intensité et
quant à leur durée, pourraient augmenter plus qu'il ne
convient l'état d'affaissement des malades. Il est utile
alors de limiter la durée des séances d'insolation.

Chaque fois que l'on conseille la cure solaire, il faut
s'enquérir de l'état de la circulation sanguine. Dans
le courant de la cure, surtout quand elle dure depuis
longtemps et que le malade s'améliore, il faut examiner souvent le cœur et les artères. Lorsque le dynamisme cardiaque et artériel est satisfaisant, on peut
être tranquille et donner largement les insolations. Il
n'en est plus de même lorsque le malade en guéris-
sant fait de l'artério-sclérose. Il n'est pas rare de
trouver alors que les artères deviennent dures et qu'à
la base du cœur il se produit un souffle plus ou moins
rude, qui dénonce quelques plaques de dégénérescence
sur les valvules aortiques. En effet, la cure solaire est
nettement sclérogène, c'est même en utilisant cette

propriété que l'on guérit les lésions pulmonaires. Mais, malheureusement, la sclérose ne peut être localisée et ne porter que sur les tissus malades, les artères participent à ce mouvement et durcissent. En conséquence, il arrive un moment où ce mouvement sclérogène, qui était un bien au début de la cure, devient un danger en se généralisant. Il faut alors limiter la durée de la cure. Je ne permets, dans ce cas, que des insolations de cinq à dix minutes.

Le tuberculeux arrivé à ce degré de sclérose doit être considéré moins comme un bacillaire que comme un artério-scléreux, et la cure solaire, au point de vue thérapeutique, doit passer, au second rang.

La cure solaire guérit la tuberculose par sclérose. Mais, il y a des degrés qui dépendent naturellement du temps qu'elle a duré. Plus longtemps aura été appliqué le traitement, plus abondamment les artères seront sclérosées. Dans la tuberculose au 1er degré, les lésions sont guéries avant que la dégénérescence scléreuse des artères soit assez avancée pour être nuisible; au 2e degré, vers la guérison, on commence à trouver les artères radiales un peu dures; au 3e degré lorsque l'amélioration est franche et qu'on se rapproche de la guérison, l'artério-sclérose se généralise et il est commun de constater un souffle cardiaque à la base du cœur et au premier temps, avec de l'oppression et de la dyspnée dès que les malades marchent, surtout en montant.

L'amélioration et la guérison de la tuberculose pulmonaire sont en raison directe du degré de sclérose, et le degré de sclérose est en raison directe de la durée du traitement solaire. La cure solaire ne peut donc être appliquée d'une manière uniforme à tous les malades, elle ne peut même pas être appliquée d'une manière invariable au même sujet à toutes les phases de sa maladie. Lorsqu'un bacillaire, convenablement pigmenté par les rayons solaires, arrive à pouvoir prendre des bains de soleil d'une heure de durée, et que sa guérison est proche, il faut diminuer la durée de l'insolation proportionnellement à la dureté de ses artères. Il arrive donc un moment, où la durée des séances ne dépend plus ni de la température au soleil, ni du degré de pigmentation cutanée, mais du degré de sclérose des artères.

En conséquence, les tuberculeux âgés ne doivent pas être insolés de la même manière que les tuberculeux jeunes : les bains solaires que l'on peut donner sans crainte à ces derniers, après pigmentation préalable, ne sauraient être administrés que parcimonieusement aux premiers.

Un tuberculeux qui a subi la cure solaire pendant trois ou quatre ans pour guérir ses cavernes est un artério-scléreux qui a *l'âge de ses artères*. Mais, à l'inverse de l'homme qui est doublement un vieillard et par ses années et par ses artères, il peut rajeunir en soignant son artério-sclérose. Je donne des soins à une jeune femme, ancienne caverneuse guérie, qui était devenue artério-scléreuse après plus de trois ans d'insolations. Depuis deux ans, elle suit un traitement aux préparations d'iode, et je constate aujourd'hui que ses radiales sont souples, que ses essoufflements ont disparu, que ses douleurs et ses angoisses précordiales ont cessé, que ses digestions sont bonnes, que son sommeil est régulier et calme, et qu'elle n'a plus ces cauchemars qui étaient la torture de ses nuits. De par ses artères c'était, il y a deux ans, une petite vieille souffreteuse, c'est aujourd'hui une de nos belles élégantes.

La cure solaire n'est pas contre-indiquée chez les tuberculeux âgés, mais elle doit être soigneusement dosée. Il m'a semblé qu'à partir de cinquante ans, le soleil ne produisait plus aussi énergiquement la pigmentation des téguments. J'ai certainement observé le fait, mais il est possible que la cause ne soit point due à l'âge, mais plutôt au peu de durée des insolations.

Avant de clore ce chapitre, je désire exposer quelques observations sur la conduite à tenir dans le cas de grossesse chez les tuberculeuses. J'ai été appelé trois fois en dix ans à prendre une détermination, sollicité du reste par les parents et le mari des malades.

Le premier cas qui s'est présenté à moi est le suivant : une jeune femme de 26 ans, mariée depuis six mois, est enceinte de trois mois. Au sommet du pou-

mon droit, en arrière, on constate de la matité s'éten-
dant jusque dans la fosse sous-épineuse, et, dans toute
l'étendue de ce territoire pulmonaire, on perçoit à
l'auscultation des craquements secs mélangés de quelques craquements humides. En avant du même côté
la percussion décèle dans la fosse claviculaire de la
submatité, mais à l'auscultation on ne perçoit que de
l'expiration rude et prolongée. Le côté gauche respire normalement en avant et en arrière.

Mon premier soin fut d'examiner les crachats : ils
contenaient des bacilles de Koch et une abondante
flore microbienne. Mme X... était tuberculeuse. C'était
du reste une héréditaire, fille de tuberculeux.

Malheureusement, la malade était primipare; il
m'était donc impossible de savoir, si elle possédait
des prédispositions à faire des fausses couches. Si elle
eut été pluripare, j'aurais pu trouver sur ce point
important de son histoire génitale des renseignements
utiles. Je m'enquis cependant auprès du mari d'abord
sur ses accidents de jeunesse; il n'avait pas eu la
syphilis. J'interrogeai ensuite soigneusement la jeune
femme avec toute la discrétion désirable, sur ses an-
técédents génésiques, et j'acquis la conviction qu'elle
était parfaitement saine.

La malade avait notablement maigri, surtout depuis
le commencement de sa grossesse, par suite des troubles digestifs qu'elle avait éprouvés. Mais, depuis
quelques jours, elle mangeait mieux et ne vomissait

plus. Il y avait donc quelque apparence qu'elle pût
reprendre un peu d'embonpoint et récupérer des
forces.

Le troisième mois, c'est-à-dire le mois critique des
avortements, étant passé, je crus devoir conseiller les
bains chauds de soleil, avec toutes les précautions
d'usage, me réservant de suivre moi-même la cure
solaire. Ce qui fut accepté. Mais, je tins à prévenir le
mari et la femme que c'était la première fois, que je
donnais des bains de soleil à une femme enceinte et,
que je ne pouvais pas répondre de l'avenir de la
grossesse. J'ajoutai qu'en mon âme et conscience, je
croyais pouvoir être utile à la mère.

La malade avait été réglée dès l'âge de 14 ans. Ses
règles étaient venues depuis cette époque d'une manière
régulière, avec un ou deux jours de retard ou d'a-
vance, le 26 de chaque mois. Les premiers symptômes de sa tuberculose remontaient à l'époque de son
mariage. Quand elle se maria, sa santé était bonne,
mais peu après elle avait pris froid, s'était enrhumée,
et n'avait pu se débarrasser de sa toux.

Dans les premiers jours du mois de février, nous
commençâmes la cure solaire, derrière les croisées
fermées d'abord, et les croisées ouvertes ensuite, pendant cinq minutes sur le dos nu, et pendant cinq minutes en avant. Le 24 du même mois, je fis cesser
l'insolation, pour éviter la date des périodes menstruelles. Chaque mois, j'ai agi de même.

Les insolations furent reprises en mars, jusqu'au 24, avec une augmentation de durée de cinq minutes, augmentation justifiée par la pigmentation de la peau.

Du 1er au 20, reprise des insolations. A partir du 20, malgré l'opposition de la famille, je fis cesser toute insolation : le sixième mois de la grossesse est en effet un mois favorable aux fausses couches.

La grossesse avait marché jusque-là sans le moindre accident, et Mme X... semblait se relever progressivement. Dans tous les cas, elle ne souffrait pas de sa grossesse : elle mangeait avec appétit, elle digérait convenablement et elle se pigmentait régulièrement.

Au mois de mai, la cure solaire fut portée à 20 minutes.

En juin, malgré la grossesse, la cure fut poussée jusqu'à 25 minutes, et même peut-être 30 minutes, car je ne suis pas sûr que dans son enthousiasme pour le traitement la malade ne fit pas bonne mesure.

Après cinq mois de traitement, la malade avait conduit sa grossesse aussi bien qu'une femme bien portante; elle toussait beaucoup moins, elle expectorait peu, et son état pulmonaire s'était notablement amélioré.

Dès la moitié du 8e mois, jusqu'à l'accouchement qui survint dans la 2e quinzaine de juillet, je fis donner des insolations sans égards pour la grossesse. Je puis dire que la malade prit des bains solaires jusqu'au dernier jour, sans en souffrir et sans dommage pour son enfant. Au contraire, l'accouchement se fit dans de bonnes conditions, en raison de l'état général satisfaisant de la mère.

L'enfant fut mis en nourrice, et vingt-cinq jours plus tard, Mme X... reprenait sa cure solaire.

Mme X... a fait avec succès le traitement héliothérapique pendant un an encore : elle est aujourd'hui après deux ans parfaitement guérie.

Si les cas étaient toujours aussi simples, si les malades étaient toujours aussi intelligentes, la grossesse ne serait pas une contre-indication à la cure solaire, car la mère et l'enfant y trouveraient leur compte. Malheureusement, il n'en est pas toujours ainsi.

Le second cas qui s'est présenté à moi, concerne une femme de trente ans, enceinte de cinq mois, et déjà mère de trois enfants. En outre, elle a fait une fausse couche à six mois. Mariée à 17 ans, elle eut son premier bébé à 18 ans. Elle fut jugée assez forte après chacun de ses accouchements pour qu'on lui permît de nourrir.

Sa fausse couche remontait à 18 mois. C'est à cette époque qu'elle contracta une pleurésie droite dont elle fut longtemps à se remettre. A vrai dire, elle n'en guérit jamais très bien, car depuis cette époque elle s'est mise à tousser et tousse encore.

Mme R... a eu quelques hémoptysies depuis sa pleurésie, et la dernière remonte au premier mois de sa présente grossesse. A la percussion, on constate de

la submatité du haut en bas du côté droit, et de la
sonorité normale à gauche. A l'auscultation, l'oreille
perçoit sur toute l'étendue du poumon droit, en arrière
des ronchus, de la sibilance, des craquements humides, symptômes habituels de la bronchite tuberculeuse,
alors que la respiration est normale partout du côté
gauche.

Au sommet du poumon droit, en avant, on entend
des craquements humides étendus et abondants : le
sommet du poumon gauche semble indemne.

Bien que le diagnostic de tuberculose pulmonaire
ne fût pas douteux, je crus devoir le confirmer par
l'examen microscopique des crachats : il fut naturellement positif.

L'état général de la malade était mauvais, et on se
demandait si elle pourrait conduire sa grossesse à
terme, et si elle-même ne succomberait pas par épuisement. Après toutes réserves faites, je me décidai à
conseiller les bains solaires, qui me paraissaient devoir
lui donner quelques forces. C'était une conduite témé-
raire, mais quoiqu'il put arriver, il ne pouvait arriver pire que ce que l'on prévoyait.

La cure solaire fut donc appliquée avec les précautions les plus minutieuses, en faisant cesser pendant
quelques jours les insolations aux dates des anciennes
périodes menstruelles, et pendant une quinzaine de
jours dans le cours du sixième mois. La malade arriva
sans accident à terme, accoucha dans des conditions

satisfaisantes, confia son enfant à une nourrice et se remit assez bien de son accouchement. On ne pouvait mieux désirer.

Dans la suite, Mme R... a continué son traitement héliothérapique, et elle le continue encore depuis deux ans. Cette malade, que l'on croyait perdue sans ressources, est aujourd'hui dans d'excellentes conditions et finira vraisemblablement par guérir.

Le troisième cas a trait à une jeune femme de 26 ans enceinte de quatre mois, primipare, fille de mère morte tuberculeuse, et tuberculeuse elle-même. Elle est malade depuis deux ans, à la suite d'une bronchite grippale, contractée pendant l'hiver de 1906. Elle a des lésions du 2e degré au sommet des deux poumons en arrière, et une caverne au sommet du poumon gauche en avant. Son état général est franchement mauvais, elle est sans appétit, elle a considérablement maigri, elle tousse d'une manière incessante et expectore abondamment. Chaque soir, sa température monte à 39°6, alors que la température à 7 h. du matin est de 37°8. Elle dort mal, et transpire presque toutes les nuits.

Dans des conditions semblables, il m'a semblé impossible de tenter avec quelques chances de succès le traitement solaire. J'ai donc conseillé à la famille, malgré ses sollicitations, de renoncer à un traitement sans espoir probable de bons résultats, et pouvant être dangereux.

Depuis, je n'ai plus entendu parler de cette malheureuse jeune femme.

Mon expérience se borne donc aux deux premiers
cas, que je viens de citer, et elle n'est pas suffisante
pour me permettre de formuler des indications ou des
contre-indications à la cure solaire dans la grossesse.
Mais il n'est pas besoin d'une grande pratique pour se
rendre compte que dans les cas semblables à celui de
ma 3ᵉ observation, il faut absolument renoncer à toute
application des rayons solaires. Car, même sans grossesse, les sujets parvenus à ce degré d'infection, ne
supportent pas les bains chauds de soleil ; je suis même
convaincu que ces derniers leur sont nuisibles.

Pour justifier la cure solaire chez les femmes en-
ceintes, il faut avant tout que leur tuberculose pulmonaire paraisse guérissable ; c'est cette condition qui
prime tout. Dans le cas contraire, il ne servirait de rien
de tenter l'application d'une médication dangereuse
pour le fœtus, et sans effet salutaire pour la mère.
En conséquence, il me semble qu'il est permis de
traiter par l'insolation une tuberculeuse enceinte,
quand elle est dans un état tel qu'on puisse espérer
la guérir, à condition que l'on prenne toutes les précautions nécessaires.

CHAPITRE IV

Marche de la tuberculose pulmonaire chronique sous l'influence de la cure solaire.

La cure solaire doit faire face à deux indications capitales : le relèvement du terrain organique et la désinfection bacillaire et microbienne. Mais, elle ne peut satisfaire à ces deux conditions qu'employée méthodiquement, et tout autant qu'on garantit l'organisme par une pigmentation cutanée progressive contre les excès des énergies du soleil. Pour obtenir ces résultats, la médication solaire ne saurait être que de longue durée. Ce n'est pas une méthode brutale et rapide, c'est au contraire une méthode douce et généralement lente. Toutefois, la longueur d'un traitement solaire est proportionnelle à l'étendue des ésions pulmonaires et à la gravité de l'infection.

Ces explications font prévoir qu'elle ne peut donner des résultats satisfaisants que dans certaines formes de tuberculose.

Toutes les formes de phtisie à allure rapide, telles que la forme typhique, la forme méningée, la

forme suffocante, la phtisie galopante, la phtisie
broncho-pneumonique, qui évoluent en quelques
mois, ne sauraient bénéficier d'un traitement solaire,
parce que les rayons du soleil n'ont pas le temps
matériel d'exercer une action efficace.

Toutes les formes à manifestations bruyantes, à
températures matinales et vespérales élevées, à
infection généralisée, qui ruinent l'organisme en peu
de temps, n'ont aucune chance de guérison par aucun
moyen connu, ni aucune chance d'amélioration par
l'insolation directe. Mais, il arrive quelquefois que
ces b.... s..s rapides ont des périodes de rémission
do.. ... ... aru les causes. On peut alors essayer,
peu ... ...mies de durée variable, de donner
de ... is le soleil. On réussit quelquefois,
lor ... le calme sont assez longs pour que
l.. ... ...sse agir convenablement.

.... souvent, les malades, pour des
... ... pigmentent avec difficulté, ou
s.. ... insolations. On dirait que la fièvre
... ...ine débarrassés, mais qui
... ...v.ir, a tellement épuisé l'or-
... ...devenu incapable de four-
... ...ssaires à la pigmentation

... bains de soleil produisent
... lassitude au début. Aussi,
... pendant cinq ou six minu-

16

tes en commençant la cure, et n'essayer de plus grandes durées que progressivement et lentement. Avec de la prudence et de la persévérance, on peut obtenir quelquefois de bons résultats. C'est ainsi que je m'obstine à faire de la cure solaire dans certains cas de tuberculose aiguë, dès qu'il survient des rémissions et que la marche de la maladie semble vouloir abandonner sa forme galopante, parce que j'ai obtenu quelquefois des succès sur lesquels je ne comptais pas.

J'ai observé des phtisies à forme spléno-pneumonique ou à forme catarrhale, établies sournoisement sans symptômes bruyants pendant un mois ou plus, éclater soudainement en tempête, puis s'arrêter dans leur évolution menaçante et prendre les allures d'une tuberculose chronique apyrétique. Les causes de ces arrêts nous échappent le plus souvent, mais ils peuvent durer pendant des mois.

Dans ces cas heureux, la cure solaire méthodiquement appliquée en l'absence de toute manifestation fébrile inquiétante, parvient quelquefois à pigmenter progressivement les malades : ce qui permet de faire des insolations d'une durée utile. Dans ces conditions, on peut tout espérer, même la guérison.

A côté de ces cas, relativement rares, combien en voyons-nous dont les rémissions sont passagères, et chez lesquels la cure solaire est par suite impuissante.

Je m'obstine aussi à conseiller la cure solaire dans

les formes de tuberculose à type typhique, parce que
j'ai obtenu de bons résultats quelquefois. Lorsque le
diagnostic, du reste difficile à établir dans beaucoup
de cas, paraît confirmé, que des rémissions surviennent dans les accidents gastro-intestinaux, que la
fièvre vespérale cède, que les symptômes de fièvre
typhoïde paraissent s'éloigner de plus en plus, je me
hasarde à faire la cure solaire. Il m'est arrivé quelquefois de voir cette forme de tuberculose miliaire revê-
tir les caractères d'une tuberculose chronique commune, et de pouvoir l'améliorer et la guérir par les
insolations méthodiquement appliquées.

Malheureusement, il n'en est pas toujours ainsi. Il
arrive souvent que l'on se croit le maître de la situation, alors qu'il n'en est rien. Sous l'influence d'une
cause inconnue et que l'on attribue à un refroidissement, ou à un écart de régime, il survient de nouvelles poussées germinatives à manifestations fébriles
alarmantes, et le malade est rapidement emporté en
quelques semaines. Ce sont là les communs déboires
professionnels, auxquels il se mêle un peu d'amour
propre blessé. Mais, les insuccès nous servent encore :
ils sont comme le licteur qui précédait le triompha-
teur antique. Ils nous avertissent que la Roche tar-
péienne est près du Capitole.

Quoi qu'il en soit, dix ans d'expériences me permettent de conclure que les phtisies à marche rapide et
à manifestations aiguës ne sont jamais améliorées par

les bains chauds de soleil, et qu'elles le sont très rarement, même dans les conditions favorables que je
viens de signaler.

Le triomphe de la cure solaire est dans son action
sur la tuberculose pulmonaire chronique, la forme
commune, apyrétique et à marche lente. Dans cette
forme, qui est la plus répandue et dont meurt l'immense majorité des poitrinaires, la cure solaire est
utile à tous les degrés, depuis la prétuberculose jusqu'à la période des grandes cavernes. Lorsqu'elle ne
guérit pas, elle améliore et donne une survie plus ou
moins longue. Le seul cas, où elle ne sert de rien, c'est
celui où les malades sont atteints de cachexie con-
somptive, où ils sont en proie à la fièvre hectique et
où leur organisme infecté de toute part ne peut plus
réagir. Ces poitrinaires se trouvent alors dans le cas
de ceux qui sont affectés des grandes infections géné-
ralisées à évolution rapide.

Prédisposés.

Dans la tuberculose en gén... ... la tuberculose pulmonaire en particulier. ... organique
prime tout : c'est une vérité l... n'est plus
permis de discuter. Tant qu'il ... réfractaire à la culture des bacilles ... derniers
se reproduisent et l'empois... ... longtemps

que Grancher, Lancereaux, Landouzy, Huchard, et combien d'autres, ont attiré l'attention sur ce point.

Malheureusement, nous ne savons guère en quoi consiste ce terrain favorable à la culture bacillaire, et c'est probablement de ce côté que l'on aurait dû commencer les études sur la tuberculose, avant de se jeter à corps perdu dans les recherches sur le bacille. Il semble bien pourtant que depuis quelques années les efforts des médecins s'orientent du côté de ce terrain, dont tout le monde parle et que l'on connaît si peu. Les horticulteurs nous disent pour quelle raison une plante ne pousse pas dans un terrain donné, et pour quelle raison elle se développe dans tel autre. C'est une question de pauvreté ou de richesse de tel ou tel sel nécessaire à la dite plante pour prospérer.

En médecine, nous n'avons guère pour incriminer le terrain de culture organique que des observations générales sans précision. Pourtant nous savons qu'il existe une coïncidence entre la déminéralisation de l'organisme et sa prédisposition à faire germer les bacilles de Koch. A. Robin a attiré particulièrement l'attention sur ce point. D'après ses expériences, la déminéralisation est à la base de toute manifestation bacillaire, même au début de l'invasion des poumons.

Le diagnostic du terrain tuberculisable a été établi par lui de la manière suivante, d'après la *Quinzaine thérapeutique*, p. 152, qui donne la description du syndrome des états tuberculeux.

« 1° Augmentation de l'acide carbonique produit, de l'oxygène consommé total et de l'oxygène consommé par les tissus, d'où diminution du quotient respiratoire ;

2° Déminéralisation organique ;

3° Signes fournis par l'habitus extérieur; diminution du coefficient de robusticité de Pignel ; saillie des omoplates ; facies spécial, rougeur des pommettes; teinte vénitienne des cheveux, etc. ;

4° Croissance trop rapide ;

5° Amaigrissement ou tout au moins désaccord entre une alimentation suffisante et un retard dans l'augmentation du poids, toutes réserves faites sur l'état des fonctions digestives ;

6° Moindre aptitude à l'exercice physique et fatigue précoce;

7° Certains vices de conformation du thorax, rétrécissement du thorax, exagération du diamètre bihuméral, de l'angle de Louis ; diminution de l'angle xiphoïdien, etc. ;

8° Exagération du pouvoir diathermane de la peau et du rayonnement calorique ;

9° Sensation de chaleur interne, élévation habituelle de la chaleur moyenne ; rapidité de l'ascension thermique.

10° Moindre écart entre les températures axillaire et cutanée ;

11° Augmentation du nombre des respirations et

des pulsations, avec élévation de leur rapport au-dessus du chiffre normal ;

$$\left(\text{Rapport normal} = 4 = \frac{72 \text{ pulsations}}{18 \text{ respirations.}} \right)$$

Rappelons que le coefficient de robusticité se calcule en soustrayant de la taille en hauteur l'addition du poids et du périmètre thoracique. Exemple : taille 1 m. 69 — (périmètre thoracique 73 cent. + poids 82 kilogr.) = coefficient de robusticité 14.

Nous savons, d'autre part, que la chlorose, certaines formes d'arthritisme, d'herpétisme, le diabète, la goutte, l'obésité, l'asthme, constituent des terrains favorables à la culture des bacilles de Koch, que la scarlatine, la rougeole, la fièvre typhoïde, la grippe, la pleurésie, la neurasthénie préparent le terrain pour la culture bacillaire, que les kératites ulcéreuses, les kérato-conjonctivites à répétition, les blépharo-conjonctivites, les otites suppurées, quelques maladies du cuir chevelu, ne viennent guère que chez les enfants prédisposés à la tuberculose, que les entérites muco-membraneuses, les dilatations bronchiques, les bronchites chroniques, le rhumatisme noueux, certaines atrophies musculaires, les accès de fièvre soudains et passagers sans cause connue, doivent attirer l'attention sur le terrain organique, que les retardants de la nutrition, les miséreux physiologiques, les alcooliques, sont des candidats à l'infection bacillaire.

Quel est le lien qui relie des manifestations morbi-

des, en apparence aussi dissemblables, pour que chacune d'elles conduise à la tuberculose? Nous l'ignorons. C'est toujours le grand problème de l'immunité
qui se pose dans la tuberculose pulmonaire, comme il
se pose d'ailleurs dans toutes les autres maladies, et
qui est encore insoluble.

Mais, il est un fait qui paraît acquis. C'est que tous
les sujets dont l'organisme est affaibli pour une raison
quelconque, dont les cellules ont un fonctionnement
déséquilibré, dont les énergies défensives sont amoin-
dries, sont prédisposés à la culture des bacilles de
Koch.

Il est un autre fait qui nous est également acquis.
C'est que les bains de soleil, méthodiquement employés,
ont la propriété de rétablir l'équilibre fonctionnel de
nos cellules et d'augmenter la valeur de nos énergies
défensives. Le soleil est le régulateur par excellence
de la vie organique.

Il est donc naturel de penser que tous les affaiblis,
qui sont en même temps des candidats à la tuberculose, doivent bénéficier de la cure solaire. Nous savons
déjà que les chlorotiques, les convalescents de fièvres
infectieuses, les lymphatiques, les scrofuleux, les neurasthéniques, qui sont plus ou moins des déminérali-
sés, se reminéralisent au soleil et en plein air, et que
leurs organes reprennent assez vite leurs fonctions
physiologiques. J'ai démontré au cours de ce travail
par des observations nombreuses que les bains chauds

de soleil avaient surtout la propriété d'exciter les
fonctions de nos organes lorsqu'elles étaient défail-
lantes, et de les modérer lorsqu'elles étaient exagérées.
La cure solaire jouit de la propriété de les ramener à
la normale.

En conséquence, il n'est pas douteux que tous ceux
qui, par leur terrain organique, sont héréditairement
ou accidentellemment prédisposés à la culture des
bacilles de Koch, trouveront dans la médication
solaire le meilleur des moyens pour lutter contre l'invasion bacillaire.

Les enfants prédisposés me paraissent surtout devoir bénéficier de la cure solaire autant que de la cure
de plein air. Même en bas âge, ils supportent admirablement les bains solaires, surtout les bains chauds.
Les petits enfants qui courent demi-nus dans nos campagnes, en plein soleil d'été, en sont une preuve manifeste; il n'est pas douteux que ces jeunes sauvages
se portent beaucoup mieux que ceux qui sont dorlo-
tés dans nos villes par une civilisation imbécile. Les
premiers poussent comme des plantes rustiques en
plein air et en plein soleil, s'habituent à leur milieu,
se hâlent et défient la tuberculose; les seconds, plus
ou moins souffreteux, délicats comme des plantes de
serre craignent et le grand air et le grand soleil, poussent de longues tiges frêles et blanches, et sont marqués d'avance, au moindre refroidissement, comme
prochaines victimes des pires infections. L'homme de

génie et de haute culture scientifique que fut Grancher, mon ancien maître, avait compris que le meilleur moyen de conserver la graine humaine était le retour aux lois de la nature, et je n'ai fait en préconisant la cure solaire, que suivre modestement son lumineux sillage.

Malheureusement, avec la vie qui nous est faite dans les grandes villes, il est impossible de songer à faire élever nos enfants dans le plein air des campagnes. Nous devons nous résoudre à faire de la puériculture dans les tristes milieux où ils sont nés. Il faut donc les défendre contre ce milieu, vers lequel sont poussés par de fausses idées de mieux-être la plupart de nos campagnards affolés.

La cure solaire pourra rendre dans beaucoup de cas de très grands services dans l'élevage des enfants, même dès les premiers mois après la naissance, à condition qu'elle soit faite d'une manière méthodique. Il n'est pas nécessaire que les enfants soient chétifs ou malades pour les baigner dans la lumière solaire. L'insolation quotidienne de leurs petits corps nus aura pour avantage de les désinfecter à l'extérieur de toutes les impuretés et de tous les microorganismes, qui les souillent, mieux encore que le bain d'eau chaude dans lequel on les plonge tous les matins. Mais, je n'entends pas par là faire supprimer leurs bains de propreté. Ils sont au contraire éminemment utiles. Toutefois, comme on change souvent les linges imprégnés d'urine ou de matières fécales dans le courant de la journée, on peut toujours profiter de cette occasion pour insoler les petits enfants nus pendant quelques minutes chaque fois.

Cette méthode prophylactique m'a rendu de grands services, surtout dans les milieux qui ne se distinguent pas par une hygiène irréprochable.

Ce bain solaire qui peut être donné dans nos régions presque tous les jours, même en hiver, doit être un bain chaud, et sa durée sera calculée d'après l'intensité des rayons calorifiques. Les bains solaires font de l'antisepsie dans l'ambiance et sur la surface cutanée des enfants, ils fortifient puissamment leur organisme et leur donnent une grande force de résistance. Ce sont surtout les petits enfants malingres qui profiteront le plus de la cure solaire, ce sont aussi ceux, dont l'entourage familial est suspect ou infecté de tuberculose. L'énergie solaire devient alors une arme défensive et offensive contre l'infection bacillaire.

D'autre part, j'attache une grande importance à la couleur des vêtements, dont on habille les enfants au sortir du maillot. Je pense qu'on ne saurait apporter un soin trop minutieux dans le choix qu'il faut en faire.

Je vais même démontrer que ce choix ne doit pas être fait seulement pour les enfants, mais aussi pour tous les tuberculeux quel que soit leur âge.

En effet, la lumière solaire pénètre non seulement

à travers la nudité du corps, mais encore à travers les vêtements.

Toutefois, la perméabilité des étoffes à la lumière n'est pas égale pour toutes, elle varie selon leur épaisseur et surtout selon leur couleur. On entrevoit donc d'ores et déjà la possibilité de continuer la cure solaire, commencée par la nudité en plein soleil, au moyen du port des habits, dont l'étoffe permettrait un facile passage aux rayons solaires. Certes, les habits quels qu'ils soient absorbent une grande quantité de rayons, et il n'est possible de faire à travers leur tissu qu'une cure héliothérapique très atténuée, mais tout de même on serait sans excuse de négliger un moyen thérapeutique capable de rendre de bons services.

En conséquence, la question des vêtements chez les prédisposés et chez les tuberculeux mérite d'attirer l'attention des médecins plus qu'on ne serait tenté de le croire. Mais, pour être utiles, il faut qu'ils laissent passer le plus grand nombre possible de rayons solaires.

J'ai donc ¡entrepris de faire quelques expériences pour déterminer la pénétrabilité des diverses étoffes à la lumière chimique. Ces expériences ont été faites en exposant directement au soleil, dans un châssis-presse ordinaire, du papier au citrate d'argent derrière les étoffes à étudier. Les épreuves obtenues sont donc négatives.

Ces étoffes ont été choisies par M. Migno lui-même, le grand couturier de Nice, dont les connaissances sur les modes, m'ont été d'un secours précieux. Esprit distingué et artiste, il s'est intéressé à des travaux scientifiques qui révolutionneront tôt ou tard l'hygiène du costume. Nous avons fini par faire des architectes, longtemps réfractaires, des collaborateurs éminemment utiles dans le traitement prophylactique des maladies de poitrine, nous devons aussi pouvoir entraîner les efforts de ceux qui décrètent les modes. Les costumes sont, à mon avis, pour le moins aussi intéressants que les maisons, et les couturiers ne sont pas moins intelligents que les architectes.

Le jour, où ces derniers ont consenti à introduire de l'air et de la lumière dans les maisons, ils ont fait reculer la tuberculose; le jour, où les couturiers consentiront à donner des étoffes perméables aux rayons solaires, ils antiseptiseront nos habits qui sont des réceptables de microbes et de bacilles, ils supprimeront les porteurs de bacilles, et feront reculer encore le terrible fléau. Il n'est pas loin le temps, où le cuisinier, le couturier, l'architecte devront être non seulement des artistes, mais aussi des savants. Car, c'est sur leur science plus que sur leur art que la société devra sérieusement compter pour seconder l'œuvre du médecin dans la cure de la tuberculose.

Cet aspect nouveau du couturier va être mis en évidence par les planches que je vais exposer.

PLANCHE I. — *Soies légères.*

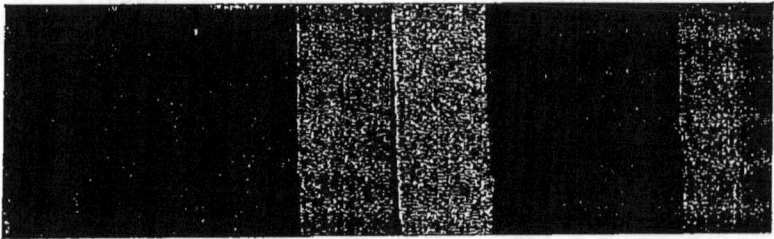

1   2   3   4   5   6   7   8

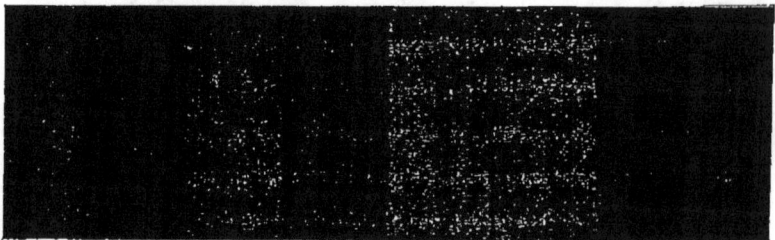

9   10   11   12   13   14   15   16

La Planche I se rapporte à un seul genre d'étoffes de soies légères, de même épaisseur, de même fabrication, mais de nuances différentes. Chaque série de couleurs des échantillons va du foncé au clair.

Temps de pose : 2 minutes.

Première série : échantillons violets, de 1 à 3.
Deuxième série : échantillons indigos, de 4 à 6.
Troisième série : échantillons bleus, de 7 à 10.
Quatrième série : échantillons gris, 11.
Cinquième série : échantillon violacé, 12.
Sixième série : échantillons verts, de 13 à 14.
Septième série : échantillons vert gris, 15.
Huitième série : échantillon vert jaune, 16.

Soies de la 1ʳᵉ planche.

Plus un échantillon de même épaisseur, de même fabrication et d'une même série est foncé en couleur, moins il est perméable à la lumière chimique du soleil.

Le violet clair, l'indigo clair, les bleus en général sont abondamment pénétrés, les gris bleuâtres ou violacés qui contiennent du noir en plus ou moins grande quantité le sont infiniment moins, certains verts pâles gris ou jaunes laissent passer quelquefois de grandes proportions de rayons actiniques et ils doivent certainement cette propriété au blanc dont ils sont mélangés.

PLANCHE II. — *Soies légères.*

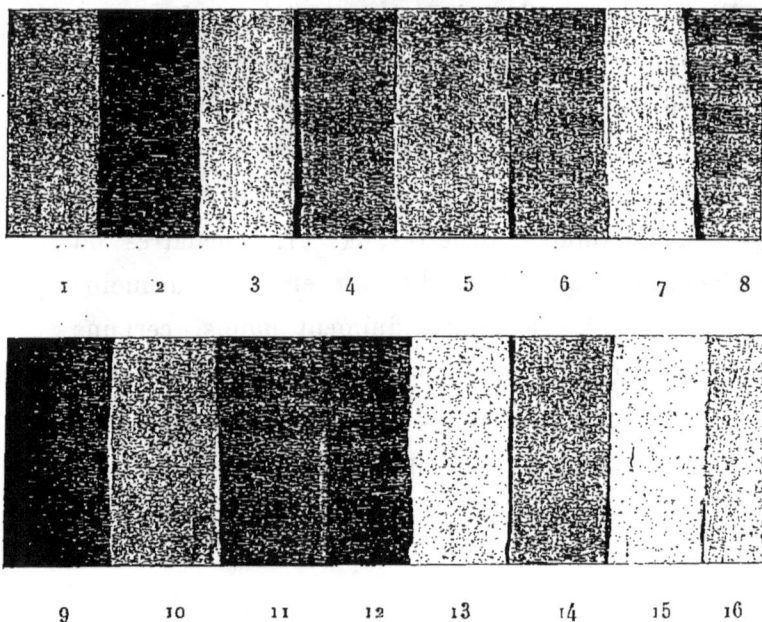

1   2   3   4   5   6   7   8

9   10   11   12   13   14   15   16

La Planche II se rapporte à un seul genre d'étoffes de soies légères, de même épaisseur, de même fabrication, mais de nuances différentes. Chaque série de couleurs va du foncé au clair.

Temps de pose : 2 minutes.

Première série : échantillons jaunes, 1 et 2.
Deuxième série : échantillons orangés jaunes, 3 et 4.
Troisième série : échantillons orangés rouges, 5 et 6.
Quatrième série : échantillons rouges, de 7 à 9.
Cinquième série : échantillons pourpres, de 10 à 12.
Sixième série : échantillons bruns jaunes, 13 et 14.
Septième série : échantillons bruns verts, 15 et 16.

Soies de la 2e planche.

Les jaunes, les orangés jaunes, les orangés rouges, les rouges, les pourpres, les jaunes bruns et les verts bruns ne sont perméables à la lumière qu'à la condition d'être fortement mêlés de blanc, c'est-à-dire d'être très clairs.

PLANCHE III. — *Soies fortes.*

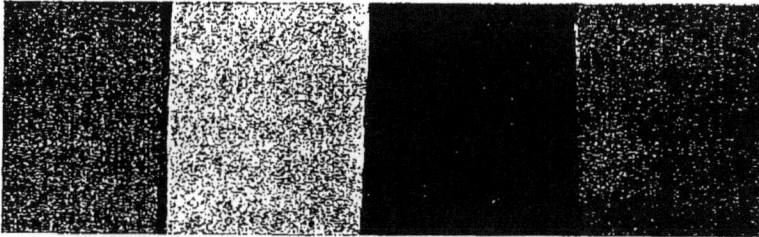

1   2   3   4

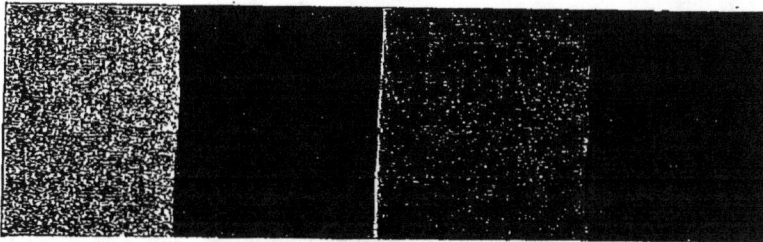

5   6   7   8

La Planche III se rapporte à divers genres d'étoffes de soies épaisses, différentes d'épaisseur, de fabrication et de nuances.

Temps de pose : 10 minutes .

1° Soie dite merveilleuse, fraise écrasée doublée de vert clair.
2° Satin bleu très foncé.
3° Satin bleu très clair.
4° Soie merveilleuse gris moyen.
5° Ruban satin broché rouge écarlate.
6° Ruban satin jaune clair.
7° Ruban satin broché vert gris moyen.
8° Ruban satin broché mauve clair.

Soies de la 3ᵉ planche.

Les meilleures étoffes de cette série de soies fortes sont le satin bleu, le satin jaune, le satin mauve clair. Le satin bleu foncé, le satin écarlate foncé ne laissent passer aucun rayon chimique, parce qu'ils contiennent vraisemblablement de fortes proportions de noir.

PLANCHE IV. — *Draps légers.*

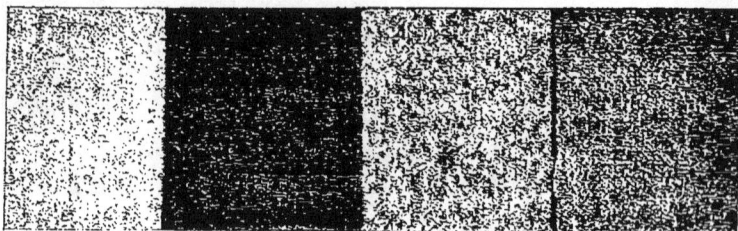

1   2   3   4

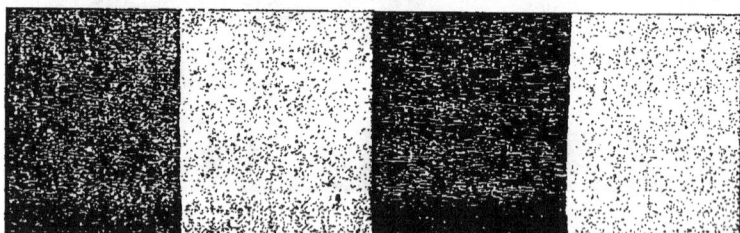

5   6   7   8

La Planche IV se rapporte à des échantillons d'une seule sorte de draps, de même épaisseur, de même fabrication, mais de couleurs différentes.

Temps de pose : 2 heures.

1. Drap noir.
2. Indigo moyen.
3. Brun jaune.
4. Bleu foncé.
5. Violet foncé.
6. Vert moyen.
7. Jaune paille clair.
8. Rouge écarlate.

Draps d'été de la 4ᵉ planche.

Il faut retenir dans cette série, les draps indigos, bleus et jaune paille clair. Les autres sont difficilement pénétrés ou même sont impénétrables.

PLANCHE V. — *Velours*.

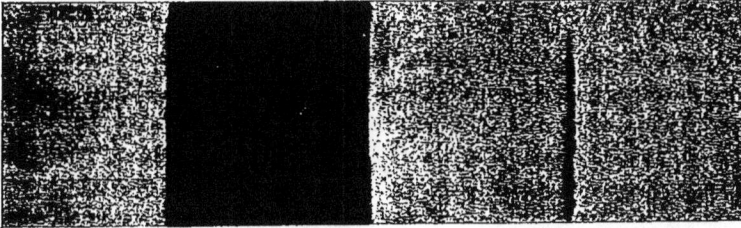

| 1 | 2 | 3 | 4 |

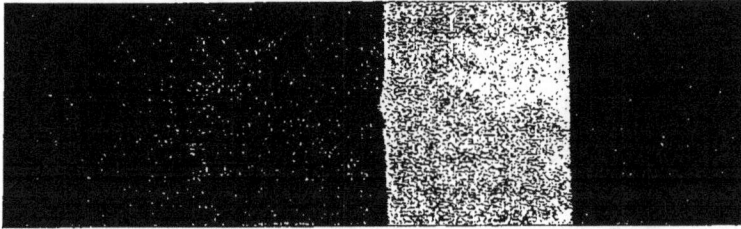

| 5 | 6 | 7 | 8 |

La Planche V se rapporte à des échantillons de velours de soie de différente nature.

Temps de pose : 2 heures.

1. Rouge écarlate.
2. Orangé clair.
3. Vert foncé.
4. Violet foncé (velours de coton).
5. Bleu foncé
6. Orangé moyen.
7. Bleu foncé (velours de coton).
8. Ruban de satin blanc broché.

Velours de la 5ᵉ planche.

Les orangés clairs, le ruban de satin blanc, les velours bleus et oranges moyens sont seuls à devoir être recommandés : les autres sont imperméables.

Il est à remarquer que si les rayons chimiques traversent aisément les soies, les draps et les velours bleus, ils semblent au contraire ne franchir qu'en petite quantité les soies, les draps et les velours violets. Les rayons bleus se montrent plus pénétrants que les rayons violets ; les premiers antiseptisent les étoffes en surface et en profondeur, les seconds n'agissent qu'en surface. Cette expérience confirme les observations que j'ai déjà faites sur la pénétrabilité des rayons actiniques dans le corps humain.

PLANCHE VI. — *Lingerie.*

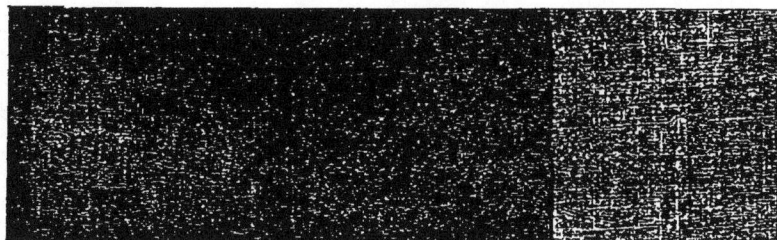

1   2   3

La Planche VI se rapporte à des échantillons de calicot, de flanelle et de toile.

Temps de pose : une minute.

1. Calicot.
2. Flanelle blonde légère.
3. Toile assez forte (drap de lit).

Lingerie de la 6e planche.

Le calicot blanc, la flanelle blonde et la toile blanche laissent abondamment passer la lumière chimique, mais, cependant la toile forte est inférieure au coton et à la flanelle. C'est là une indication qui n'est pas sans valeur thérapeutique.

PLANCHE VII. — *Draps d'hiver pour hommes.*

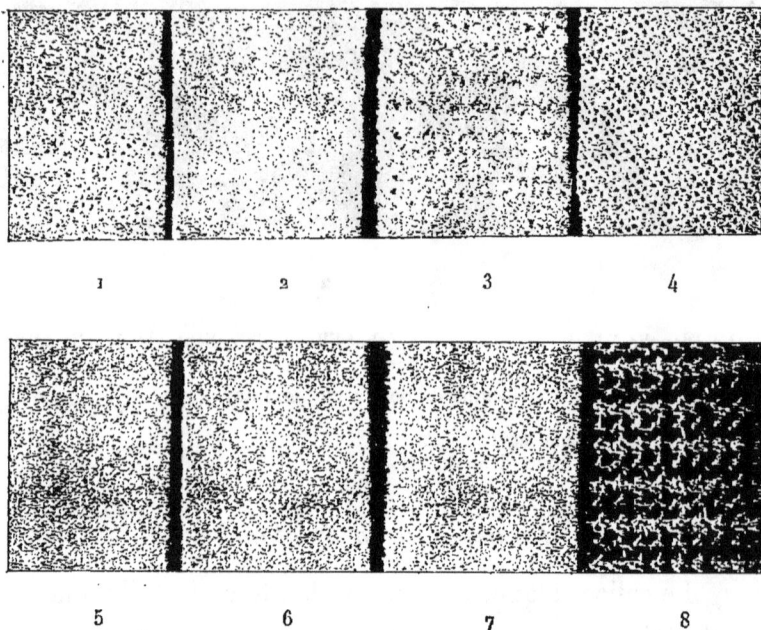

1   2   3   4

5   6   7   8

La Planche VII se rapporte à des échantillons de draps de confections d'hiver pour hommes.

Temps de pose : cinq heures.

1. Bleu marin très foncé.
2. Marron clair.
3. Rayé noir et gris.
4. Marron uni.
5. Marron mélangé de noir.
6. Marron verdâtre.
7. Quadrillé noir et gris.
8. Mélangé gris foncé et gris clair.

Draps d'hiver de la 7ᵉ planche.

Les draps d'hiver pour hommes ne laissent pas passer la lumière chimique du soleil. On peut remarquer cependant qu'il serait possible de les rendre perméables, si l'on ajoutait à leur tissu une plus grande pro-

portion de laine blanche. C'est ainsi que le 8ᵉ échantillon de la série montre des marques manifestes du
passage de la lumière.

En résumé, les étoffes qui conviennent le mieux
aux prédisposés, aux prétuberculeux et aux tuberculeux, sont celles de couleur blanche ou bleue, et celles
de toute autre nuance mais claire : plus la teinte se
rapproche du blanc plus elle est perméable à la lumière.
Il est inutile d'ajouter que, toutes conditions égales
d'ailleurs, plus un tissu est épais, moins il se laisse
pénétrer.

L'antisepsie externe des habits et de la surface
cutanée est en raison directe de la perméabilité à la lumière ; et c'est un grand avantage de pouvoir éteindre
des foyers de microbes, de bacilles et de spores dans
l'ambiance des malades, sans autres soucis que celui de
porter des vêtements faciles à désinfecter par le soleil.

Une étoffe colorée est rarement teinte d'une couleur
primitive correspondant à une des sept couleurs du
spectre solaire : c'est le plus souvent un mélange de
couleurs. C'est pour cette raison, que le jaune clair du
velours, des draps, de la soie, laissent passer des
rayons chimiques qui seraient absorbés par du jaune
pur, et que les étoffes orangées, les soies rouges et
vertes laissent passer ces mêmes rayons chimiques
qu'absorbent mal les soies indigo, contre toutes les
règles de la physique.

Il n'y a que les étoffes blanches de laine, de coton ou de chanvre, qui laissent passer un maximum de rayons chimiques.

En conséquence, les tissus qui correspondent le mieux aux indications d'actinité et de tonicité de la lumière solaire sont les tissus de laine, de soie, de velours, de coton et de toile de couleur blanche. Ce sont ceux qui laissent passer le plus grand nombre de radiations chimiques et qui n'absorbent en totalité aucune radiation spectrale; ce sont ceux qui doivent fixer notre choix. Car, la cure solaire, commencée dans la nudité, sera continuée sous les vêtements blancs qui tamiseront la lumière. Cette méthode permet de rester longtemps sous son influence atténuée.

Après la couleur blanche, notre choix doit porter sur les tissus de couleur bleue, quelle que soit la qualité de l'étoffe.

Ces vêtements sont inférieurs aux vêtements blancs parce qu'ils ne laissent passer que de la lumière actinique. Mais, ils ne sont pas sans valeur thérapeutique, ils sont aseptisés non seulement en surface, mais aussi en profondeur jusqu'à la peau par les rayons chimiques qui les traversent.

Quant aux habits, dont la nuance correspond aux autres couleurs du spectre, ils doivent être proscrits des vestiaires des prédisposés et des malades, parce qu'ils ne se laissent traverser par aucune radiation microbicide.

La question des vêtements fait donc partie de la cure solaire, et bien qu'elle semble secondaire, elle est en réalité d'une très grande importance, car le but visé par la thérapeutique solaire est de baigner le plus que l'on peut le corps des malades petits ou grands dans la lumière. Il existe même de ma façon de voir une démonstration assez curieuse tirée de certaines pratiques religieuses. Les mères pieuses dans la religion catholique ont l'habitude de vouer au blanc ou au bleu leurs enfants délicats jusqu'à un certain âge, pour les mettre plus spécialement sous la protection de la Vierge. Ce vœu est, en général, minutieusement tenu, mais les raisons scientifiques n'entrent pour rien dans cette pratique, qui dure depuis des siècles et qui donne d'excellents résultats. Les mères pieuses font donc de la cure solaire atténuée sans le savoir. Comme dans beaucoup d'autres questions d'hygiène, l'Eglise et l'observation populaire ont devancé la science.

A mon avis, le bain solaire devrait être généralisé non seulement dans le premier âge, mais encore lorsque les enfants ont atteint plusieurs années, même quand ils ne sont pas malades, et à simple titre de prophylaxie. N'est-ce pas le meilleur des toniques et le plus puissant des antiseptiques.

Il est donc utile non seulement aux enfants, mais aussi aux jeunes gens prédisposés, surtout aux héréditaires, de leur faire suivre le plus souvent possible des cures de soleil, ne serait-ce qu'à titre prophy-

lactique. La mode n'est pas encore à l'héliothérapie ;
mais elle y viendra. On va faire des cures d'air, de
bains de mer et d'eaux minérales, pourquoi ne ferait-
on pas des cures de soleil dans des campagnes ensoleillées. Une foule de gens peu fortunés trouveraient
là, à bon compte, le remède efficace contre les bacilles
qui les menacent, et j'ose dire que nulle station en re-
nom ne leur serait aussi propice.

Les candidats à la tuberculose ont une tendance à
se déminéraliser : c'est le signe le plus sûr de leur prédisposition.

Or, d'après mes expériences, les bains de soleil sont
reminéralisateurs parce qu'ils sont régulateurs des
fonctions organiques et qu'ils ont la propriété de
fixer les éléments inorganiques absorbés et de les
retenir dans l'économie. On constate, en effet, qu'à
mesure que la cure solaire améliore les insolés, le
taux des déchets urinaires en phosphates, en chlorures, en acide urique et en urée se rapproche du taux
physiologique.

La cure solaire est donc tout particulièrement indiquée chez tous ceux dont le terrain est tuberculisable.

Est-ce à dire pourtant que l'on doive borner aux
bains solaires toute cure prophylactique et négliger
tous les autres moyens qui peuvent concourir au
même résultat. Je ne le crois pas : ce n'est pas ma
manière de voir. Je pense, au contraire, que, lorsqu'on le peut, il faut combiner les effets de la monta-

gne, de la mer ou du plein air avec les effets de la cure de soleil. On n'a jamais trop de ressources pour lutter contre la tuberculose. Dans sa communication à l'Académie de médecine, séance du 18 janvier 1910, le professeur A. Robin expose avec son talent habituel les conditions qui doivent concourir à reminéraliser l'organisme défaillant. Le Dr H. Blanchon résume comme suit cette importante communication dans le *Correspondant médical* du 15 avril 1910 :

« La déminéralisation constitue l'un des éléments du terrain tuberculisé et vraisemblablement du terrain tuberculisable ; elle conduit à une double indication thérapeutique :

1° Supprimer les causes accessibles de la déminéralisation, et notamment réduire la formation des acides dans l'organisme, saturer ceux qui se sont formés, enfin modifier le trouble nutritif profond qui, en dehors de l'acidose, aboutit à la déminéralisation ;

2° Rendre aux tissus, sous une forme assimilable, les éléments minéraux qu'ils perdent en excès et qu'ils empruntent, pour se défendre, au tissu osseux.

Cette double indication n'est pas facile à remplir, comme la pratique le montre, en raison des difficultés contre lesquelles on se heurte. Néanmoins certains principes directeurs permettent, en partie, de s'en rendre maître. Les voici :

a) Les principes inorganiques ne suffisent pas à assurer la reminéralisation parce que l'organisme est aussi incapable de les fixer que de retenir ses propres constituants minéraux.

b) Une production continue d'acides dans l'organisme empêche sa reminéralisation.

c) Il en est de même si l'organisme s'alimente avec des substances acides, ou qui donnent, au cours de leur élaboration, des produits acides.

d) Il est plus facile d'empêcher la déminéralisation que de réaliser la reminéralisation.

e) On doit écarter toute substance reminéralisatrice qui augmente simultanément les échanges respiratoires.

f) Enfin reminéralisation et amélioration de la nutrition générale doivent marcher de pair.

Voyons comment ces principes peuvent être pratiquement appliqués :

a) Chez les individus, dont le vice nutritif consiste précisément à se déminéraliser, l'apport d'éléments minéraux sous forme alimentaire ne suffit pas à lui seul; il faut encore assurer un bon fonctionnement hépathique, car « le foie, qui est le grand laboratoire des matières ternaires, fixe des sels minéraux parallèlement à sa fonction glycogénique. » Il convient donc d'abord, de régulariser les fonctions intestinales et de relever l'activité hépatique, à l'aide de moyens hygiéniques et médicamenteux appropriés, et ensuite de choisir les éléments minéraux à fixer parmi les subs-

tances qui en contiennent le plus sous la forme organique.

b) Pour diminuer ou supprimer la production d'a-
cides, il faut traiter l'hypersthénie gastrique qui comporte l'hyperacidité stomacale et les fermentations acides, remédier aux stases gastro-intestinales, qui faci-
litent les fermentations anormales, et saturer, au
moyen des alcalino-terreux, les acides préexistants.

c) Tous les aliments acides doivent être interdits
(sauf ceux qui, en petite quantité, sont utilisés pour
réveiller l'appétit, et les sels végétaux à acides organiques qui brûlent dans les tissus et qui, par double
décomposition, en présence de NaCl, donnent du bicar-
bonate de soude et du chlorure de potassium). De
même la viande en excès, qui, en se dédoublant, fournit des acides *minéraux* libres sulfurique, phospho-
rique, les œufs, le pain, dont les cendres sont acides,
et enfin les médicaments acides.

d) Pour prévenir la déminéralisation, quelques
agents médicamenteux sont indispensables, et en première ligne, les arsénicaux en combinaison organique
qui modèrent la déminéralisation calcique. Pour mé-
nager l'estomac, il est bon de les utiliser par la voie
sous-cutanée. Si elle est bien tolérée, l'huile de foie de
morue est également antidéperditrice.

e) Le phosphate tribasique de chaux est reminéralisateur, mais il augmente, aux doses nécessaires, les
échanges respiratoires ; il faut donc l'écarter. Il en est

de même des mercuriaux qui, s'ils modèrent les échanges respiratoires, augmentent notablement l'élimination de la chaux dans les urines.

f) La mise en pratique des principes directeurs conduit donc à un ensemble de mesures qui sont absolument inséparables de toutes celles qui ont pour objet l'existence des tuberculeux, vie et exercices physiques, aération, habillement, séjour et logement, repos, hygiène de la peau, hygiène sexuelle, hygiène morale, etc., de telle sorte que toutes simultanément tendent à améliorer et la minéralisation et la nutrition générale. »

Docteur H. BLANCHON.

Si l'on considère les principes généraux que vient de nous indiquer Albert Robin, on peut penser que rien n'est plus simple que de reminéraliser le terrain tuberculeux. Théoriquement rien n'est plus facile. Mais, dès qu'il s'agit de mettre la théorie en pratique, on s'aperçoit que rien n'est plus difficile. C'est qu'en réalité, on semble n'avoir parlé jusqu'ici qu'en chimistes et non en biologistes.

Malheureusement, nous ne pouvons saisir encore ni le trouble intime de l'organisme qui produit l'acidose, ni le mécanisme de la déminéralisation. Nous n'avons donc fait jusqu'ici que le traitement des symptômes sans attaquer la cause, qui nous est inconnue. Nous ne connaissons de ces troubles biologiques, d'après

Martinet (*Thérapeutique usuelle des maladies de l'appareil respiratoire*), qu'une chose, c'est qu'ils coïncident avec une suractivité des échanges respiratoires et avec un fléchissement consomptif de l'état général.

Il est intéressant de rapprocher des préceptes de A. Robin ceux qui sont indiqués par Martinet, sous la plume du Dr Fridlin dans le *Correspondant médical* du mois d'août 1910 :

« 1° On ne reminéralise pas par le simple apport de principes inorganiques; l'organisme ne fixe pas plus qu'il ne retient ses éléments minéraux de constitution.

2° On ne reminéralise pas s'il y a dans l'organisme une fabrique permanente d'acides.

3° On ne reminéralise pas si l'on s'alimente avec des produits acides, même combustibles, ou avec des produits formant des acides au cours de leur évolution intra-organique.

4° Il est plus facile de prévenir la déminéralisation que de reminéraliser.

5° Tout agent reminéralisateur qui accroît en même temps les échanges respiratoires doit être écarté.

6° La reminéralisation doit marcher de pair avec l'amélioration de la nutrition générale. »

Théoriquement, il faudrait donc donner aux prédisposés et aux tuberculeux confirmés un régime, où entreraient le lait, les haricots, les choux, les asperges, qui contiennent de la chaux; les poissons, les œufs, les légumes secs, les fromages, qui contiennent du phosphore; les viandes rouges et les légumes qui contiennent du fer; les crevettes, les homards, les haricots verts, les carottes, le riz, les ananas, les fraises, qui contiennent de l'iode ; on devrait donner encore des pommes de terre, des pois cassés, des viandes maigres, des fruits cuits, des confitures qui ne contiennent pas d'acides; il faudrait se méfier des graisses, des huiles, du beurre, qui sont acides; il faudrait encore supprimer ou restreindre le vin, la bière, le cidre, le poiré, pour la même raison, et ne boire que de l'eau de Saint-Galmier ou de Pougues, parce que ces eaux contiennent des sels de chaux.

Il n'est pas douteux que ce régime alimentaire préconisé par A. Robin, par Martinet, par Ferrier ne doive être excellent. Mais, outre qu'il est difficile à faire suivre dans la majorité des cas, il ne nous apparaît que comme un palliatif momentané, sans influence sur les causes perturbatrices qui déséquilibrent le fonctionnement organique.

Toute autre est l'action des bains de soleil méthodiquement employés. La cure solaire a la propriété de ramener l'équilibre fonctionnel de nos organes vers la normale. Comment? Je l'ignore. Mais, il en est ainsi. A mesure que les malades s'améliorent, on constate dans l'examen des urines que leur acidité se rapproche de plus en plus des conditions physiologiques, que l'acide urique, les phosphates, les chlorures, l'urée rendus, font de même, que la diffusion des eaux de boissons et la quantité des urines émises s'approchent du type observé chez les gens bien portants. Lorsque la guérison définitive par la cure de soleil arrive, l'acidité exagérée a disparu, la reminéralisation de l'organisme s'est refaite, et même, si la cure solaire s'est longtemps prolongée, la reminéralisation est devenue à ce point surabondante que les foyers tuberculeux se sont plus ou moins calcifiés et que les parois des artères elles-mêmes ont plus ou moins subi la dégénérescence scléreuse.

Le soleil est positivement le régulateur de nos fonctions organiques. Le fait est palpable, indéniable et précis : il suffit de suivre attentivement quelques malades insolés pour s'en rendre compte. J'ajoute avec le Dr Chiaïs, de Menton, que le tuberculeux n'est réellement guéri de sa tuberculose, que lorsque le déséquilibre de ses organes a fait place à un équilibre fonctionnel, démontré par le taux normal de ses déchets urinaires.

On comprend donc combien la cure solaire, appliquée systématiquement et méthodiquement chez les candidats à la tuberculose, qui n'ont encore aucune lésion bacillaire, mais dont le laboratoire cellulaire fonctionne défectueusement, est une méthode de traitement parfaite et digne de toute notre attention. Toutefois, il reste évident que les préceptes rigoureux de l'hygiène et de la diététique ne peuvent qu'aider le soleil à rendre réfractaire tout terrain tuberculisable.

C'est surtout dans l'adolescence et dans la jeunesse que nos enfants payent un formidable tribut à la tuberculose. La croissance, l'établissement de la puberté, les passions naissantes, les études, l'internat dans les établissements d'éducation, le surmenage sous toutes ses formes, et combien d'autres causes encore viennent jeter la perturbation dans le fonctionnement régulier de leurs organes. Pour peu que ces adolescents ou ces jeunes gens soient prédisposés, le genre de vie auquel ils sont soumis les anémie et les déminéralise, et ils deviennent une proie facile pour la tuberculose.

C'est particulièrement à cette époque de la vie, qui est marquée par l'apparition de crises physiologiques de l'organisme, que la cure solaire pourrait rendre d'éminents services aux prédisposés, spécialement aux héréditaires, dont le terrain est voué à la culture des bacilles de Koch. Le soleil, régulateur des fonctions de l'économie et reminéralisateur de l'organisme, rendrait vaine toute tentative de culture bacillaire. Car, s'il est à peu près démontré que les parents ne transmettent pas directement le bacille de la tuberculose au produit de la conception, il est certain qu'il lui transmettent les vices de leur propre terrain, c'est-à-dire, dans l'espèce qui nous occupe, cette modalité inconnue qui rendra le terrain de l'enfant propre à la tuberculisation. C'est la transmission du terrain qui

constitue l'hérédité : on ne peut donner que ce que
l'on possède.

Or, je considère le terrain tuberculisable comme
susceptible d'être modifié. Dans certains cas, c'est la
nature elle-même qui, par ses propres énergies, se
charge de ce soin, dans d'autres, c'est la direction
que nous donnons à l'élevage des enfants et à l'hygiène que nous conseillons. Mais, je suis convaincu,
que c'est par l'insolation méthodique sur le corps
nu, que nous arriverions à limiter, dans la majorité
des cas, l'évolution de la tuberculose chez les prédisposés. J'appuie mon opinion sur des faits et non
sur des vues de l'esprit plus ou moins fantaisistes. En
effet, la cure solaire guérit la tuberculose confirmée :
c'est un fait que nul ne saurait contester. Pour la
guérir, il faut rendre le terrain réfractaire à la culture
bacillaire, et, d'autre part, débarrasser l'organisme
des bacilles qui l'infectent. Mais, si la cure solaire
possède le pouvoir de relever le terrain organique
plus ou moins ruiné par l'infection et, par conséquent,
réduit à un état de déchéance certain, que souvent on
pourrait croire irrémédiable, il est manifeste que cette
même cure solaire doit avoir la puissance de relever le
terrain organique qui est tuberculisable, mais qui n'est
pas encore tuberculisé. Le relèvement ne saurait être
plus difficile avant la ruine qu'après la ruine.

Prétuberculeux.

De toutes les maladies chroniques, a dit Grancher, la tuberculose pulmonaire est la plus facile à guérir ; il faut ajouter : surtout au début. Mais, il n'est pas toujours facile d'en établir le diagnostic précoce. Il arrive, en effet, que le plus souvent on est porteur de petits foyers tuberculeux, sans s'en douter. Ils sont cachés dans quelque coin de l'organisme, souvent à l'un ou l'autre sommet des poumons et plus particulièrement au sommet du poumon droit. Là, ils sont restés silencieux, et quelquefois ils y ont évolué, y ont même guéri, sans donner le moindre éveil. On les a souvent rencontrés aux sommets du poumon sous forme de tubercules miliaires disséminés et rares à l'état de crudité, à l'état de tubercules caséeux, à l'état crétacé ou fibreux. D'autres fois, ce sont des foyers isolés dans un ganglion, dans une articulation, sur la peau, dans un os, dans le péritoine, dans un testicule, etc., où ils attendent une occasion favorable pour infecter l'organisme. Ces foyers extra-pulmonaires sont généralement faciles à reconnaître, mais il n'en est pas toujours de même pour ces granulations miliaires rares et disséminées des sommets pulmonaires.

Pourtant, cette période de germination (Grancher), ou période occulte (Bayle), est guérissable et doit être par suite soigneusement recherchée. A cette épo-

que, la lésion est localisée et silencieuse, l'organisme
n'est pas encore infecté, la guérison est possible, mais
il faut se presser d'agir, car l'heure, où le malade a
des chances de se tirer d'affaire, est fugitive, selon
l'expression de Daremberg.

Grancher considérait que lorsqu'un sujet présentait au sommet d'un des poumons, soit dans la région
sous-claviculaire, soit dans les fosses sus et sous
épineuses, de la submatité ou même à défaut de la
submatité bien nette, une respiration rude surtout à
l'expiration, ou un affaiblissement du murmure vésiculaire, ou une prolongation de l'expiration, ou une
respiration saccadée, on devait conclure à la probabilité de la tuberculose. Il considérait encore que, lorsque
ce sujet était un héréditaire, les chances de tuberculisation augmentaient. Et si, outre ces accidents pulmonaires, il constatait d'autres signes extra-pulmonaires,
dont je vais parler dans un instant, il concluait à
une quasi-certitude.

Les signes de Grancher ont, en effet, une grande
valeur de diagnostic. Mais, ils ne paraissent pas être
dans tous les cas des symptômes de début. Souvent,
au contraire, ce sont les symptômes indiscutables
et rationnels de la fin d'une tuberculose, des signes
de sclérose ou cicatriciels. Quelques-uns, même
ceux qui correspondent à la respiration dure et
râpeuse, ne semblent pas caractéristiques de la conglomération des granulations miliaires, comme le

voulait Grancher. Ils répondraient mieux, d'après
Bard et Piéry, à la cicatrisation de ces mêmes granulations par sclérose. Bard en fait un des meilleurs signes
de la *tuberculose abortive*. Il est certain, en effet,
que la respiration rude se rencontre souvent au niveau de lésions guéries du 1er et du 2e degré, lésions
antérieurement constatées à l'auscultation.

La diminution du murmure vésiculaire paraît être,
au contraire, un signe de prétuberculose plus certain,
surtout lorsqu'il est accompagné de fièvre, d'inappétence et d'amaigrissement. Mais, il peut être lui aussi
un symptôme de guérison. J'ai souvent constaté
qu'une tuberculose du sommet au 1er ou au 2e degré,
après guérison par la cure solaire, présentait un affaiblissement notable du murmure respiratoire à ce
même niveau. Des malades, que j'ai suivis pendant
deux ans après leur guérison, ont conservé ce signe
parfaitement accusé, sans présenter aucun autre symptôme de leur ancienne tuberculose. J'ai soigné des
pleurésies du sommet chez des héréditaires, qui ont
guéri par la cure solaire, mais qui ont conservé
depuis trois ans une notable diminution de leur murmure vésiculaire au niveau de leur ancienne pleurésie,
sans jamais avoir eu depuis aucun signe de tuberculose pulmonaire.

Qu'il s'agisse, dans certains cas, d'adhérences pleurales, qui immobilisent plus ou moins l'expansion
respiratoire, ou de guérisons par sclérose, qui ren-

dent les alvéoles pulmonaires imperméables à l'air, la diminution du murmure vésiculaire ne peut être interprétée que comme signe de guérison. C'est l'opinion de Piéry et de Bezançon. « Peut-être aussi, dit Piéry, dans la tuberculose abortive, dont la sclérose discrète du sommet s'accompagne si souvent de réaction pleurale du voisinage, faut-il invoquer le même mécanisme à la faiblesse respiratoire. »

D'autre part, cette diminution dans la sonorité respiratoire n'est pas toujours le fait d'une évolution tuberculeuse des sommets. Il arrive quelquefois que l'on a affaire à des emphysémateux ou à des asthmatiques. Je suis depuis deux ans un jeune homme de 22 ans, qui, depuis son enfance, est atteint d'accès d'asthme. Ce jeune homme, fils d'une mère tuberculeuse, se porte très bien en dehors de quelques crises qui surviennent deux ou trois fois par an seulement. Il est vigoureux, il mange avec appétit, ne tousse pas habituellement, n'a jamais de fièvre et dort bien. Malgré l'hérédité, on ne saurait actuellement le considérer comme prétuberculeux.

Fera-t-il un jour de la tuberculose en raison de sa double tare ? Cela se peut. Dans tous les cas, sa santé est toujours satisfaisante depuis deux ans. Mais il présente aux deux sommets, en avant et en arrière, une diminution du murmure vésiculaire, qu'un médecin moins averti pourrait prendre pour un commencement de tuberculose. Je confesse même que lorsque

j'examinai ce malade pour la première fois, je fus mal
impressionné : je lui conseillai de suivre la cure solaire.
Toutefois, la sonorité du murmure vésiculaire des
deux sommets ne s'est nullement modifiée, et le malade n'est ni mieux, ni plus mal qu'il n'était.

Considéré en lui-même l'affaiblissement du murmure respiratoire ne saurait mettre le médecin sur la
piste d'une prétuberculose. C'est aujourd'hui une
opinion acceptée par beaucoup et appuyée par l'auto-
rité de Piéry, de Bard, de Bezançon, de Barth et de
Faisans. Mais, lorsque ce symptôme coïncide avec de
la toux, de l'amaigrissement, de la fièvre vespérale,
ou avec quelques-uns des phénomènes suspects, que
j'exposerai plus loin, il doit être considéré comme un
signe de tuberculose au début, ou tout au moins
comme un signe de grande probabilité.

Il en est de même du symptôme de *l'expiration
prolongée* : il peut appartenir au début, ou à la fin de
la tuberculose. Mais, il me semble qu'il appartient
plutôt à la fin qu'au commencement. « Localisée au
sommet, dit Piéry, elle (l'expiration prolongée) con-
tribue à réaliser le syndrome de la sclérose discrète
apexienne (tuberculose abortive), en même temps que
la rudesse respiratoire, la diminution de la sonorité
et l'augmentation des vibrations vocales. »

La durée de l'expiration augmente en raison directe du développement de la sclérose pulmonaire.
Turban lui a donné le nom justifié de respiration de

cicatrice lorsqu'elle prend un timbre bronchique.

Mais, les causes qui produisent, au début, l'invasion des granulations miliaires, l'affaiblissement du murmure vésiculaire au sommet des poumons, peuvent aussi produire l'expiration prolongée, comme l'a expliqué Grancher. En sorte que ce signe devient un symptôme de tuberculose chaque fois qu'il coïncide avec d'autres symptômes extra-pulmonaires suspects. L'expiration prolongée est donc ou un signe précoce, ou un signe tardif, un symptôme de prétuberculose, ou un symptôme de tuberculose abortive, et son interprétation n'est pas toujours facile.

La respiration saccadée s'entend plus particulièrement à l'inspiration. Elle est due à des adhérences pleurales, qui reconnaissent pour cause des pleurésies du sommet, des pleurites à répétition. Ces dernières sont fréquentes.

On peut observer les adhérences aux sommets des poumons, lorsque ces derniers ne sont encore qu'au début de l'activité bacillaire, ou bien lorsque tout travail actif est terminé et que la sclérose a cicatrisé les granulations tuberculeuses. On constate dans le premier cas, comme le fait remarquer Piéry, que le murmure vésiculaire est affaibli, et dans le second cas, qu'il prend un timbre de rudesse. « Enfin, un emphysème de voisinage, dit le même auteur, fait naître souvent une expiration prolongée concomittante. »

Les adhérences pleurales peuvent être aussi, dans

certains cas, la cause d'une erreur de diagnostic. A leur niveau, lorsque la symphyse n'est pas définitive entre la plèvre et le sommet des poumons, il se produit aux deux temps de la respiration le bruit de cuir neuf, que l'on peut prendre facilement pour des craquements secs, caractéristiques de la présence des tubercules crus, alors que ces frottements pleurétiques sont, au contraire lorsqu'ils sont seuls, un symptôme favorable.

La respiration saccadée peut durer des années d'après Turban, sans que jamais on puisse percevoir de râles à son niveau ou dans le voisinage. J'ai vu un cas où ce symptôme respiratoire persistait depuis trois ans avec un notable affaiblissement du murmure vésiculaire au sommet du poumon gauche, sans que le malade ait jamais présenté le moindre râle suspect.

Les symptômes fournis par la respiration seule ne sont donc pas toujours des signes certains de prétuberculose, ils peuvent être au contraire des signes de tuberculose guérie. Mais, il faut reconnaître pourtant que lorsqu'ils coïncident avec d'autres manifestations suspectes, ils deviennent des indices de très grande probabilité.

Lorsqu'on nous conduit un adolescent qui a rapidement grandi, dont le thorax est étroit, le cou long, dont les épaules sont saillantes, dont les muscles sont plus ou moins atrophiés, dont les cheveux drus sont d'un blond vénitien, il faut ausculter sa poitrine. Si

cet adolescent est brun, de ce teint mat argenté propre aux scrofuleux du midi, s'il a des cheveux abondants, des cils longs et une attitude molle et efféminée,
si ses organes génitaux sont mal développés pour son
âge, il faut également ausculter sa poitrine. Si en
l'auscultant méthodiquement, selon les préceptes de
Grancher, nous trouvons dans le son et dans le
rythme de l'inspiration et de l'expiration des différences entre l'un et l'autre poumon, notre oreille étant
alternativement placée au sommet gauche, en avant
et en arrière, et au sommet droit, en avant et en
arrière, notre adolescent est vraisemblablement tuberculeux.

Si notre sujet est un fils de tuberculeux, un héréditaire, la certitude augmente.

Si vous avez affaire à une jeune fille qui offre tous
les signes de la chlorose, surtout de la chlorose progressive, qui souffre de dysménorrhée, ou qui est
aménorrhéique ; si cette chlorotique a des palpitations
cardiaques qui la réveillent pendant la nuit ; si, étant
mariée, elle fait de fréquentes fausses couches ; auscultez sa poitrine. Si elle est prise quelquefois dans la
journée et surtout dans la nuit d'une petite toux sèche
que rien ne justifie, auscultez ses poumons. Si vous
découvrez quelque anomalie de son ou de rythme
dans sa respiration, il s'agit vraisemblablement de
tuberculose.

Si un sujet jeune de l'un ou l'autre sexe manque

d'appétit, digère mal, maigrit et éprouve des pesanteurs d'estomac après les repas, si son épigastre se distend sous la pression des gaz, si la poche stomacale est habituellement dilatée, s'il a de la toux gastrique au moment des repas, auscultez ses poumons. S'il existe quelques troubles respiratoires, considérez le comme tuberculeux (Marfan).

Si un sujet jeune, en pleine santé apparente, fait une hémoptysie plus ou moins abondante, auscultez-le. Vous ne trouverez peut-être pas de râles ou de craquements aux sommets des poumons, considérez tout de même cet accident comme une hémoptysie prétuberculeuse. C'est souvent ainsi que commence la tuberculose. Il faut se méfier des hémorrhagies pulmonaires chez les femmes jeunes au moment de leurs périodes menstruelles; la plupart du temps ce ne sont ni des règles complémentaires, ni des règles supplémentaires, ce sont des hémoptysies tuberculeuses. Il faut encore le plus souvent interpréter de même les hémorrhagies pulmonaires de certaines hystériques.

Si une jeune fille présente une différence notable dans les dimensions de ses seins, si l'on découvre chez elle une certaine atrophie des muscles de l'épaule ou du bras du même côté, il faut ausculter les poumons. On trouvera souvent une inspiration rude et basse, ou affaiblie du même côté, alors que le murmure vésiculaire est normal de l'autre côté. Cette jeune fille est probablement une prétuberculeuse.

Les Drs Daremberg et Chuquet ont attiré d'une manière spéciale l'attention des médecins sur l'instabilité de la température des prétuberculeux. « Un malade vient trouver le médecin en se plaignant de troubles dyspeptiques, il digère mal depuis plusieurs mois, il a une toux sèche, rien de plus; pas la moindre fièvre apparente. Si on se contente de lui faire prendre sa température, le soir en se couchant, on la trouve normale, 36°8 à 37°. Mais, si on lui demande de prendre cette température tous les matins au lit et toutes les après-midi, entre 4 et 5 heures, on voit qu'il y a le matin 36° 2, et 37°7 l'après-midi, soit un écart d'un degré et demi entre les températures minima et maxima. »

« Faites étendre sur une chaise longue le patient qui a 37°7 à 5 heures. Après s'être maintenu pendant dix ou quinze minutes dans la position horizontale, il n'a plus que 37°2 ou 37°3. Ce nouveau signe de température mobile est vraiment caractéristique de la tuberculose, et m'a souvent servi à diagnostiquer le début de cette infection chez des malades qui semblaient être atteints de simple grippe. »

Daremberg et Chuquet considèrent comme prétuberculeux les sujets qui ont une élévation de température après la marche, quelle que soit l'heure à laquelle la marche s'est effectuée, et qui présentent un abaissement de température dès qu'ils se reposent vingt ou trente minutes. Les petits écarts thermiques doivent faire redouter la tuberculose, mais les grands écarts sous l'influence de la marche confirmeraient le diagnostic avec une grande certitude, quel que soit l'état apparent du sujet.

L'augmentation des phosphates dans les urines et la diminution des chlorures seraient, d'après Daremberg, un signe de prétuberculose.

Le diagnostic précoce de la tuberculose est tellement important et souvent si difficile, qu'on ne saurait trop multiplier les signes qui peuvent l'établir avec quelque certitude. Je vais donc faire connaître à mon tour un symptôme auquel j'attribue une grande valeur.

Lorsque, après examen sérieux, je crois un malade atteint de prétuberculose, je le soumets à la cure solaire. Cependant, bien souvent je n'ai perçu à l'auscultation que des symptômes incertains de sonorité et de rythme, sans manifestation d'aucun bruit anormal. Or, après avoir fait prendre quelques bains de soleil, il arrive ordinairement que l'on constate, précisément au niveau des troubles du murmure vésiculaire, des râles sous-crépitants, des râles muqueux ou des bruits de sibilance, qui témoignent d'un peu de congestion passive. Ces bruits anormaux sont plus ou moins abondants et n'existent que d'un seul côté, du côté où les territoires pulmonaires sont suspects. Le sommet sain, bien qu'insolé dans les mêmes conditions que le sommet malade, n'est jamais le siège de troubles sem-

blables, il continue à respirer après une série d'insolations de la même manière qu'il respirait avant le
traitement solaire.

Ce signe n'apparaît pas toujours avec une très
grande netteté, mais, lorsqu'il est observé, il donne
au diagnostic une certitude que je considère comme
absolue.

On a signalé pendant ces dernières années une mul-
titude d'autres symptômes de prétuberculose : les
signes de Barot, l'inégalité pupillaire de Narisch, la
cutiréaction de Von Pirquet, l'ophtalmo-réaction de
Calmette, la séro-agglutination d'Arloing, les signes
de Catuchesco, l'albuminurie intermittente, l'amyo-
trophie des faisceaux sterno-mastoïdiens, l'amyotro-
phie scapulo-thoracique précoce, les signes de Murat,
la splénomégalie prétuberculeuse de Tédeschi, les
névralgies et les arthralgies de Hanot, etc.

La plupart de ces signes n'ont de valeur qu'autant
qu'ils font partie d'un ensemble d'autres signes : ils
sont du reste d'une constance relative. Mais, chaque
fois qu'on les rencontre même isolés, il est prudent
de chercher si les sommets des poumons sont en bon
état.

Il est d'autres cas, où l'auscultation des poumons
s'impose. Voici un sujet jeune, fils ou fille de tuberculeux, mais qui semble jouir d'une bonne santé habituelle. Il est atteint d'adénites plus ou moins volumi-
neuses à l'une ou l'autre région cervicale, à l'une ou

l'autre aisselle ; ou bien, il souffre d'une arthrite qui ne guérit pas par les moyens ordinaires ; ou bien, il est porteur d'un gros ventre dans lequel se trouvent des ganglions hypertrophiés ; ou bien, il se plaint d'une douleur plus ou moins vive sur un point quelconque de la colonne vertébrale, autour duquel il a pu se former un petit abcès ; ou bien, sa peau est le siège d'une ulcération, avec du pus de mauvaise nature ; ou bien, il est atteint de blépharo-conjonctivite, de kérato-conjonctivite à répétition, de kératite ulcéreuse, d'otite suppurée, d'abcès osseux sans inflammation aiguë: ce sujet est tuberculeux. Sa tuberculose est externe et localisée ; il n'est pas encore infecté, mais son foyer, silencieux pour le moment, peut devenir actif, et l'infection bacillaire peut à chaque instant envahir les poumons.

Après avoir passé en revue les phénomènes morbides principaux qui peuvent mettre le médecin sur la trace de la prétuberculose, nous allons examiner l'action des énergies solaires sur l'état général du malade et sur l'avenir de ces granulations miliaires produites par les bacilles de Koch.

Disons d'abord qu'il est difficile de persuader aux familles qu'un sujet jeune, qui semble jouir d'une bonne santé, qui tousse à peine, qui n'expectore pas, est atteint de tuberculose pulmonaire. Si l'on parvient à les persuader, il est encore très difficile d'imposer la cure solaire, qui est un traitement long. On y par-

vient cependant quelquefois chez les parents intelligents qui comprennent les dangers de ces symptômes souvent fugitifs, avant-coureurs silencieux et se-
crets de l'ouragan pathologique qui se prépare. Plus
tard, lorsque, selon vos prévisions, le diagnostic n'é-
tant plus douteux et l'orage étant déchaîné, on vous
ramène, la désolation dans l'âme, le jeune malade
qu'on aurait pu guérir, ce sont des regrets, mais des
regrets stériles : il est trop tard.

Nous avons tous vu de ces tuberculoses pulmonaires commençantes, sournoisement installées au sommet des poumons et que nous avions dénoncées aux
parents sans ébranler leur optimisme. Nous avons
tous vu les regrets amers et la désespérance des
familles frappées dans leurs affections les plus chères
par leur faute. Par contre, si vous parvenez à enrayer
le mal, soyez convaincus qu'on vous fera comprendre
que la médecine est une science admirable qui guérit
les gens bien portants. Ce sont là les petites misères
du médecin, ne nous y arrêtons pas.

Voici un sujet, fille ou garçon, qui réunit un assez
grand nombre de signes anormaux pour imposer le
diagnostic de tuberculose pulmonaire au début. Vous
l'exposez méthodiquement au soleil, selon les préceptes que j'ai indiqués ; il se pigmente progressivement, et vous augmentez la durée des séances de
pose au soleil en raison directe de l'abondance de la
pigmentation.

MALGAT. — Cure solaire.   19

Suivez attentivement votre malade.

Ses premières insolations lui donneront du mieux être et un peu plus de vigueur. Il les prendra même avec plaisir, parce qu'elles lui seront agréables. Après une série de quelques bains solaires, on observera souvent, sinon toujours, le symptôme passager, que j'ai signalé ci-dessus et qui se produit au sommet du poumon suspect. On constate, en effet, que les modifications respiratoires sont devenus plus manifestes et qu'il s'est produit en ce point une congestion légère qui les accentue. C'est une congestion passive sans fièvre, passagère, quelquefois fugace, qui ne se voit jamais du côté sain.

J'ai expliqué au chapitre consacré aux effets des rayons calorifiques la production de cette congestion passive. Elle acquiert au début de la tuberculose pulmonaire une certaine importance, parce qu'elle peut servir à la confirmation d'un diagnostic douteux. Rien ne saurait en effet expliquer ce fait sinon la présence des premières granulations miliaires aux sommets des poumons.

Au bout d'une quinzaine d'insolations, les croisées ouvertes, on voit que l'état général commence à s'améliorer, en même temps que la pigmentation solaire commence à se montrer.

Le malade fait maintenant vingt minutes d'insolation directe qu'il continuera chaque jour, le soleil le permettant, pendant des mois. Déjà le teint se colore, l'appétit est meilleur, le sommeil est satisfaisant, les forces reviennent et les digestions se font plus facilement. Les chlorotiques n'ont plus autant d'essoufflement en marchant et sont capables de quelques efforts sans éprouver de violentes palpitations cardiaques, les lymphatiques aux mouvements lents et efféminés prennent une allure plus vive. Généralement, les jeunes malades ont sensiblement augmenté de poids.

Cependant, l'état pulmonaire ne semble pas s'être amélioré encore : les différences de tonalité et de rythme persistent. Toutefois, si le sujet n'était pas encore complètement guéri d'une pleurésie finissante au moment des premiers bains solaires, elle aurait disparu absolument au bout d'une trentaine d'insolations directes. A la percussion on ne trouverait plus de matité, à l'auscultation on constaterait le retour normal du murmure vésiculaire. J'ai observé le fait très souvent, sauf dans les cas, où il était resté un mouvement fébrile.

A mesure que les malades se pigmentent, l'état général s'améliore.

Au bout de trois mois d'insolations, on est frappé du changement survenu chez le jeune malade : il fait maintenant des séances d'une demi-heure.

Lorsqu'on a la bonne fortune de soigner des tuberculeux tout à fait au début de l'invasion bacillaire, il ne reste plus généralement, au bout de trois mois de cure solaire, aucun signe anormal au sommet du

poumon malade : la respiration est devenue physiologique. Ce retour à l'intégrité s'observe plus particulièrement chez les sujets, où l'auscultation avait révélé,
avant tout traitement, un affaiblissement du murmure
vésiculaire. Il semble probable que les granulations
miliaires, bien que rares et disséminées dans les territoires apéxiens, avaient été cependant assez nombreuses pour produire une réaction de voisinage
capable de modifier la sonorité respiratoire ; mais,
après guérison par sclérose, toute congestion périphérique ayant disparu, elles ne sont pas assez abondantes pour troubler ou le rythme, ou la sonorité du
murmure vésiculaire.

Mais, on n'arrive pas toujours au moment, où il
faudrait pour obtenir le retour à l'intégrité parfaite
de la respiration normale. J'ai vu des cas rares, il
est vrai, où les malades ont conservé de l'expiration
prolongée, et d'autres, plus rares encore, où il est
resté de la respiration saccadée, l'un et l'autre symptôme ayant apparu tardivement après guérison. Il
s'agissait bien là de guérison, puisque, après deux ans,
ces symptômes respiratoires persistaient encore, sans
qu'il fût survenu une aggravation au niveau où l'auscultation les avait révélés.

Quelquefois, trois mois d'insolation ne suffisent pas
pour obtenir ce résultat ; il faut alors prolonger la
durée de la cure solaire. Je suis même d'avis que le
malade considéré comme guéri doit encore continuer

sa cure pendant un mois ou deux; il ne pourra que
raffermir sa guérison.

Règle générale, il ne suffit pas de constater que le
malade a repris des forces, que son état général est
bon, qu'il a plus ou moins augmenté de poids, qu'un
ou plusieurs signes de prétuberculose ont disparu, il
faut encore que la diffusion des eaux de boisson se
fasse d'une manière physiologique et que la quantité
des sels contenus dans les urines soit normale.

Alors seulement, selon la judicieuse remarque de
Chiaïs, de Menton, on peut être certain que les organes
fonctionnent normalement. Une seule observation de la
diffusion des eaux de boisson, une seule analyse des
urines, sont insuffisantes; il faut faire des observations
et des analyses pendant une série de jours, pour éviter
les erreurs dues au hasard d'une journée heureuse ou
malheureuse.

La guérison de la prétuberculose se fait lentement
et sans bruit, mais elle se fait sûrement. On peut dire
sans se tromper que tous ceux qui se soumettent à la
cure solaire guérissent dans la proportion de 100 o/o.

Il est un fait qui mérite d'être signalé. Lorsque l'on
a eu à soigner une chlorotique prétuberculeuse, dont
les règles avaient disparu depuis plusieurs mois, il
arrive toujours que, dès que la cure solaire s'améliore
les périodes menstruelles reparaissent et se maintien-
nent régulières. D'autre part, ses globules rouges augmentent rapidement de nombre, ce qui explique la

cessation de ses essoufflements et de sa dyspnée :
Rivière les a vus augmenter du double en quelques
jours, sous l'influence de la lumière.

Il est également remarquable de voir des prétuberculeux nerveux, neurasthéniques, névralgiques, surtout
hypertendus, guérir par la cure solaire, non seulement
de leur tuberculose commençante, mais aussi de leur
névropathie. Il est vrai qu'il y a presque toujours une
question de cause à effet entre les deux manifestations.
D'autre part, toutes ces vagues douleurs rhumatismales
de nature bacillaire, et par conséquent infectieuse,
disparaissent même avant la guérison des prétuberculeux. Il se fait de bonne heure comme un nettoyage
général de l'organisme infecté.

Nous savons que les tuberculoses dites chirurgicales
peuvent demeurer longtemps locales sans infecter l'organisme. Cependant, il arrive souvent qu'en auscultant les malades, qui généralement sont des enfants,
on trouve au sommet de l'un ou l'autre poumon des
altérations du murmure vésiculaire. L'infection ne s'est
pas étendue sur de grandes surfaces, il n'y a pas encore de conglomération des tubercules, mais il existe
certainement des granulations miliaires disséminées,
pour le moment silencieuses, mais qui peuvent à tout
instant entrer en activité. Il faut alors soumettre à la
cure solaire non seulement les lésions pulmonaires
commençantes, mais aussi les adénites, les arthrites,
les abcès osseux et les autres manifestations tubercu-

leuses. Les unes et les autres guérissent avec une égale facilité. Mais, c'est évidemment du côté des poumons que le médecin doit apporter toute son attention. Car, là est le danger le plus pressant. Du reste, il est rare que ces tuberculoses locales ne suivent pas la fortune des lésions pulmonaires.

Je crois devoir jeter, à cette place, un coup d'œil rapide sur l'action du soleil dans ces cas de lésions locales, aujourd'hui considérées avec raison comme des tuberculoses atténuées, mais qui malgré tout sont souvent le point de départ d'une infection bacillaire généralisée. Elles rentrent du reste dans le cadre de la prétuberculose pulmonaire.

Cure solaire dans les tuberculoses externes.

J'ai démontré depuis longtemps que les bains de soleil avaient des propriétés analgésiques, sclérogènes, oxydantes, microbicides, excitatrices du système nerveux, vaso-dilatatrices et toniques. Ils modifient le terrain organique en même temps qu'ils l'assainissent. Leur action s'exerce sur l'organisme en surface et en profondeur.

Dans la tuberculose des os, des articulations, des ganglions, du péritoire, dans le mal de Pott, dans les ulcères de la peau et les autres affections de nature bacillaire, la cure solaire donne des résultats absolument remarquables, sans interventions chirurgicales.

Même dans les cas graves et anciens, c'est une question de temps.

Voilà de longues années que j'ai annoncé ces résultats et que j'en ai donné des preuves. Aussi, lorsque le professeur Hallopeau est venu, il y a quelques mois, exposer à la tribune de l'Académie de médecine la remarquable statistique du Dr Rollier, de Leysin, portant sur 167 malades, j'en ai été fort heureux, mais non surpris. Cette statistique montre mieux que toutes les dissertations la puissance de la cure solaire dans les affections chirurgicales de nature tuberculeuse.

La plupart des tuberculoses atténuées guérissent relativement vite, même lorsqu'elles sont suppurées, à condition d'êtres fermées. Elles guérissent plus lentement lorsqu'elles sont suppurées, mais ouvertes, et que le trajet fistuleux est infecté. La rapidité de la guérison dépend encore de l'épaisseur des tissus malades : il est en effet évident qu'une moindre épaisseur de ces tissus laisse à la pénétration des rayons solaires un accès plus facile.

Comme dans la prétuberculose, le début de la cure solaire est marqué d'abord par une amélioration de l'état général du malade ; la marche vers la guérison locale se fait ensuite progressivement. Puis, on assiste au développement parallèle du mieux, et dans la santé générale, et dans l'état local, l'une influençant l'autre et vice versa.

Une des premières manifestations de la cure solaire chez les malades, enfants ou adultes, est la cessation de toute douleur au niveau des parties insolées : les rayons actiniques ont, en effet, des propriétés analgé·siques remarquables.

Je ferai observer, que le traitement solaire appliqué à ces tuberculeux peut être suivi dans chaque maison particulière, avec autant de succès que dans n'importe quelle clinique privée ou publique. Dans notre climat méditerranéen, où le soleil possède de formidables énergies en toute saison et où la cure solaire peut se faire en tout temps par les bains chauds de soleil, c'est-à-dire avec l'ensemble de tous les rayons du spectre, la guérison des tuberculoses atténuées est souvent d'une rapidité remarquable. J'ai rapporté en 1908, dans *le Mois médical*, trois observations d'a-dénites cervicales énormes, dont la guérison s'est effec-tuée en un mois, avec une perfection telle, qu'il ne restait plus à la place des tumeurs qu'un ganglion sclérosé de la grosseur d'un pois.

La cure solaire doit se faire dans les tuberculoses chirurgicales de la même manière que dans la tuber-culose pulmonaire, sur le corps nu. Je fais étendre les malades, sur une chaise longue, sur un canapé ou sur un matelas, en plein soleil, la tête à l'ombre, dans l'intérieur d'une chambre, à l'abri du vent, tous les matins ensoleillés vers 11 heures en hiver et vers 9 heures 1/2 en été. Les premières insolations ne devront durer que quelques minutes, de 5 à 10, selon l'intensité calorifique du soleil. Il est bon au début de faire les insolations derrière les croisées fermées.

Dès que la peau commence à se pigmenter sous l'influence des radiations solaires, on devra porter les séances d'exposition du corps et des parties malades à 20 minutes. Puis, à proportion que la pigmentation augmentera, on ira sans crainte à 1|2 heure, plus tard à 45 minutes, à une heure et même plus, si le bain chaud de soleil est bien supporté et si le malade ne se refroidit pas.

Je crois qu'il est bon de pigmenter également toutes les parties du corps.

Ma statistique des tuberculoses chirurgicales ne constate aucun échec, mais elle n'est pas assez fournie pour établir une conviction indiscutable. Tandis que celle de Rollier, de Leysin, est assez abondante pour impressionner les plus difficiles.

Les affections chirurgicales de nature tuberculeuse soignées par le savant médecin de Leysin peuvent se diviser en quatre classes :

1º Les tuberculoses du début.... ..... 100 0/0 de guérisons.
2º Les tuberculoses suppurées et fermées. 100 —   —
3º Les tuberculoses suppurées et ouvertes. 50 —   —
4º Quatre tuberculoses compliquées de
    lésions pulmonaires ....   4 décès.

En outre, sur 167 malades, 17 se sont améliorés et 3 n'ont éprouvé aucune amélioration.

Chose remarquable, cette statistique des tuberculoses chirurgicales concorde avec la statistique des
tuberculoses pulmonaires chroniques que j'avais publiées quelques mois auparavant dans ma communication au congrès de Washington (1). Ce qui démontre
que la cure solaire est également efficace dans toutes
les manifestations bacillaires, quelle que soit leur localisation. On ne comprendrait pas du reste qu'il put en
être autrement, puisque la cure solaire s'attaque aux
mêmes infections. La différence ne porte en réalité que
sur une différence de localisation et il n'est pas plus
difficile aux rayons du soleil de guérir les lésions
pulmonaires que les lésions ganglionnaires, osseuses
ou articulaires.

La guérison se fait peu à peu, insensiblement, par
sclérose, comme le prouvent la marche et la terminai-
son des adénites tuberculeuses, sur lesquelles on peut
suivre pas à pas les effets des énergies solaires. En
effet, quelle que soit leur dimension, elles fondent
comme la neige au soleil, et il ne reste bientôt plus
qu'une petite boule dure, roulant sous les doigts, de
la grosseur d'un pois. Jusqu'ici le traitement solaire
ne m'a donné aucun insuccès, qu'elles qu'aient été les

Prétuberculeux......................	100 o|o	de guérisons.
Tuberculoses au 1er degré..........	100 —	—
— 2e degré...........	65 —	—
— 3e degré..........	25 —	—
Laryngite tuberculeuse au début.....	100 —	—
Laryngite ulcéreuse...............	succès rares.	

dimensions des adénites, si ce n'est dans le cas, où le paquet ganglionnaire fut le siège d'une inflammation phlegmoneuse. Dans ces conditions, les rayons solaires aggravent l'état aigu. Mais, lorsque la suppuration est établie et que l'adénite est refroidie, les rayons solaires tarissent rapidement la suppuration et hâtent la cicatrisation des plaies tuberculeuses.

En février 1908, je faisais paraître dans *le Mois médical* quelques observations d'adénites tuberculeuses traitées par la cure solaire, qui méritent d'être transcrites ici, parce qu'elles nous montreront d'une manière palpable le mode de guérison employé par le soleil.

Ire OBSERVATION. — C..., détenue à la Maison cellulaire de Nice, est âgée de 26 ans. Son père, âgé de 60 ans, se porte bien; sa mère est morte poitrinaire. Dans son enfance elle a toujours été maladive, soit qu'elle eût des ophthalmies, dont elle porte encore les traces sous forme de néphélions, soit qu'elle eût des ganglions cervicaux ou sous-maxillaires hypertrophiés. A vrai dire, elle n'a jamais été guérie de ses adénites cervicales.

Il y a deux ans, elle vit même se développer du côté gauche du cou une vaste tumeur ganglionnaire, qui devint menaçante au point de gêner la respiration. Admise dans un service de chirurgie, à l'Hôpital, on lui enleva cet énorme paquet, et on la renvoya guérie.

Au moins de décembre 1907, je la vis à la prison, où elle avait été envoyée pour quelque peccadille. L'adénite avait récidivé. Elle était énorme; elle occupait tout l'espace compris entre l'angle de la mâchoire et la région sus claviculaire, où elle semblait s'enfoncer. Une large cicatrice la parcourait de haut en bas, attestant que la première tumeur enlevée était de très grosse dimension.

Respiration rude à l'inspiration et soufflante à l'expiration au sommet gauche en arrière, sans râles ou craquements. Submatité prononcée. Rien d'anormal à droite.

La femme C... fut soumise au traitement solaire dans la 2e quinzaine de décembre. Malheureusement nous eûmes à cette époque de rares jours de soleil. Mais, tout le mois de janvier fut magnifique, et je pus l'insoler à peu près chaque jour.

Aujourd'hui 1er février 1908, la malade est absolument dégagée. Il ne lui reste plus le long de la chaîne cervicale que quelques noyaux durs comme des noyaux de cerise, qui roulent sous les doigts. De plus, la respiration, au niveau de la fosse sus-épineuse du côté gauche, a repris son murmure physiologique et la submatité a disparu.

IIe Observation. — Mme X..., âgée de 28 ans, est la fille d'une mère morte tuberculeuse. Elle porte dans l'aisselle gauche un paquet ganglionnaire de la grosseur d'une orange en pleine suppuration. La tumeur s'est ouverte d'elle-même.

La suppuration est interminable, malgré les soins antiseptiques que l'on donne plusieurs fois par jour. Inutile de dire que Mme X..., une mondaine, a employé toutes les médications que comporte son état, mais sans succès. De guerre lasse, elle vint me trouver pour suivre un traitement solaire.

Après examen, je constatai qu'elle était porteuse de petits ganglions durs le long du sterno-mastoïdien des deux côtés, mais ne présentant aucune tendance à un plus grand développement. Rien d'anormal dans l'aisselle droite, rien d'anormal à l'auscultation des poumons.

Bien que d'apparence chétive, Mme X... n'était pas autrement malade. Son enfance s'était même passée d'une manière satisfaisante, sauf une rougeole dont elle s'était bien tirée.

La menstruation est régulière. Pas d'enfant.

La malade fut soumise à la cure solaire. C'était au mois de juin, époque où l'intensité de la lumière à Nice est très élevée et régulière. Au bout de huit séances d'insolation, la suppuration était tarie ; au bout de quinze séances de plus, sa guérison était complète, les ganglions étaient comme fondus et il ne restait plus que deux petites boules dures qui représentaient les ganglions sclérosés.

IIIᵒ OBSERVATION. — Marceline F... a 12 ans. Son
père est un ivrogne ; sa mère s'est suicidée à 40 ans ;
son grand-père paternel est mort d'une pneumonie à
50 ans ; sa grand'mère est morte à 55 ans d'une maladie
inconnue ; son grand-père maternel est mort d'accident ; sa grand'mère est morte à 67 ans. On ne trouve
donc aucun antécédent tuberculeux. Mais un de ses
frères est mort poitrinaire à 20 ans, deux sœurs ont
des adénites tuberculeuses ; deux autres frères se
portent bien.

La jeune Marceline fut mise en nourrice dès sa
naissance chez des paysans en Italie. Elle y resta
4 ans. Quand elle quitta ses parents nourriciers, elle
fut transportée au dispensaire Lenval pour y être soignée d'une kérato-conjonctivite compliquée d'iritis et
d'un abcès cornéen à droite. Déjà à cette époque, elle
portait de gros ganglions cervicaux des deux côtés.

Après deux mois de traitement, l'enfant étant amé-
liorée, revint chez ses parents. Là, nouvelle poussée de
kérato-conjonctivite, abcès de la cornée à droite, encla-
vement de l'iris, irido-choroïdite, engorgements ganglionnaires énormes.

Par surcroît de malheur, l'enfant eut la rougeole. La
rougeole guérie, la petite malade fut transportée au
dispensaire dans un état déplorable. A force de soins,
on parvint à lui sauver son œil gauche ; l'œil droit était
perdu. Depuis cette époque, l'existence de cette petite
fille s'est passée entre la maison de son père, où elle

restait peu et le dispensaire où elle séjournait pendant des mois.

En 1906, l'enfant se présenta avec des engorgements ganglionnaires énormes des deux côtés du cou. Elle fut soumise comme d'habitude à l'huile de foies de morue, à l'arsenic, aux iodures jusqu'en février 1907. La bonne nourriture, la propreté, l'hygiène aidant, ses tumeurs diminuèrent de volume, mais ne disparurent pas.

L'année 1907, passée tout entière au dispensaire, a été marquée par des rechutes de kératite et des poussées ganglionnaires, survenant de temps à autre, sans cause connue.

En décembre, les engorgements ganglionnaires étaient monstrueux. C'est alors que je me décidai à lui faire suivre la cure solaire. Mais, elle ne la commença vraiment qu'en janvier 1908. A partir de cette époque, les tumeurs du cou commencèrent à diminuer.

Aujourd'hui 18 février, la malade est débarrassée de ses paquets ganglionnaires, et on ne trouve plus des deux côtés du cou, particulièrement à gauche, que des ganglions de la grosseur d'un noyau de cerise durs et roulants sous les doigts.

L'enfant est sortie guérie du dispensaire, et nous ne l'avons plus revue depuis cette époque.

J'ai tenu à donner ces observations in extenso, pour montrer l'action sclérogène des rayons du soleil, et en même temps pour montrer par quel procédé guérissent les lésions tuberculeuses sous leur influence.

Il est certain que sous la même action les granulations miliaires disséminées dans les poumons au début de l'invasion bacillaire guérissent par le même moyen, de même que les tubercules conglomérés à l'état de crudité ou à l'état caséeux. Quant aux cavernes, elles se cicatrisent par sclérose de leurs parois. Le procédé employé par le soleil est toujours le même : l'action solaire ne varie jamais ses effets, quel que soit le siège des lésions. Je montrerai, par la suite, qu'il en est réellement ainsi.

C'est encore aux tuberculoses chirurgicales que nous allons demander comment disparaissent les bacilles, les microbes et leurs toxines dans les foyers infectés par eux. Nous allons en voir la démonstration dans une observation que j'ai publiée dans le *Mois médical* du mois d'août 1909.

Il s'agit d'une petite fille de 11 ans. Son père, riche Américain établi à Nice depuis de longues années, eut cette enfant sur le tard. Sa mère est morte récemment de tuberculose pulmonaire à l'âge de 38 ans.

J'ai suivi cette fillette depuis sa naissance. Nourrie par sa mère, qui ne présentait alors aucun symptôme de tuberculose, elle s'éleva pourtant avec peine, malgré les soins intelligents dont elle fut entourée. Sa dentition tardive fut marquée par des troubles digestifs fréquents, qui mirent quelquefois sa vie en danger. Elle franchit néanmoins ses périodes dentaires et la crise

du sevrage tant bien que mal. Sa première enfance
fut parsemée d'orages qu'elle parvint à éviter, mais
elle ne fut jamais qu'une enfant chétive et maladive.

A 3 ans elle eut la rougeole qui évolua sans accident grave. Depuis cette époque, l'enfant fut prise
chaque hiver de bronchites qui guérirent assez rapidement sans laisser de traces suspectes.

La voici parvenue à l'âge de 11 ans. Elle est d'un
blond clair, elle est maigre, un peu pâle et offre l'apparence d'une fillette de huit ans tout au plus.

Au commencement du mois de mars dernier,
Mlle X... ressentit spontanément, sans traumatisme
préalable, au niveau de la région dorso-lombaire une
douleur assez vive, que l'on considéra comme une
douleur rhumatismale sans importance. On lui fit en
conséquence quelques frictions calmantes, mais sans
succès. La douleur au contraire gagnait l'hypocondre droit et même la cuisse correspondante au point
de gêner la marche. Vers la fin du mois, la malade
ne pouvait plus appuyer le pied droit sur le sol ; elle
marchait à cloche-pied. Son torse était infléchi à droite
et dans cette position de relâchement musculaire seulement, sa douleur était supportable. De plus, sa
gouvernante avait remarqué qu'au niveau du côté
droit de la douzième vertèbre dorsale il existait une
tumeur de la dimension d'une grosse noix.

L'enfant ne dormait presque plus, mangeait à peine
et dépérissait à vue d'œil. Sa température à 8 heures

du matin était de 36° 7, celle du soir dépassait toujours 38°.

Justement alarmé par ces symptômes graves, M. X... me fit prier de venir voir sa fille.

Je la vis le 3 avril pour la 1re fois. L'enfant était au lit dans l'attitude d'un chien de fusil, le buste plié, sur le côté droit du bassin, la cuisse droite en flexion sur le bassin et la jambe en flexion sur la cuisse. Dès que l'on essayait d'étendre le membre inférieur, elle poussait des cris de douleur. Cette douleur était surtout intense à la partie supérieure et antéro-interne de la cuisse et dans la profondeur de la fosse iliaque.

A la pression, on provoquait une douleur aiguë au niveau de la dernière vertèbre dorsale, le long de la dernière fausse côte et dans la profondeur de la fosse iliaque. Toute cette région était le siège d'un empâtement du tissu cellulaire et l'on pouvait, grâce à la maigreur de la malade, délimiter une tumeur fluctuante commençant à la 12e vertèbre dorsale et finissant dans la gaine du psoas.

Le siège de la douleur, l'attitude de la malade, la marche de la température, la forme de la tumeur fluctuante, l'absence de traumatisme, l'hérédité tuberculeuse, l'état général du terrain organique depuis la naissance imposaient le diagnostic d'abcès tuberculeux de la 12° vertèbre dorsale et peut-être de la dernière fausse côte, dont le pus avait fusé dans la gaîne du psoas.

Ce même jour, vers onze heures, je fis exposer l'enfant complètement nue, couchée à plat ventre sur une chaise longue, aux rayons directs du soleil, pendant dix minutes, de manière que le corps étant en plein soleil, la tête restait dans l'ombre de la chambre. Après cette séance d'insolation, je la fis habiller et je l'installai dans le jardin sur une chaise longue à l'ombre des orangers, en prescrivant que chaque jour après son insolation elle fut transportée en plein air pour toute la journée jusqu'au coucher du soleil. Inutile d'ajouter qu'elle était à l'abri de la brise de mer et couverte d'un plaid pour la garantir du froid.

Au bout de 8 jours de ce traitement, l'état local ne s'était pas amélioré, mais la malade mangeait avec un peu plus d'appétit, dormait mieux et surtout souffrait infiniment moins. Il est remarquable que l'application des rayons solaires sur la peau nue calme la douleur en très peu de temps.

L'enfant avait augmenté de 280 grammes. Déjà on pouvait constater sur sa peau une pigmentation légère due aux rayons du soleil.

Dès l'apparition de cette surproduction pigmentaire je prescrivis des insolations de 20 minutes de durée pendant les huit jours suivants, à la même heure et dans les mêmes conditions, tout en continuant les cures d'air et de repos dans le jardin.

A la fin de cette seconde semaine, je constatai une amélioration appréciable dans l'état général : la malade

avait encore gagné 200 grammes. L'appétit était satisfaisant; les digestions, normales, le sommeil, excellent; les douleurs avaient disparu ; la température
vespérale était descendue au-dessous de 38°. Pendant
ce temps, les insolations avaient encore augmenté le
pigment tégumentaire.

Pendant la 3ᵉ et la 4ᵉ semaine, je prescrivis des
insolations de 30 et 45 minutes de durée en raison de
la pigmentation cutanée.

Nous voici arrivés au commencement du mois de
mai. L'état général de la malade est considérablement
amélioré; elle a augmenté d'un kilogramme. La tumeur
fluctuante a notablement diminué de volume, l'extension du membre inférieur se fait sans douleur, le
buste s'est redressé selon une position à peu près
normale. Mais il reste un certain degré d'empâtement
dans l'hypocondre droit, et on sent encore dans la
profondeur de la fosse iliaque la présence d'une certaine quantité de pus.

La durée du bain solaire est maintenant d'une heure :
la température au soleil dépasse 40°.

A la fin du mois de mai, la peau de l'enfant est
bronzée. La guérison marche à grands pas ; l'appétit
et les digestions sont excellents, l'embonpoint s'accentue, le sommeil est bon, l'enfant ne souffre plus,
elle est gaie, elle joue sur sa chaise longue avec ses
poupées ; en un mot l'état général est parfait.

Il ne reste plus trace de pus dans l'ancienne tumeur,

les chairs sont souples, les mouvements sont natu-
rels, la pression ne réveille plus aucune douleur nulle
part, le poids total depuis le début jusqu'au 1er juin
a augmenté de 3.400 grammes. La malade peut marcher comme avant sa maladie, la taille redressée et
les jambes fermes, sans claudication et sans hésitation.
Elle est guérie.

Aujourd'hui, 8 décembre 1909, la guérison s'est
maintenue.

Voilà donc une collection purulente considérable,
contenant certainement des bacilles de Koch et vraisemblablement d'autres microbes, qui disparaît peu à
peu, silencieusement, sans laisser de trace appréciable
à la palpation. Les bacilles et les microbes ont péri,
leurs toxines se sont probablement oxydées, et cela
très vite, dans l'espace de deux mois, et pendant ce
temps l'organisme déjà infecté s'assainissait, et les
forces revenaient, et l'équilibre fonctionnel se réta-
blissait.

Le terrain organique se relève donc en même temps
que les lésions locales guérissent, le soleil exerce donc
deux actions parallèles, qui se prêtent un mutuel concours. On ne comprendrait pas qu'il put en être autrement, car on ne saurait concevoir la guérison
d'une lésion tuberculeuse locale sans l'amélioration
du terrain sur lequel cette lésion s'était développée,
de même qu'on ne saurait concevoir l'amélioration du
dit terrain sans la modification de la lésion locale.

D'autre part, la localisation du foyer tuberculeux importe peu au point de vue de la marche générale de la maladie. Que ce soient les poumons, que ce soit un os, que ce soit une articulation, que ce soient la peau, le péritoine, les ganglions, où ce foyer soit fixé, il n'est pas de guérison définitive possible sans amélioration concomittante du terrain organique. De fait, c'est cette double marche parallèle que nous constatons dans tous les cas de tuberculose qui guérissent par la cure solaire.

Tuberculose pulmonaire chronique du 1er degré.

Les lésions de la tuberculose pulmonaire du 1er degré se distinguent de celles de la prétuberculose par la conglomération des granulations miliaires, qui dans cette dernière étaient encore disséminées dans le tissu pulmonaire. C'est le tubercule cru qui constitue la lésion anatomique du 1er degré. Mais, en réalité l'anatomie pathologique et la clinique nous apprennent que cette lésion est rarement unique et nettement tranchée. La germination se fait au contraire par poussées successives ; en sorte que les tubercules les plus âgés sont déjà en voie de ramollissement, lorsque survient une éclosion nouvelle.

La présence des tubercules crus crée des symptômes nouveaux en dehors des signes portant seulement sur le rythme et sur la sonorité du murmure vésiculaire, comme nous l'avons vu dans la prétuberculose. Ces symptômes nouveaux sont la submatité ou la matité des territoires pulmonaires envahis, l'augmentation des vibrations thoraciques à ce niveau et surtout l'apparition des craquements secs. Certes, l'auscultation nous révèle encore d'autres bruits anormaux, qui dépendent de la congestion ou de l'inflammation de voisinage, ou même de la plèvre intéressée dans le processus inflammatoire. Mais, ce sont là des symptômes que l'on peut considérer comme secondaires. Les véritables signes de la tuberculose pulmonaire au 1er degré constituent en réalité la triade pathologique suivante : submatité, vibrations thoraciques augmentées et craquements secs. Les troubles de la respiration, tels que l'affaiblissement du murmure vésiculaire, la rudesse de l'inspiration et de l'expiration, l'expiration prolongée doivent ne plus venir qu'en second rang en présence de la triade pathologique constatée.

Il n'entre pas dans le cadre de mon travail d'examiner plus à fond la symptomatologie de la tuberculose pulmonaire au 1er degré : d'autres l'ont fait avec plus de compétence. Je ferai cependant remarquer avec beaucoup d'autres, que lorsque l'un des sommets des poumons est manifestement atteint de tuberculose au 1er degré, mais qu'il l'est depuis peu de temps, il arrive que le parenchyme pulmonaire périphérique

n'est pas encore sérieusement irrité, et que clinique-
ment on peut considérer la lésion tuberculeuse comme
une infection localisée. Dans ces conditions, cette lésion peut guérir par sclérose des tubercules d'elle-
même et par les seules énergies de l'économie. On
comprend donc sans peine que la cure solaire, qui
possède des propriétés éminemment sclérogènes, doit
être une médication de premier ordre et une médication de choix dans la tuberculose de ce degré. Elle
agira d'autant mieux qu'à cette période la lésion tuberculeuse des poumons se trouve dans les mêmes
conditions que les tuberculeuses chirurgicales qui
n'ont pas encore infecté l'organisme. En réalité, elle
agit de même, car il n'y a entre elles qu'une différence
de siège et souvent une différence de profondeur.

La tuberculose qui nous est révélée par la triade
pathologique qui constitue le premier degré et qui
généralement s'est installée au sommet de l'un ou de
l'autre poumon, plus communément à droite, ou encore
au sommet des deux poumons, guérit rapidement par
les bains solaires, lorsqu'elle n'a provoqué jusque-là
aucune réaction sérieuse des territoires environnants.
Généralement la guérison ne laisse, comme signes
anormaux, que des modifications portant sur le rythme
et sur la sonorité de la respiration. On constate soit
l'affaiblissement du murmure vésiculaire, soit de l'expiration prolongée, soit de la rudesse dans les deux
temps de la respiration. Ce sont des symptômes qui

dépendent de la sclérose des tubercules, ce sont donc
des symptômes de cicatrisation. Alors les craquements
secs ont disparu, la submatité ne se perçoit plus et les
vibrations thoraciques se sont rapprochées de la normale.

Les modifications respiratoires durent des années,
après guérison, sans que l'on puisse jamais constater
la réapparition des craquements secs, l'augmentation
de la submatité et l'excès vibratoire de la paroi thoracique.

Les malades qui présentent ces phénomènes pourraient être considérés par des médecins non avertis
comme des prétuberculeux porteurs des signes de
Grancher, alors qu'en réalité ils doivent être classés
parmi les tuberculeux guéris avec les signes de la tuberculose abortive de Bard. Il est donc important de
faire un diagnostic précis, ce qui n'est pas toujours
facile à moins d'avoir suivi minutieusement depuis
longtemps les porteurs de ces symptômes anormaux.

J'ai vu un nombre relativement considérable de
tuberculoses du premier degré, qui ont guéri en con-
servant pendant plusieurs années de l'affaiblissement
du murmure vésiculaire, de l'expiration prolongée ou
de la rudesse respiratoire, sans jamais offrir d'autres
signes suspects. Et ces manifestations anormales
étaient compatibles avec une bonne santé habituelle.
J'ai constaté, en outre, que je n'ai pas observé de
rechutes, soit qu'une première atteinte ait vacciné les

bacillaires guéris, soit que la cure solaire ait modifié
le terrain organique au point de le rendre réfractaire
à toute infection nouvelle. C'est là un fait absolument
remarquable.

D'autres fois, la guérison par la cure solaire ne laisse
aucune trace de la maladie, ni à la percussion, ni à
l'auscultation. Ces cas de retour à l'intégrité ne sont
pas rares, bien qu'ils soient difficiles à interpréter.

Voici un jeune homme de 33 ans ; son père est mort
d'une pneumonie double, sa mère vit encore et jouit
d'une bonne santé. Son père était scrofuleux. Il a cinq
frères ou sœurs qui se portent bien, sauf la sœur aînée
qui est chlorotique et un frère, qui fut atteint, il y a
cinq ans, d'une gangrène pulmonaire, dont il guérit.

Notre malade souffrit entre 12 et 19 ans de fièvres
paludéennes ; à 21 ans il eut une fièvre typhoïde grave.
A partir de cette époque, sa santé déclina. Il fit une
maladie d'estomac qui ne céda qu'à l'hydrothérapie et
qui dura deux ans. Le terrain était donc admirablement préparé pour la culture des bacilles de Koch.

Aussi, le 20 mars 1909, à la suite d'une partie de
campagne, M. C... se refroidit et contracta une bronchite légère. Depuis ce temps, il avait conservé une
toux sèche, assez fréquente, dont il ne s'inquiétait pas.
Pourtant au mois de mai, la toux persistait encore,
elle s'était même aggravée, et de sèche qu'elle était
elle devint catarrhale. Le malade expectorait abondamment des crachats spumeux parmi lesquels on en

trouvait quelques-uns d'épais et de couleur jaunâtre.

Quelquefois, le soir, le thermomètre qui, le matin, marquait 36°8 montait à 37°4. Pendant la nuit il survenait souvent des transpirations. L'organisme commençait donc à réagir et déjà il se manifestait un peu d'infection.

Jusque-là rien de bien grave. Cependant M. C... crut devoir consulter son médecin. Après examen, ce dernier lui déclara qu'il faisait de la tuberculose pulmonaire et lui conseilla de venir à Nice pour y suivre la cure solaire sous ma direction.

Je reçus le malade le 1er juin 1909. C'était un jeune homme blond, encore vigoureux, bien qu'il eût maigri de sept kilogrammes.

A l'examen de la poitrine, je constatai au sommet du poumon droit, dans la fosse sus-épineuse et dans la fosse sous-épineuse une submatité très nette. Les autres régions des deux poumons donnaient à la percussion une sonorité normale.

A l'auscultation, on entendait des craquements secs dans la région submate pendant l'inspiration et une respiration affaiblie dans la région sous-claviculaire droite. Les vibrations thoraciques au sommet droit étaient manifestement augmentées. Toutefois, le poumon gauche paraissait absolument normal.

Le diagnostic de tuberculose fut, du reste, confirmé par l'examen des crachats, qui contenaient des bacilles de Koch et une flore abondante de microbes variés.

M. C...fut soumis à la cure solaire, sans autre traitement. Malheureusement, nous eûmes en juin une
série de mauvais temps peu favorable aux bains de
soleil. Cependant, il put en prendre une dizaine dans
de bonnes conditions. Par exception, je prescrivis
d'emblée des insolations de vingt minutes de
durée.

Au commencement de juillet, l'état général était
sensiblement le même. Mais, il faut signaler pourtant
que les sueurs nocturnes avaient cessé, et que depuis
cette époque elles n'ont plus reparu. En même temps,
le malade notait une augmentation de l'appétit. Il
pesait alors 65 kilogrammes.

Le mois de juillet avait ramené le soleil et les hautes insolations. Dès le 20, la pigmentation cutanée
était suffisamment intense pour permettre des insolations d'une demi-heure, à une température solaire de
40° à 42°, vers dix heures du matin. A la fin du mois,
le malade ne toussait presque plus et crachait peu.
Sa température matinale était de 36°8, sa température
vespérale ne dépassait jamais 37°1. L'appétit était bon,
les digestions étaient faciles, les forces revenaient peu
à peu : le malade pouvait faire chaque jour des promenades d'une heure sans fatigue.

Pourtant, l'état local ne paraissait pas se modifier
aussi rapidement que l'état général. Sauf la toux, qui
avait notablement diminué, et qui par cela même indiquait que le territoire bronchique autour des tuber-

·cules crus était moins enflammé, les craquements secs persistaient encore.

· Au commencement du mois d'août, la pigmentation de la peau permettait des insolations de 45 minutes : 1/4 d'heure en avant, 1/2 heure en arrière. La température solaire ne dépassait presque jamais 44°.

Jusqu'au 15 août, la durée des insolations fut maintenue à 45 minutes ; mais, peu à peu je fis découvrir le malade jusqu'aux cuisses. Il prenait maintenant ses bains de soleil étendu sur un matelas, tandis que jusqu'à ce moment, il s'était contenté de prendre ses insolations dans la position à cheval sur une chaise.

A la fin du mois d'août, il prenait des bains de soleil complètement nu, pendant une heure : 20 minutes en avant, 40 minutes en arrière.

Au commencement de septembre, l'état local commença à se modifier. On n'entendait plus au sommet du poumon droit que de rares craquements secs, et le murmure vésiculaire dans la région claviculaire s'entendait avec le même moelleux qu'à gauche. Quant à l'état général, le malade avait toutes les apparences de la santé : il pesait 68 kilogrammes.

L'insolation dure maintenant 80 minutes : le corps du patient est bruni comme un bronze d'art, avec une teinte légèrement dorée.

En octobre, l'examen bactériologique fait à plusieurs reprises ne révèle la présence ni de bacilles de Koch, ni de microbes secondaires, sauf quelques rares çocci. Du reste, le sommet malade est complètement nettoyé : on n'entend plus ni craquements secs, ni bruits anormaux d'aucune sorte. Cependant, je constate que les deux temps de la respiration, tout en gardant leur rythme et leur durée respective, produisent un murmure vésiculaire un peu affaibli au sommet du poumon en arrière.

Malgré ces résultats acquis, je fais continuer la cure de soleil. Le mois d'octobre fut particulièrement beau à Nice, et le malade prit presque chaque jour un bain de 80 minutes.

En novembre, nouvel examen bactériologique, nouveau résultat négatif.

La diffusion des eaux de boissons atteignait des proportions physiologiques, l'examen des urines révélait des quantités normales d'acidité, de phosphates, de chlorures, d'acide urique et d'urée. La machine fonctionnait donc comme chez un homme sain.

A mon point de vue c'était la guérison : le malade avait gagné depuis le mois de juin sept kilogrammes.

Voilà un malade qui a guéri d'une tuberculose pulmonaire au Ier degré en quatre mois et demi d'insolations. C'est un record, pour parler le langage du jour.

Généralement, la tuberculose du Ier degré ne marche pas vers la guérison avec autant de rapidité. Les raisons en sont nombreuses : 1° les malades ne sont pas tous très obéissants, et dès qu'ils se sentent améliorés, ils en concluent ou qu'ils sont guéris, ou qu'ils peuvent commettre des imprudences; 2° les jours de soleil ne sont pas toujours aussi nombreux qu'il le faudrait, et la cure solaire ne peut avoir toute l'efficacité désirable; 3° il peut survenir des accidents ou quelque affection concomittante qui retardent la cure; 4° le terrain est, selon les sujets, plus ou moins propice à la culture des bacilles de Koch, et le relèvement de l'organisme dépend nécessairement de l'état du terrain.

J'ai revu M. C... pendant l'hiver 1910 : je l'ai minutieusement ausculté. Or, il résulte de mon examen qu'il est impossible de reconnaître si c'est bien le sommet droit qui fut atteint, ou si c'est plutôt le sommet gauche. Pour obtenir ce résultat, il a suffi de 4 mois 1/2, mais c'est une exception. Pour guérir une tuberculose au 1er degré, en supposant que l'infection soit localisée, il faut compter sept ou huit mois environ. Dans le cas, où l'infection commence à se généraliser, la guérison par la cure solaire exige souvent une année entière. C'est qu'alors autour des tubercules conglomérés, les territoires pulmonaires circumvoisins sont irrités. Il y existe une inflammation périphérique plus ou moins étendue qui se traduit à l'auscultation par des bruits variés de bronchite, de bronchite capillaire, de pleurite ou même de pneumonie. C'est qu'en même temps, le malade tousse et expectore abondamment, qu'il a, chaque soir, une

élévation de température, qu'il transpire plus ou moins
pendant la nuit, qu'il digère moins bien, qu'il mange
avec moins d'appétit, qu'il a souvent de la diarrhée,
qu'il a maigri et maigrit encore, qu'il se déminéralise
de plus en plus, c'est enfin que son organisme s'infecte
chaque jour davantage.

La cure solaire devra donc désormais faire face non
seulement à l'œuvre d'antisepsie et de sclérose, mais
encore et surtout à l'œuvre du relèvement de l'organisme qui s'effondre. C'est précisément ce relèvement
qu'il est long d'obtenir. Ainsi donc plus l'infection se
généralise, plus la guérison s'éloigne.

Malgré tout, le résultat définitif n'en arrive pas
moins : il arrive même quelquefois dans des conditions aussi parfaites que dans les infections localisées.

Quelle que soit la longueur de la cure solaire, il
est à remarquer que, pendant ce temps il est rare de
voir se produire une poussée nouvelle de tuberculose,
à moins de circonstances qui affaiblissent momentanément la résistance de l'organisme, comme un refroidissement, une erreur de régime ou une longue interruption des séances d'insolation. On dirait que les
bains de soleil frappent les bacilles de Koch de
stérilité, ou tout au moins qu'avant de les détruire
ils atténuent leur virulence, au point de rendre
leur descendance inoffensive pour l'organisme. L'une
ou l'autre de ces interprétation n'ont rien d'invraisemblable. Duclaux n'a-t-il pas démontré que

sous l'influence des énergies solaires, il se produit
in vitro de l'atténuation dans la virulence des toxines, et que, sous la même influence, une culture
de microbes était à ce point affaiblie qu'elle était
souvent frappée de stérilité. D'autres fois, la culture
n'était pas stérile, mais elle produisait une descendance de virulence atténuée. Le savant directeur de
l'Institut Pasteur entrevoyait même la possibilité de
créer des races atténuées de microbes par l'insolation.

Les faits cliniques semblent démontrer que les
choses se passent dans les poumons méthodiquement
insolés, comme dans les cultures de Duclaux.

Il en est tellement ainsi que lorsque, pour des raisons quelconques, on suspend pendant longtemps
la cure solaire, les symptômes d'infection reviennent
et les lésions locales s'aggravent, absolument comme
s'il s'agissait d'une culture *in vitro*. Nous savons, en
effet, qu'une culture de microbes, dont la virulence
est diminuée par la lumière, reprend sa virulence dans
l'obscurité.

Cette observation que chacun peut aisément contrôler, nous ouvre des horizons nouveaux. Elle tend à
démontrer que, malgré le milieu organique dans lequel
évoluent les microbes et les bacilles de Koch, leur
virulence et leur vitalité sont autant menacées que
dans une culture en plein soleil. Il n'y a de différence
que par le temps qu'il faut pour les atténuer ou les
faire périr. Cette différence s'explique, du reste, par

le plus ou moins de facilité pour les rayons solaires
de pénétrer jusqu'aux micro-organismes.

La cure solaire nous ménage une autre surprise.

En effet, il est de règle que l'action solaire s'exerce
tout d'abord sur les toxines bacillaires ou microbiennes
avant d'atteindre les microbes et les bacilles eux-mêmes.
Le premier effet des bains de soleil est de désinfecter
les parties insolées en surface et en profondeur. Les
microbes et les bacilles se retrouvent encore dans les
examens bactériologiques, alors que tous les symptômes d'infection ont déjà disparu. La fièvre vespérale, l'insomnie, les sueurs nocturnes, la diarrhée, les
vagues douleurs articulaires ou thoraciques, l'inappétence, l'affaiblissement général des forces disparaissent progressivement à mesure que les bains solaires
augmentent de nombre, et cependant les microbes et
les bacilles vivent encore dans les foyers tuberculeux.
Il faut une trentaine d'insolations pour obtenir ces résultats heureux. Mais, plus l'infection générale est légère, plus l'action solaire est rapide.

Je ferai remarquer que c'est également ainsi que les
choses se passent dans les cultures *in vitro*, plus rapidement, c'est entendu. Les toxines sont déjà oxydées,
mais les microbes ne sont pas encore morts ; le soleil
oxyde d'abord les poisons, il tue les microbes ensuite.
Cette action solaire sur les toxines permet à l'organisme de remonter peu à peu le courant qui l'entraî-
nait à sa ruine. Et c'est surtout le relèvement des

énergies organiques qu'il importe de voir se produire, car les microbes et les bacilles résisteront d'autant moins que ces énergies seront plus puissantes. Du reste, la destruction des bacilles de Koch doit être considérée comme secondaire : elle ne compte en réalité qu'autant que le terrain organique est devenu réfractaire à la culture bacillaire. En dehors de cette condition, tout traitement contre la tuberculose est une entreprise vaine.

En conséquence, tout traitement contre la tuberculose, pour être efficace, doit exercer deux actions parallèles sur l'organisme : la première doit relever l'organisme défaillant, la seconde doit être antiseptique et microbicide. Jusqu'ici nous ne connaissons que la cure solaire qui puisse remplir ces conditions.

Nous venons de voir que l'insolation méthodique atténue ou oxyde et finalement détruit les toxines microbiennes et bacillaires, nous allons voir maintenant comment et quand les microbes secondaires, staphylocoques, streptocoques, sarcines, tétragènes, etc. meurent sous l'influence de la cure solaire. Disons d'abord qu'ils périssent longtemps avant les bacilles de Koch.

Les microbes associés du bacille de Koch dans les lésions tuberculeuses des poumons disparaissent très vite des expectorations. C'est le Dr Hamesse, ancien directeur du Sanatorium de la Mentéga, près Nice, qui, le premier fit cette observation en 1905. Depuis cette époque, j'ai maintes fois constaté le fait.

Voici les observations du Dr Hamesse :

— « Ier CAS. Mme D..., 23 ans, est malade depuis deux ans. C'est une héréditaire. Très amaigrie, fonctions digestives bonnes, règles normales, respiration superficielle, toux peu fréquente, crachats assez abondants, petites poussées fébriles fréquentes.

Percussion : à gauche, matité de presque tout le côté gauche ; rien à droite.

Auscultation : à gauche, silence absolu jusqu'à deux doigts au-dessous de l'omoplate. Respiration renforcée dans le tiers inférieur. A droite, en avant : bruit vésiculaire rude. Expiration très prolongée. En arrière : quelques râles sous-crépitants humides disséminés.

Traitement. Soumise aux injections de Jacobs, depuis plus d'un an. Cure d'air, cure solaire, d'après la méthode du Dr Malgat.

J'ai suivi cette malade au point de vue clinique et bactériologique depuis plus d'un an. Son état s'est beaucoup amélioré : la toux a diminué, l'expectoration également : retour à la perméabilité du côté gauche.

Mais c'est dans le domaine bactériologique qu'il s'est passé un fait intéressant. Au début de la maladie, l'examen des crachats a révélé l'existence d'une collection fort riche de micro-organismes de toute espèce : bacilles de Koch très nombreux, réunis en groupes, microcoques, tétragènes, staphylocoques, streptocoques en grande quantité, protéi, sarcines, etc.

Un peu plus tard, j'eus l'occasion de refaire l'analyse des crachats. Les bacilles de Koch étaient moins abondants, ils avaient contracté une forme recourbée : mais les streptocoques et les staphylocoques étaient toujours en quantité considérable. A plusieurs reprises, je repris l'analyse sans y trouver un grand changement. Ce statu quo persista jusqu'au mois d'avril. A cette époque la malade était soumise à la cure solaire depuis un mois et lorsque je fis l'analyse, je constatai avec stupéfaction que les staphylocoques et les streptocoques avaient complètement disparu. Je refis l'analyse à plusieurs jours d'intervalle, toujours sans trouver le moindre strepto ou staphylocoque.

Cette disparition a coïncidé avec une chute complète de la température, qui présentait très souvent des élévations de 37°9, le soir. Ces petites poussées fébriles avaient un retentissement sur l'état général de la malade. Depuis la disparition de l'infection, due à la présence des cocci, cet état s'est considérablement amélioré et actuellement le mieux persiste (16 juin 1905).

2° Cas. — M. W...., 24 ans, tuberculose pulmonaire depuis 1902. Héréditaire, très amaigri, fonctions digestives actuellement bonnes, après avoir été très mauvaises, toux fréquente, crachats très abondants, pas de fièvre.

Percussion : en avant et en arrière, submatité, à droite. Sonorité normale, à gauche.

Auscultation : à droite : en avant râles sibilants ; en arrières râles sibilants et sous-crépitants.

Traitement : injections de Jacobs, cure d'air, cure solaire, selon la méthode du Dr Malgat.

Comme dans le cas précédent, il m'a été donné de suivre ce malade également depuis plus d'un an. Son état général s'est amélioré. Il a augmenté de poids. Les fonctions digestives sont devenues bonnes, la toux et l'expectoration ont diminué.

A diverses reprises depuis plus d'un an, j'ai fait l'analyse des crachats. Comme dans le premier cas, la flore microbienne était variée et nombreuse, avec prédominance des streptocoques et des staphylocoques. Ces deux derniers ont persisté jusqu'au moment où le traitement par les rayons solaires a été institué. En effet, après un mois d'insolations, je constatai, dans toutes les analyses, l'absence complète de ces micro-organismes. En même temps la toux et l'expectoration diminuaient, et l'état général devint meilleur.

Conclusions : je n'hésite pas à affirmer que les rayons employés comme traitement, ont pour effet manifeste de détruire les microbes. M, D... a toujours eu des streptocoques et des staphylocoques, jamais ils n'ont disparu, jusqu'au moment où le traitement a été appliqué. Un mois après l'emploi de la cure solaire, ils disparaissaient complètement, résultat qui n'avait jamais été obtenu, même après un séjour de plusieurs mois dans une station climatérique d'altitude, l'année dernière.

Il en est exactement de même pour le cas de M. W... Cette absence de staphylocoques et de streptocoques entraîne la disparition de ces infections secondaires, si pernicieuses pour les tuberculeux. Ce fait constitue un progrès sérieux réalisé dans le traitement de la tuberculose pulmonaire. Peut-être après une longue application du traitement solaire, verrons-nous le bacille de Koch lui-même disparaître. »

Les deux observations, que je viens de dire, remontent à 1905. Depuis cette époque, j'ai fait de nombreux examens bactériologiques sur les crachats des tuberculeux insolés et j'ai toujours constaté les résultats consignés par Hamesse. Il faut surtout retenir que c'est au bout de très peu de temps que l'on fait périr les microbes secondaires et que l'on obtient la destruction des toxines.

Ces faits peuvent être vérifiés par tout le monde : ils sont constants. Mais, comme le fait remarquer notre distingué confrère belge, la désinfection est opérée, les microbes secondaires sont morts après une trentaine de bains de soleil, mais les bacilles de Koch persistent.

Les observations du Dr Hamesse n'ont pas duré assez longtemps pour qu'il put savoir ce que devien-

nent les bacilles de Koch. Mon expérience et les
nombreux examens de crachats que j'ai faits m'ont
démontré,que les bacilles de Koch périssaient comme
les microbes, mais résistaient à la cure solaire plus
longtemps. Toutefois, il n'est pas possible de fixer un
terme à leur vitalité, comme on peut le faire pour les
microbes secondaires, parce que cette vitalité est en
raison directe de la qualité du terrain organique.
Dans la prétuberculose les bacilles de Koch doivent
certainement disparaître très vite, puisque la guérison
arrive en deux ou trois mois d'insolation; dans la
tuberculose au Ier degré, ils disparaissent en moyenne
au bout de six ou sept mois, quelquefois plus tôt.

Cette différence de résistance entre les microbes
secondaires et les bacilles de Koch tient probablement
à la nature plus vivace de ces derniers, mais sûrement
à cette circonstance qu'il faut aux bacilles un terrain
de culture spécial, et que ce terrain de culture est très
long à devenir réfractaire. Tandis que tout terrain est
favorable à la culture des microbes banaux qui vivent
dans toutes les sécrétions des voies respiratoires, et
qu'il n'est pas nécessaire de modifier ces sécrétions
pour les faire périr.

Quoi qu'il en soit de ces explications, le fait reste.
Les bacilles de Koch ne se voient plus dans les crachats des tuberculeux, dès que la cure solaire a relevé
l'organisme. Nous avons même vu que, à cette période,
il ne se fait plus de nouvelles poussées germinatives

chez les insolés. Ce sont là des faits d'une très grande importance, qui nous démontrent que la guérison de la tuberculose pulmonaire est sous la dépendance de deux actions parallèles : le relèvement de l'organisme d'une part, et la désinfection de ce même organisme d'autre part.

En résumé, la cure solaire méthodiquement appliquée produit trois effets remarquables : 1° elle commence par désinfecter l'organisme ; 2° elle arrête ensuite la germination miliaire, ou tout au moins, si elle ne l'arrête pas, elle atténue la virulence des bacilles existants et celle de leur descendance; 3° elle détruit les microbes secondaires d'abord et les bacilles de Koch plus tard.

Cette triple action ne laisse pas l'organisme indifférent. Débarrassé en tout ou en partie des causes de l'infection qui mettaient en péril ses énergies propres, l'organisme se relève peu à peu. Les fonctions économiques commencent par se rapprocher de la normale et finissent par l'atteindre, comme je l'ai démontré dans le premier chapitre de ce travail. Les forces reviennent, l'aspect général des malades s'améliore, les artères et les veines charrient un sang plus riche en globules rouges et en hémoglobine, les défenses organiques s'exaltent, le laboratoire cellulaire fonctionne mieux et les déchets se rapprochent de la formule physiologique. C'est le retour apparent vers la santé.

Pendant ce temps, les lésions pulmonaires s'améliorent progressivement. On constate au bout d'un temps variable, selon l'intensité de l'infection bacillaire, que les foyers d'inflammation secondaire ou de voisinage sont moins actifs. Puis, leur étendue se limite. Enfin, peu à peu, il se fait un nettoyage des territoires pulmonaires qui entourent les lésions. Cette amélioration locale se traduit par une toux moins fréquente, par une expectoration moins abondante et plus aérée, par une respiration plus rare et plus profonde, par un relèvement de la pression artérielle. Au fur et à mesure que la guérison s'approche, les phénomènes respiratoires changent. Toutes les parties des poumons malades, au niveau desquels on percevait à l'auscultation des râles ronflants, des râles muqueux, des râles sous-crépitants gros ou fins, laissent entendre maintenant un murmure vésiculaire quelquefois affaibli, quelquefois rude, plus ou moins prolongé à l'expiration, mais tout de même manifeste. Il ne reste bientôt plus que des craquements secs, dont l'étendue a notablement diminué. Souvent on peut percevoir, mêlés à ces craquements, quelques bruits de cuir neuf. Puis, à mesure que la cure solaire fait son œuvre, on n'entend plus ni craquements, ni frottements pleurétiques, les tubercules sont sclérosés et la plèvre et le poumon paraissent avoir réalisé de solides symphyses au niveau des surfaces pleurales enflammées.

La percussion des sommets guéris permet quelquefois de constater qu'il est resté un son d'une tonalité un peu plus élevée du côté des foyers tuberculeux cicatrisés. Mais, il n'est pas rare de ne plus trouver aucune différence de son entre la percussion du sommet malade et du sommet sain.

Lorsqu'enfin la guérison paraît certaine, il ne reste plus à l'auscultation que des bruits respiratoires de cicatrice.

J'ai ausculté beaucoup de malades après un an, ou deux ans de guérison, et j'ai constaté souvent que leurs anciens foyers de tuberculose étaient non seulement guéris définitivement, mais encore que ni l'auscultation, ni la percussion ne permettaient d'en retrouver les traces.

J'ai noté au cours de ce travail les effets de congestion passive qui se produisent autour des lésions pulmonaires des bacillaires, sous l'influence des bains chauds de soleil. J'ai fait remarquer que cette congestion passagère était éminemment utile, qu'elle favorisait la phagocytose et qu'il fallait apprendre à s'en servir comme d'un moyen de guérison. Je ne veux pas insister davantage. Qu'il me soit simplement permis de faire observer qu'on redoute à tort ce mouvement fluxionnaire vers les poumons malades, car si l'on était logique, on condamnerait aussi la créosote, l'acide phénique, l'iodure de potassium, le goménol, et la plupart des remèdes employés couramment contre

l'infection bacillaire, car ils n'agissent sur les poumons tuberculeux qu'en provoquant une hyperhémie
plus ou moins active (Pégurier, Ruffier).

La congestion solaire est un moyen de guérison au
même titre que la congestion provoquée par les ligatures de Bier. Cette congestion passive n'est pas toujours facile à saisir. Chez le jeune tuberculeux, dont
j'ai donné ci-dessus l'observation, elle était fugitive.
Mais voici l'observation d'une jeune femme, chez
laquelle ce phénomène était très intense.

Le 15 novembre 1907. se présentait à ma consulta-
tion, une jeune fille, Mlle P... âgée de 26 ans.

Institutrice en Angleterre, elle avait contracté une
bronchite opiniâtre, dont elle n'avait jamais guéri, malgré les traitements variés qu'elle avait suivis soit à
Londres, soit en Italie. Son père était mort à 63 ans,
d'une maladie de cœur; sa mère vivait encore, mais
elle eut dans sa jeunesse un mal de Pott, qui lui avait
laissé une notable déviation de la colonne vertébrale.
Elle avait perdu un frère de fièvre typhoïde, une sœur
de tuberculose pulmonaire à l'âge de 12 ans, cinq autres de ses frères étaient morts en bas âge, et il ne
lui restait plus qu'un frère, dont la santé est délicate,
et une sœur, dont l'abondante chevelure est d'un blond
vénitien remarquable, mais dont la santé est satisfaisante.

Mlle P... est de ce brun mat, commun dans le midi
de l'Europe, et qui m'a toujours paru appartenir aux

scrofuleux. De fait, notre malade présente au cou, du côté gauche, des traces profondes et étendues d'anciens ganglions cervicaux suppurés et cicatrisés. Cette affection glanglionnaire avait évolué à la suite d'une rougeole contractée vers onze ou douze ans.

Mlle P... est donc une héréditaire.

Menstruée dès l'âge de 14 ans, ses règles ont toujours été régulières et suffisamment abondantes. Cependant, elle a notablement maigri depuis trois ans, sans qu'elle puisse dire exactement de combien de kilogrammes. Elle s'est, en outre, fortement anémiée.

La malade n'a jamais eu d'hémoptysie, mais elle a souvent des sueurs nocturnes.

Etat actuel : Mlle P... tousse beaucoup et expectore abondamment. Ses crachats sont d'un aspect grisâtre, non aérés et lourds. Examinés au microscope, ils contiennent un nombre considérable de bacilles de Koch, disséminés, et accompagnés de nombreuses colonies de staphylocoques et de coccus isolés.

A la percussion de la poitrine en arrière, on constate de la matité au sommet droit. A l'auscultation, on entend dans les limites de la matité, c'est-à-dire dans les fosses scapulaires, des craquements secs très abondants et quelques craquements humides. Autour de ce foyer principal, on entend des râles ronflants des râles sibilants et autres râles muqueux. Les deux tiers inférieurs de ce poumon droit respirent normalement en arrière. En avant, dans la fosse sous-clavi-

culaire, on ne constate ni matité, ni bruits respiratoires anormaux. Le poumon gauche fonctionne normalement. En résumé, les lésions constatées à la percussion et à l'auscultation se trouvent limitées au
tiers supérieur du poumon droit en arrière.

En poursuivant notre examen, nous constatons un
souffle doux à la base du cœur, qui ressemble au
souffle de l'anémie : cette origine du reste est confirmée par un bruit de diable très accentué, au niveau
de la carotide gauche.

Le foie ne dépasse pas ses limites normales.

L'estomac est manifestement dilaté : il dépasse les
fausses côtes de toute la largeur de la main. La malade a du reste peu d'appétit et se plaint de la lenteur
de ses digestions : la constipation serait son état habituel.

Les nuits sont presque toujours mauvaises par suite
de la fréquence de la toux et de l'abondance des crachats. L'insomnie, les sueurs nocturnes, le manque
d'appétit, un peu de fièvre vespérale qui approche de
38°, tous les jours vers cinq heures, ont jeté dans son
organisme une notable perturbation qui se traduit par
de l'amaigrissement, par une grande perte de forces
et par cet aspect hippocratique de la face, qui est, si
je puis ainsi dire, la signature de la maladie chez la
plupart des tuberculeux.

Mˡˡᵉ P... a dû abandonner ses leçons qui étaient son
gagne-pain.

Traitement : à partir du 15 novembre 1907, la malade fut soumise au traitement des insolations directes sur le torse nu tous les jours de soleil, selon la méthode que je préconise depuis 1901.

Le 4 décembre, Mlle P... vit apparaître ses règles. Je fis cesser les insolations, parce que les périodes menstruelles produisent habituellement de la congestion pulmonaire autour des lésions tuberculeuses et qu'il pouvait être dangereux d'augmenter cette congestion par l'insolation du corps nu.

Vers le 10, les séances d'insolations recommencèrent.

Après une quinzaine d'insolations, j'avais remarqué que des séances de vingt minutes, alors que la température au soleil, prise avec un thermomètre à cuvette noircie, dépassait la température du corps, augmentaient le nombre des respirations, accéléraient le pouls, diminuaient la pression artérielle, et n'apportaient aucun changement notable dans la colonne mercurielle d'un thermomètre placé dans la bouche. D'où il était facile de conclure que les ondes luminifères agissaient sur les éléments moléculaires de l'organisme selon le principe de Carnot, que la machine organique recevait une impulsion plus puissante, que le territoire de la circulation s'était aggrandi par suite du plus grand volume du torrent sanguin, que ce territoire d'irrigation étant aggrandi, la pression diminuait nécessairement et qu'enfin la chaleur des

rayons solaires était employée en travail moléculaire,
selon les lois de la thermodynamique. Tous ces phénomènes ne sont, en somme, que des actions du res-
sort de la mécanique corpusculaire.

La malade avait déjà remarqué qu'elle se trouvait
mieux. Et cependant la toux et surtout l'expectoration n'avaient pas diminué, elles semblaient même
avoir sensiblement augmenté, spécialement pendant
les trois ou quatre heures qui suivaient les séances
d'insolation. C'est qu'en effet chaque insolation amenait autour des foyers tuberculeux une plus ou moins
grande abondance de sang, selon l'intensité calorifique
des rayons du soleil, et y produisait une sorte de
congestion passive à la manière des ligatures de Bier.
Cette congestion durait environ trois heures. Du
reste, les autres phénomènes de la respiration et de
la circulation, que je viens d'indiquer ne duraient que
ce temps-là. Le mouvement moléculaire de l'organisme sous l'impulsion des vagues solaires s'était
donc continué pendant trois heures au moins ; la
preuve, c'est que, lorsque au bout de ce temps, le
mouvement avait cessé, la température du corps augmentait de trois à sept dixièmes de degré : la chaleur employée en mouvement était restituée, comme
dans les machines de l'industrie. C'est la loi de l'é-
quivalence en thermodynamique. L'action solaire sur
les tuberculeux nous apparaît donc sous la forme
d'une simple action mécanique.

Dans le courant du mois de janvier, je notais quelques faits importants chez ma malade.

L'examen des crachats me fit constater la présence des bacilles de Koch, mais les staphylocoques et les streptocoques avaient disparu : on ne rencontrait plus comme microbes secondaires que de rares coccus disséminés. Cette disparition coïncidait, d'autre part, avec la cessation de tout mouvement fébrile vespéral, avec une reprise de l'appétit, avec la disparition des sueurs nocturnes et avec une sensation de mieux être manifeste. Et chose remarquable, alors que l'état pulmonaire n'était pas sensiblement modifié, alors que le nombre des bacilles de Koch se maintenait, l'état général s'améliorait, comme si les rayons solaires, avant d'atteindre les bacilles, avaient au préalable détruit leurs toxines. La malade était désinfectée.

Dès que les malades sont arrivés à cette période de désinfection, la guérison est en marche. En effet, chaque insolation nouvelle tonifie et désinfecte parallèlement l'organisme. L'économie se relève peu à peu, et le terrain devient progressivement réfractaire à la culture bacillaire.

Les bacilles de Koch trouvent et trouveront encore longtemps un terrain de culture sur lequel ils pourront germer, mais la cure solaire augmentera chaque jour la résistance de l'organisme, et il viendra un moment où les bacilles, qui semblent vivre en symbiose avec l'organisme, ne pourront plus trouver les conditions

de vie qui leur sont nécessaires. C'est du moins de
cette manière que la guérison paraît se faire chez
tous les tuberculeux qui guérissent. Mˡˡᵉ P... est un
exemple frappant de ce processus.

Dans le courant de janvier 1908, je constatai chez
ma malade un phénomène, que l'on voit se produire
ordinairement chez les insolés qui vont vers la guérison, et que l'on n'observe généralement pas chez ceux
qui ne doivent pas guérir. Je veux parler de la pigmentation tégumentaire augmentant progressivement
à mesure que les insolations deviennent plus nombreuses.

Dans l'état actuel de nos connaissances, il est difficile de donner la raison de ce fait, qui m'a paru constant. Le rôle des pigments humains bruns, jaune-ver-
dâtres et rouges, que l'on trouve dans l'économie
humaine, doit être d'une grande importance si l'on en
juge par comparaison avec celui des pigments qui co-
lorent les plantes. Mais ce rôle est imparfaitement
connu. Nous pouvons même dire que si nous avons
quelques notions précises sur le pigment rouge du
sang, nous ignorons à peu près le rôle physiologique
du pigment noir de la peau et celui du pigment vert de
la bile. Il semble pourtant que les uns et les autres
soient sous la dépendance de la lumière.

Au mois de février 1908, je constatai chez Mˡˡᵉ P...
des changements notables dans l'auscultation de son
poumon droit. On n'entendait plus ni ronflements, ni

râles sibilants, ni râles muqueux à la périphérie du foyer principal : c'était un véritable nettoyage dans tout le territoire pulmonaire autour de la lésion. La bronchite tuberculeuse avait disparu, et il ne restait plus que des craquements secs bien limités dans les deux fosses scapulaires.

L'état de la malade était excellent, la toux et l'expectoration avaient notablement diminué, le sommeil n'était plus troublé par la toux, l'appétit était meilleur et la malade avait gagné 1.500 grammes.

A partir de cette époque, le côté saillant de la cure est le relèvement progressif de l'organisme.

Au mois d'avril, son état général était bon : elle avait gagné 3 kilogrammes. On n'entendait plus au sommet du poumon droit aucun râle humide, on percevait quelques frottements pleurétiques et un commencement de sclérose.

A l'examen bactériologique, on ne trouvait plus de microbes secondaires, mais on voyait encore des bacilles de Koch.

La peau se bronzait de plus en plus. La malade pouvait monter sans oppression jusqu'à son 2e étage, ce qu'elle n'avait pu faire jusque-là.

Vers la fin du mois de mai 1908, je constatai le durcissement scléreux des artères radiales. Ce phénomène est commun chez les tuberculeux qui guérissent.

Au mois de juin 1908, la cure donnait des résultats

précis. Le torse de Mˡˡᵉ P... avait pris une teinte de
bronze d'art avec des reflets cuivrés ; les règles étaient
régulières et abondantes ; l'appétit était excellent et
les digestions faciles, malgré une constipation persistante sur laquelle on veillait avec soin ; le teint était
coloré normalement ; le poids du corps avait augmenté de 4 kilogrammes ; la toux et les crachats
étaient devenus rares. C'était la guérison apparente.
A la percussion, la matité avait fait place à une submatité légère limitée à la fosse sus-épineuse ; à l'auscultation, on n'entendait plus que quelques craque-
ment secs à ce niveau et quelques frottements pleurétiques dans la fosse sous-épineuse ; à l'examen des
crachats, on voyait encore, en les recherchant avec
soin, quelques bacilles de Koch. Ce n'était donc pas
la guérison définitive.

Au mois de juillet, la chaleur étant insupportable,
je conduisis ma malade à mille mètres d'altitude, où je
fis continuer la cure de soleil.

A la fin du mois d'août, tout symptôme de tuberculose avait disparu. Le poumon droit ne présentait
plus traces de lésions quelconques, à peine percevait-
on un peu de submatité au sommet en arrière. Les
artères radiales étaient dures.

Les crachats examinés à Nice, en septembre, ne
contenaient plus de bacilles de Koch.

La malade avait augmenté de six kilogrammes. Aujourd'hui elle vit de la vie de tout le monde.

La malade est-elle guérie?

Au mois de mars 1909, j'ai voulu en avoir la certitude. J'ai examiné la malade de nouveau.

A la percussion et à l'auscultation, aucun signe anormal ne permet de soupçonner que Mlle P... a eu en 1907 des symptômes graves de tuberculose pulmonaire ; elle a notablement engraissé ; elle est normalement colorée ; elle n'éprouve jamais aucune fatigue ; elle ne tousse plus ; mais les artères radiales ont conservé un certain degré de dureté qui du reste ne paraît pas l'incommoder. Ses menstruations sont abondantes et régulières ; son appétit est excellent ; ses digestions sont bonnes ; son souffle anémique n'existe plus ; son estomac est cependant toujours dilaté et sa constipation persiste.

Mlle P... respire 16 ou 17 fois par minute, son pouls bat de 70 à 76 fois dans le même espace de temps, lorsqu'elle est au repos.

Pourtant la diffusion des eaux de boisson se fait chez elle comme chez les artério-scléreux.

C'est ainsi qu'ayant mesuré ses urines pendant six jours consécutifs, j'ai obtenu les résultats suivants :

Février. gr.	Urines de jour gr.	Urines de nuit gr.	Total gr.	Boissons des 24 h. gr.
25	604	753	1357	1400
26	875	737	1512	
27	640	773	1413	
28	795	779	1574	
1er mars	710	765	1475	
2	701	660	1361	

Analyse des urines :

Densité.................................	1018
Albumine................................	néant
Sucre....................................	néant
Acidité en acide sulfurique.............	2,38
Acide phosphorique total................	2,50
Urée....................................	23,05
Acide urique............................	0,55
Chlorures...............................	11,25

Mlle P... est donc bien guérie.

En commençant cette observation, j'avais l'intention de ne parler que de la congestion passive produite par les bains solaires. Je ne regrette pas cependant d'avoir exposé in-extenso l'histoire pathologique de Mlle P..., car elle m'a permis de montrer, dans ses détails, la marche d'une tuberculose pulmonaire chronique, au premier degré, ayant déjà infecté l'organisme.

Ab uno disce omnes.

La marche de toutes les tuberculoses pulmonaires chroniques à cette période est toujours la même à quelques symptômes près, et la guérison est la règle.

Il est pourtant une autre forme, la forme bronchique apyrétique, dont la guérison est plus longue à venir. La lésion n'est plus localisée au sommet des poumons, elle occupe généralement un poumon tout entier. On dirait que tout le territoire pulmonaire a été ensemencé de granulations miliaires d'emblée.

Au début, le tissu pulmonaire n'a pas encore réagi

violemment, il n'y a pas de fièvre, mais on trouve tous les signes d'une bronchite banale, généralement unilatérale. Un exemple nous permettra de suivre en détail la marche de cette forme du premier degré.

Observation.

A... est âgé de 24 ans, il est pisteur d'hôtel de son métier. Pour quelque méfait, qu'il est inutile de raconter, il fut arrêté et conduit à la Maison cellulaire, où je l'ai soigné depuis le 9 février jusqu'au 1er juillet 1904. Son père est mort à 64 ans d'une maladie inconnue, sa mère est morte à 52 ans d'une hydropisie. Il a deux frères et une sœur. Un des frères est poitrinaire, l'autre se porte bien. Sa sœur, plus jeune que lui, est hystérique. Ils forment une descendance d'alcooliques.

Le détenu A... eut une pleurésie à 14 ans du côté gauche et une seconde pleurésie du côté droit à 23 ans.

Etat actuel. Percussion.—En arrière: submatité à gauche, du sommet à la base; submatité dans la fosse sus-épineuse à droite. En avant: submatité dans la région sous-claviculaire, surtout à gauche.

Vibrations thoraciques augmentées dans toutes les régions submates.

Auscultation.—Râles sibilants, ronflants, muqueux dans toute l'étendue du poumon gauche en arrière;

.quelques frottements pleurétiques au sommet du poumon droit en arrière.

En avant, dans l'espace claviculaire des deux côtés, surtout à gauche : râles sibilants et frottements pleurétiques.

Le malade pèse 59 kilogrammes, il est amaigri, il tousse souvent, crache abondamment, mais il n'a pas de fièvre.

Je fis placer le malade à l'infirmerie, où il jouissait du régime dit des 3/4. Ce régime se compose de trois décilitres de bouillon gras aux légumes, matin et soir ; de 130 grammes de viande, matin et soir ; de 30 centilitres de vin ; et enfin de 530 grammes de pain blanc par jour. Il m'est, du reste, permis de modifier ce régime selon les besoins du malade. Ce régime convient admirablement aux tuberculeux jeunes, en raison de la ration de viande.

Dès le 10 février, A... fut soumis à la cure solaire ; en même temps, je prescrivis trois heures de préau en plein air. Ce traitement fut suivi jusqu'au 2 avril, à vingt minutes d'insolation, chaque jour de soleil.

A cette dernière date, le torse du malade avait fortement bruni et les forces revenaient progressivement. L'appétit était satisfaisant, les digestions étaient bonnes, la respiration devenait plus facile, la toux avait diminué, mais l'expectoration était toujours abondante. Le malade continuait à n'avoir plus de fièvre.

Pourtant, l'état local paraissait stationnaire.

Le 10 mai, il crachait un peu de sang.

Le 19 mai, A... pesait 63 k. 800. C'était donc une augmentation de poids de 4,800 grammes. Il continuait à se bronzer énergiquement et à n'avoir pas de fièvre.

Le 6 juin, j'eus une surprise agréable : à la percussion du côté gauche, je constatai le retour de la sonorité dans toute l'étendue du poumon malade, sauf au sommet, dans la fosse sus-épineuse, et, en même temps, le retour de la sonorité à peu près normale en avant dans la région claviculaire. La même amélioration s'était produite au sommet de la poitrine à droite, en avant.

A l'auscultation, on constatait des frottements pleuraux au sommet du poumon gauche en arrière, mais de haut en bas le reste de ce poumon respirait avec le murmure vésiculaire presque normal ; en arrière, du côté droit, on percevait quelques râles sous crépitants fins au sommet.

En avant, on n'entendait plus aucun bruit anormal ni à droite, ni à gauche.

Le malade n'était pas encore guéri, mais il pesait 65 kilogrammes, et son état général était parfait. Il ne toussait presque plus, sauf le matin au réveil, ses crachats étaient rares, il mangeait bien, digérait bien et ses forces étaient revenues.

Ses crachats ne contenaient plus de microbes se-

condaires, mais on trouvait encore des bacilles de
Koch disséminés et rares. La guérison n'était donc
pas lointaine.

Nous avions alors des jours de soleil superbes, le
malade était très pigmenté, le traitement solaire fut
porté à 1/2 heure de durée. Je suivis encore le malade jusqu'au mois de juillet. Son état général s'amé-
liora encore et les conquêtes solaires sur l'état local
se maintinrent.

C'était l'époque de mes vacances, je laissai mon
malade, mais je prescrivis la continuation de la cure
jusqu'à mon retour.

Pendant le mois de juillet et le mois d'août, mon
infirmier, ancien soldat esclave de la consigne, fit
continuer la cure solaire avec une ponctualité inébranlable. A mon retour, dans le courant de septembre,
je constatai avec joie que mon tuberculeux était guéri.
Plus de toux, plus de crachats, plus de bacilles, percussion et auscultation normales, apparence d'un
homme sain, augmentation d'un kilogramme depuis
mon départ : il me parut que c'était la guérison définitive.

Ce prisonnier resta à la Maison cellulaire quatre
mois encore, puis, sa peine étant finie, il sortit.
Malheureusement, ce ne fut pas pour toujours, car
l'année suivante, il était encore arrêté. A son retour,
je l'examinai avec soin et je constatai que sa guérison
s'était maintenue.

Lorsque ces bronchites tuberculeuses à forme apyrétique sont soumises dès leur début à la cure solaire,
elles guérissent avec certitude en quelques mois,
sans poussée de germination nouvelle, sans fièvre et
sans accident grave. Mais, lorsqu'elles sont abandon-
nées à elles-mêmes, elles infectent profondément l'organisme et provoquent des réactions fébriles intenses.
Les granulations miliaires se réunissent en tubercules,
les tubercules se ramollissent, des cavernules innombrables se creusent, s'agrandissent et les malades
finissent par faire de larges cavernes. C'est le passage
progressif du 1er au 2e degré et au 3e degré, qui finit
par aboutir à la consomption et à la mort. Telle est
la marche fatale de ces bronchites, pourtant si faciles
à guérir à leur début.

Cette forme de tuberculose bronchique paraît être
fréquente, car j'en ai vu beaucoup à tous les degrés.

De tous les accidents qui surviennent chez les tuberculeux, un des plus redoutables est la laryngite.
Cette complication de nature bacillaire n'est cependant pas à tous les degrés d'une égale gravité. C'est
ainsi que lorsqu'elle survient chez un tuberculeux au
1er degré et qu'elle n'est encore qu'à la période hy-
perhémique, elle guérit avec une très grande rapidité,
sous l'influence de la cure solaire.

Il n'est même pas nécessaire de se servir du miroir
laryngien métallique pour la guérir, comme j'avais
conseillé de le faire, il y a quelques années. Il suffit

de traiter ces laryngites commençantes de la même manière que les lésions locales des poumons.

Pendant le bain solaire dirigé sur la partie antérieure du thorax, je fais largement découvrir le cou et je fais insoler toute la région laryngienne pendant dix minutes chaque jour. Puis, selon les besoins, à mesure que la peau du cou se pigmente, j'augmente la durée de l'insolation de quelques minutes. La guérison arrive vite, parce que les rayons solaires ont une mince épaisseur de tissus à traverser.

Il arrive pourtant quelquefois que l'insolation augmente la congestion du larynx, et alors les malades éprouvent un peu de douleur pendant la déglutition. Il faut dans ce cas arrêter l'insolation de la région laryngienne pendant quelques jours, pour permettre à cette hyperhémie passive de se dissiper. Puis, on recommence avec un peu plus de modération.

Avec quelque prudence, on guérit ces laryngites, chez les bacillaires au 1er degré, en moins d'un mois.

J'ai soigné entre autres un jeune homme de 29 ans, atteint de tuberculose pulmonaire au 1er degré et consécutivement de laryngite à la phase inflammatoire par la cure solaire, selon la méthode que je viens de dire. Ce jeune homme était un héréditaire : sa mère était morte tuberculeuse à l'âge de 40 ans. Dans son enfance, il avait eu la coqueluche, la rougeole, des blépharo-conjonctivites, des amygdalites fréquentes. Pendant son adolescence, il fut sujet aux migraines,

aux crampes d'estomae, il fit même de l'infection gastro-intestinale assez grave, puisque sa température
s'éleva jusqu'à 41°. De temps en temps, pendant ses
jeux, il toussotait d'une toux sèche, mais sans expectoration.

Ce jeune homme était sûrement un prédisposé et
peut-être même était il déjà prétuberculeux.

Quoiqu'il en soit, il fit son service militaire sans
incident notable.

Pendant l'hiver de 1908, il prit froid. A partir de ce
moment, il s'alita avec une fièvre de 37°5, le matin et
de 38°9, le soir. Toux fréquente, quinteuse et sèche,
sueurs nocturnes abondantes, affaiblissement des forces, amaigrissement, crachements sanglants, tels
furent les symptômes sur lesquels son médecin se basa
pour poser le diagnostic de tuberculose aiguë. Cet état
dura un mois, puis le calme revint.

Vers la fin du mois de juillet, le malade vint s'établir dans une station estivale des Alpes, où j'étais en
villégiature. Son médecin me l'avait adressé en me
priant de lui faire suivre la cure solaire. J'examinai
M. X..., ce qui me permit de confirmer le diagnostic
de son médecin traitant : tuberculose au sommet du
poumon gauche dans la région claviculaire. En outre,
le malade avait la voix rauque, il éprouvait des douleurs dans le larynx, sa déglutition était difficile et dou-
loureuse : cet état durait depuis quelques jours. J'examinai la gorge et je constatai que les amygdales, le

voile du palais et le pharynx étaient dans des conditions
normales. Mais, il existait de la rougeur sur toute l'é-
tendue de la corde vocale gauche et un œdème modéré
de l'épiglotte.

Je soumis le malade à la cure solaire, selon la méthode que je viens d'indiquer. Au bout d'une douzaine
d'insolations. il allait déjà mieux : la déglutition était
devenue facile, mais la voix restait rauque.

Tout allait pour le mieux, lorsque M. X... crut devoir augmenter la durée de ses insolations. La température solaire était de 44°, et, comme bien l'on
pense, le soleil n'avait eu le temps de pigmenter ni la
peau du torse, ni la peau de son cou. Il survint donc
une congestion énergique qui nécessita la cessation
des insolations sur la région laryngienne, mais qui ne
m'empêcha pas de faire continuer les bains de soleil
sur le torse nu.

Ces phénomènes congestifs durèrent six jours ; le
septième, nous reprîmes la cure avec prudence.

A la fin du mois d'août, le larynx était guéri, et depuis il n'a plus été infecté.

Je recevais à la même époque, d'un médecin de Rou-
manie, un jeune homme dans des conditions de santé
à peu près semblables. Ce malade, accidentellement
tuberculeux, était porteur de lésions du 1er degré au
sommet du poumon droit, en arrière. En même temps,
il m'avait été signalé comme atteint de laryngite tuberculeuse, ce qui était exact.

Après trois semaines d'insolations méthodiques sur sa région laryngienne, la laryngite était guérie, et après quatre mois d'insolations sur le torse nu, le malade retournait guéri dans son pays.

Il me souvient encore d'un troisième malade, un héréditaire, que j'ai soigné en 1906, pour une tuberculose au sommet du poumon gauche en arrière et en avant, compliquée d'une laryngite à la phase inflammatoire. Ce jeune homme, alors âgé de 27 ans, fut traité par la cure solaire dans les mêmes conditions et avec le même succès rapide.

Il est aujourd'hui marié et père de famille : il est définitivement guéri.

Prise à temps, alors que l'organisme n'est pas encore profondément infecté, la laryngite tuberculeuse guérit sûrement et rapidement par la cure solaire à la période inflammatoire, au même titre que toutes les tuberculoses locales à marche apyrétique. Mais, lorsque l'infection bacillaire est intense, que la fièvre de résorption a fait son apparition, la laryngite est une complication redoutable, qui marche vite vers les ulcérations et qui rarement est guérissable, même par la cure solaire.

Tuberculose pulmonaire chronique au 2ᵉ degré.

La cure solaire toujours si efficace dans les tuberculoses pulmonaires du 1ᵉʳ degré ne donne pas des ré-

sultats aussi brillants dans la tuberculose du 2ᵉ degré.
C'est que dans cette dernière un fait nouveau apparaît : c'est l'infection de l'organisme par les détritus
des tubercules ramollis. Cette infection jette dans l'é-
conomie une perturbation redoutable. Ce sont les
détritus de sa propre substance décomposée que le
poitrinaire résorbe et qui l'empoisonnent. Il se trouve
pendant que dure cette résorption dans l'état d'un
homme qui aurait absorbé des viandes avariées. Et
cet empoisonnement par ses propres tissus se fait
chaque jour à petites doses et cela peut durer des
jours, des semaines et des mois.

Il en est tellement ainsi qu'on retrouve chez les phtisiques parvenus à cette période les mêmes symptômes
qui caractérisent les intoxiqués par les viandes décom-
posées : abattement des forces, frissons, températures élevées qui dépassent 39° et peuvent arriver à 40°;
diarrhée abondante, sueurs nocturnes, etc. En présence de cette symptomatologie bruyante, la gravité
de l'infection bacillaire passe au second plan. Mais il
est facile de comprendre que sur un terrain organique
à ce point ruiné, les bacilles et les microbes secondaires pullulent à plaisir. Chaque jour amène une intoxication nouvelle et chaque jour se produisent des
poussées de germinations miliaires nouvelles. C'est la
marche vers la consomption. Dans ces conditions, la
cure solaire est illusoire, car si les bains solaires peuvent atténuer l'infection bacillaire et microbienne, ils

ne le peuvent que lentement, et, dans tous les cas, ils paraissent impuissants contre les intoxications par les ptomaïnes ou autres poisons organiques de même origine.

L'insolation peut bien atténuer ou détruire les bacilles et les microbes, atténuer ou détruire leurs toxines ; mais là n'est plus le danger. Le danger est l'intoxication et il ne sert pas de grand'chose d'attaquer les microorganismes tant que l'organisme est menacé de périr.

Il arrive souvent que la gravité de ces intoxications organiques est sous la dépendance de l'étendue des foyers en état de ramollissement, et l'on comprend alors sans peine les dangers de l'ouragan pathologique. Mais, il arrive aussi que nos moyens d'investigation ne nous révèlent que des lésions de petite étendue et que nous ne percevons la fonte tuberculeuse que sur des territoires pulmonaires souvent très limités. Cependant les accidents ne sont pas moins formidables. On ne peut les expliquer qu'en admettant la virulence supérieure des poisons résorbés. Il faut donc que les terrains tuberculeux ne soient pas tous de même qualité, ou qu'une circonstance inconnue augmente cette virulence.

J'ai vu, et tout le monde a vu comme moi, des tuberculeux atteints de lésions, en apparence insignifiantes comme étendue, évoluer rapidement en quelques semaines et entraîner la mort par consomption.

Dans ces cas, la rapidité de la marche de la phtisie n'a d'égale que notre impuissance à l'arrêter.

J'ai essayé maintes fois d'appliquer les bains chauds de soleil aux malades pendant les périodes de résorption, même lorsque la fièvre ne dépassait pas 37°5 le matin et 38°9 le soir, alors que la température au soleil arrivait à 40° et au-delà. Les malades ne se pigmentaient pas. D'autre part, ils revenaient de leur bain avec une telle lassitude que la plupart refusaient de continuer. Dans ces conditions, la cure solaire est au moins inutile : c'est trop tard. L'organisme ne se défend plus et il est impossible de le défendre.

Heureusement, les auto-infections ne marchent pas toujours à cette allure. Il en est dont la rapidité est beaucoup plus modérée. On voit souvent des poitrinaires résister dans une certaine mesure à la virulence de leurs poisons organiques. On peut aussi avoir la chance dans quelques cas heureux de ralentir l'infection et d'en atténuer la virulence au moyen d'un régime sévère, dont la base est le lait abondant, et d'un traitement pharmaceutique qui repose sur de légères purgations répétées. J'ai vu des cas menaçants s'amender sensiblement sous cette double influence, j'ai vu la fièvre tomber en un mois de soins attentifs de 37°5 à 36°8 le matin et de 39° à 38°2 le soir, et se maintenir à cette température, ce qui permettait de faire utilement la cure solaire.

Il me souvient d'une jeune femme profondément

intoxiquée, ayant une température matinale de 38°1 et de 40°3 le soir prise dans la bouche, dont toute la région sous-claviculaire droite était le siège d'un vaste gargouillement, et qui, grâce à ce régime sévère, vit son intoxication diminuer en quelques semaines. Sa température descendit à 37° le matin et à 38° le soir. Elle vida ses cavernules peu à peu, elle fut soumise à des insolations quotidiennes de vingt à trente minutes, elle reprit des forces, elle se pigmenta convenablement et revint à la santé après deux ans de traitement solaire.

Il n'est pas douteux que les lésions du 2e degré guérissent sous l'influence de la cure solaire. En effet, lorsqu'on ausculte un malade atteint de tuberculose au 1er degré, l'oreille perçoit nettement dans beaucoup de cas, outre des craquements secs plus ou moins abondants, des craquements humides disséminés, qui sont le signe de la fonte de quelques tubercules anciens parvenus à la période de ramollissement. Ils ne sont pas assez nombreux pour être une cause d'intoxication intense, et la résorption des détritus tuberculeux se fait le plus souvent d'une manière silencieuse. Mais à proportion que les insolés se pigmentent, leurs tubercules crus guérissent par sclérose et les craquements humides disparaissent : les cavernules laissées par les tubercules ramollis se cicatrisent évidemment par le même procédé.

Les exemples de guérison de ces tubercules isolés

sont très nombreux, les exemples semblables à celui de la dame que je viens de citer sont plus rares.

Voici une observation de guérison plus commune. Un malade, atteint de tuberculose pulmonaire du 2ᵉ degré au sommet du poumon gauche, me fut envoyé par un de nos maîtres de la faculté de Paris.

M. X... a 24 ans ; son père est mort tuberculeux, sa mère jouit d'une bonne santé.

Au mois d'avril 1901, M. X... faisait son service militaire ; jusque-là, il n'avait jamais été malade. A la suite d'un refroidissement, il contracta une pleurésie à gauche. Cette pleurésie évolua assez rapidement, car au bout d'un mois de soins, le jeune soldat était sur pieds.

Au mois de mai, notre malade reprenait une vie active. Depuis cette époque jusqu'au mois de septembre 1905, sa santé fut excellente. La pleurésie était depuis longtemps oubliée, lorsqu'à la suite d'un refroidissement, il fut pris d'une bronchite sévère. Il soigna cette bronchite tant bien que mal. Cependant, il toussait toujours, malgré les soins qu'on lui donnait dans sa famille, espérant voir disparaître bientôt ces troubles bronchiques qui, du reste, ne l'inquiétaient pas.

Au mois de décembre, le malade eut une hémoptysie assez abondante. La famille justement alarmée manda au chevet du malade le professeur X... qui, après une auscultation minutieuse, posa le diagnostic de tuberculose pulmonaire, limitée au sommet du poumon gauche. L'examen bactériologique des crachats vint confirmer le diagnostic.

M. X... fut soigné à Paris aussi bien que possible pendant les mois de décembre, de janvier et de février. Mais, je n'ai pas de renseignements précis sur la marche de la maladie.

Il me fut envoyé à Nice au mois de mars 1906, et je l'examinai le 21.

C'était un grand garçon fortement charpenté, mais notablement amaigri. Il toussait beaucoup, d'une toux grasse régulièrement suivie de crachats gris-verdâtres et non aérés. Son appétit était conservé dans une certaine mesure, et ses digestions étaient satisfaisantes. Sa température buccale s'élevait le matin à 37°, le soir vers 5 heures elle montait à 37°7, quelquefois 38°. Il était rare qu'il n'eut pas de transpirations nocturnes.

Percussion. — Matité au sommet du poumon gauche dans les fosses sus et sous-épineuses. En avant : matité dans la région sous-claviculaire sur une étendue de trois travers de doigt.

Partout ailleurs, sonorité normale.

Du côté droit, rien d'anormal.

Auscultation. — Sommet du poumon gauche, en arrière : craquements humides abondants sur toute l'étendue de la matité, quelques frottements pleuraux et râles muqueux peu nombreux.

En avant, dans une région très limitée au-dessous
de la tête sternale de la clavicule, on percevait un
souffle caverneux, qui vraisemblablement correspon-
dait à une petite caverne, due à l'expulsion de quelques tubercules agglomérés et ramollis. Au-dessous,
dans toute la partie mate, on entendait des craquements humides, des râles muqueux et quelques craquements secs.

Du côté droit, respiration normale.

Malgré la gravité des lésions à cheval entre le 2ᵉ et
le 3ᵉ degré, le malade était très modérément infecté.

En outre de ses lésions pulmonaires, notre malade
avait de la raucité de la voix, de la gêne dans la déglutition, des douleurs dans la région laryngienne :
la corde vocale gauche était hyperhémiée. C'était la
première phase de la laryngite tuberculeuse. Telle
était du moins l'opinion de son médecin de Paris et
la mienne. Le cas était donc très grave.

Sans perdre de temps, M. X... fut soumis à la cure
solaire ; il prit des bains chauds de soleil de vingt
minutes de durée sur le torse nu. Son larynx fut soigné selon la méthode de Sorgo, de Trieste, au moyen
du miroir laryngien.

Après quinze jours de ce traitement, le malade
commençait à se pigmenter : il se sentait déjà mieux,
surtout du côté du larynx. Il pouvait, en effet, ava-
ler ses aliments avec facilité et sans douleur.

A la fin du mois d'avril, il avait augmenté de 2 kilo-

grammes. La cure fut suivie avec une très grande
exactitude pendant le mois de mai. Le malade s'é-
tait convenablement pigmenté, son larynx allait
bien, sauf encore un peu de raucité dans la voix,
son appétit était excellent, nous marchions vers une
très grande amélioration de l'état général. Mais,
sous l'influence des idées en cours à cette époque,
il mangeait trop sous prétexte de suralimentation.
Aussi, ses digestions s'en ressentaient souvent. Ce
n'est que sur mes instances qu'il abandonna son régime excessif et qu'il put digérer convenablement et
utilement,

Le 10 juin, j'examinai le malade avant son départ
pour Paris. .

Au sommet du poumon gauche en arrière, il existait encore un peu de submatité, mais on ne constatait plus que des frottements pleuraux et de rares craquements secs. En avant, le souffle caverneux avait
disparu et on n'entendait plus qu'une respiration un
peu rude avec une expiration prolongée.

La toux avait à peu près disparu, il restait à peine
quelques crachats verdâtres largement aérés.

Encore quelques bacilles de Koch.

L'état général était excellent, mais ce n'était pas la
guérison. Le malade étant rentré à Paris, le professeur X... constata sa rapide amélioration et lui conseilla de retourner dans les Alpes, où j'étais en villégiature, pour continuer sa cure solaire.

Cette amélioration obtenue en deux mois et demi, l'approbation d'un grand maître de la science avaient à ce point frappé l'esprit de mon malade et de sa famille, que je vis arriver M. X... quelques jours plus tard. Nous recommençâmes la cure solaire au commencement du mois de juillet.

Les séances d'insolation duraient une demi-heure, les bains de soleil étaient pris alternativement en arrière et en avant de la poitrine et sur le cou dans la région laryngienne. Le malade ne toussait et ne crachait presque plus, il mangeait avec un excellent appétit, il faisait des promenades en montagne sans fatigue et sans essoufflement. La température buccale se maintenait à 36°8 le matin, et ne dépassait pas 37°2 le soir. La température au soleil oscillait entre 40° et 46°.

Pendant le mois d'août, la cure solaire fut suivie sans défaillance, les bains de soleil avaient souvent une température voisine de 47°. Mais, comme le malade avait hâte de guérir et que, d'autre part, sa peau était nettement bronzée, je fis pousser leur durée jusqu'à 40 minutes, me réservant de les arrêter au cas où ils auraient fatigué le malade. Il n'en fut rien, le malade les supporta admirablement bien.

Dans les derniers jours du mois, je fis examiner les crachats : ils ne contenaient plus ni bacilles de Koch, ni microbes secondaires. L'état général était parfait, et M. X... augmentait visiblement de poids.

N'ayant à ma disposition ni balance précise, ni instrument quelconque de laboratoire, je ne pus me rendre compte ni de son poids, ni de l'état de ses déchets urinaires. Mais j'étais convaincu que le malade avait augmenté de poids et que ses fonctions rénales étaient physiologiques.

A la percussion de la poitrine, il existait entre les deux sommets des poumons une légère différence de sonorité, mais à peine appréciable.

A l'auscultation, on percevait en arrière et en avant du sommet gauche une respiration un peu plus affaiblie que du côté droit au même niveau. Et c'était tout. Il n'existait plus ni craquements secs ou humides, ni râles muqueux quelconques, ni même de frottements pleuraux.

Nous séjournâmes dans la montagne à 1000 mètres d'altitude jusqu'au 15 septembre. M. X... revint à Paris. A son arrivée, il vit encore le Pr X..., qui le déclara, après un examen minutieux, parfaitement guéri.

Cependant je ne crus pas devoir abandonner mon malade. Ses affaires devant l'appeler à Marseille et en Algérie, je lui conseillai de continuer encore sa cure solaire. Ce qu'il fit, du reste, ponctuellement. Je le vis une dernière fois à son retour d'Alger vers le mois de mars 1907. Sa guérison s'était maintenue.

Depuis, M. X... s'est marié, il est père de famille et sa santé est excellente.

Voilà donc un malade atteint de tuberculose pulmonaire au 2ᵉ degré, qui a guéri ses lésions en moins
d'une année par la cure solaire. C'est là un fait exceptionnel de durée, mais ce n'est pas un fait exceptionnel de guérison. La longueur de la cure solaire au
2ᵉ degré dépend de l'intensité de l'auto-infection par
les détritus tissulaires. Toutes les fois que la fièvre de
résorption, qui est comme le baromètre de la virulence des tissus décomposés, est modérée, on peut non
seulement arrêter les progrès de la phtisie par les
bains chauds de soleil, mais encore la guérir. Mais
lorsque la fièvre est très élevée et que par conséquent
les détritus tissulaires sont très virulents, il y a peu
d'espoir de guérison, à moins que la source de ces
détritus ne diminue, que l'expectoration les ait taris
et que la fièvre ne tombe, auquel cas seulement l'insolation est supportée et la pigmentation solaire devient
possible.

Dans la tuberculose au 2ᵉ degré, comme dans la
prétuberculose, comme dans la tuberculose au 1ᵉʳ
degré, dès que le malade commence à se pigmenter,
la marche vers la guérison se fait progressivement et
silencieusement. Les rayons solaires désinfectent l'organisme en en oxydant les toxines, ils détruisent les
microbes secondaires, ils atténuent la virulence des
bacilles de Koch, ils semblent frapper ces derniers de
stérilité, car il ne se produit plus de nouvelles poussées aiguës de tuberculose à moins de circonstances

spéciales accidentelles qui diminuent la résistance de l'organisme. C'est toujours le même processus, c'est toujours la même manière de guérir. Mais, la cure solaire ne met pas les malades à l'abri d'un refroidissement, d'une bronchite, d'une pneumonie, d'une pleurésie, des accidents d'un écart de régime ou de tout autre accident pathologique, qui favorisent la germination bacillaire.

En réalité, dès que la pigmentation cutanée est suffisamment intense, la marche de la guérison n'est arrêtée que par des accidents qui n'ont rien à voir avec la tuberculose pulmonaire, mais qui ont sur elle un contre-coup fâcheux. Même l'extension de la tuberculose au larynx ne l'arrête pas, si les premières manifestations de laryngite sont soignées comme il convient. Car, comme toutes les lésions tuberculeuses, elles guérissent toujours par la cure solaire, lorsqu'elles sont insolées méthodiquement à leur début.

Il faut pourtant réserver les cas, où les laryngites se déclarent chez les malades atteints de fièvre résorptive très élevée. Dans ces conditions, elles marchent avec rapidité et deviennent un accident redoutable.

Il est encore un accident sur lequel il faut faire de très grandes réserves, c'est celui où la tuberculose gagne les reins : je n'ai jamais vu guérir une néphrite tuberculeuse au 1er degré de la tuberculose pulmonaire et à plus forte raison au 2e degré. Mais, mes observations sur ce point sont trop peu nombreuses

pour que je puisse donner une opinion catégorique.
Si l'on prenait les néphrites tout à fait à leur début,
il serait peut-être possible de les enrayer. Je conseille
donc d'analyser souvent les urines pour rechercher
l'albumine, et, dans l'affirmative, de donner des
bains chauds de soleil sur la région des reins en même
temps que sur la poitrine.

Dans la forme apyrétique, qui n'est pas rare, la
tuberculose au 2ᵉ degré, guérit aussi bien qu'au
1ᵉʳ degré : ce n'est qu'une question de temps. La durée
du traitement est nécessairement plus longue, parce
que la cure solaire doit faire face à des lésions plus
profondes et d'un autre ordre. Mais, la marche de la
guérison se fait dans les deux périodes de la même
manière : relèvement de l'organisme, amélioration de
l'état général concordant avec l'oxydation des toxines
et la destruction des microbes secondaires, pigmentation de la peau insolée, sclérose des lésions pulmonaires coïncidant avec un commencement de sclérose
des artères, disparition des bacilles de Koch, cessation des bruits anormaux dans les poumons, retour à
la formule physiologique de la diffusion des eaux de
boisson, excrétion normale des déchets urinaires,
telles sont les manifestations successives qui se présentent chez les malades atteints de tuberculose pulmonaire chronique et apyrétique, quels que soient les
incidents de la route. Ces incidents, qui sont généralement des accidents concomittants, ne font générale-

ment que retarder la marche en avant quand ils sont soignés à propos, mais cependant ils compromettent quelquefois la guérison.

Pour guérir de la tubereulose, le malade doit vouloir guérir; voilà le point capital, le soleil fait le reste.

Ce qui m'a toujours frappé, chez les tuberculeux insolés, c'est que la conservation de l'appétit double ou triple les chances de guérison. Mais, la conservation de l'appétit est presque toujours une question de régime, et il n'est pas souvent très facile de modifier les idées des malades et surtout celles de leur entourage sur ce point essentiel. Le plus grand danger pour certains malades est l'affection de leur famille. Sous un prétexte ou sous un autre, sur les conseils de parents ou d'amis ignorants, le régime imposé par le médecin est dénaturé, généralement chargé d'aliments qui peuvent convenir à d'autres, mais qui leur sont nuisibles. Heureux encore quand on ne leur fait pas absorber en cachette les plus invraisemblables drogues. Dans ces conditions, leur estomac s'en va bientôt à la dérive.

D'autres, sous prétexte que pour prendre de l'appétit il faut faire du mouvement, excitent les malades à sortir par tous les temps. Ce conseil porte rapidement ses fruits: cela ne traîne pas. Au bout de quelques jours, le malade, loin de manger plus abondamment, s'alite en proie à quelque congestion pulmonaire, ou tout au moins à une bronchite. Le malheur, c'est que le silence est organisé autour du médecin, qui ignore tout, mais que l'on tient tout de même pour responsable.... et on le lui laisse voir.

D'autres encore, sous le vain motif qu'un malade a besoin de distraction, le conduisent au théâtre, au casino, ou dans un autre lieu public surchauffé, plein de microbes et de poussières. Le lendemain, c'est la fièvre ou pis encore. Oh ! on prend des précautions, beaucoup de précautions. Aussi, si le malade se sent plus mal, c'est qu'il a un médecin qui n'y entend rien. Jugez donc, on avait pris tant de précautions !

Voilà les accidents qu'il faut redouter et que malheureusement les grands maîtres de nos Ecoles n'apprennent pas à leurs élèves. Ils sont d'autant plus graves que les malades se trouvent à une période plus avancée.

L'application de la cure solaire n'exclut ni la cure de repos, ni la cure alimentaire, ni la cure d'air, qui en sont le complément nécessaire.

La cure alimentaire surtout a une très grande importance. En effet, dès qu'un malade bien pigmenté s'améliore non seulement au point de vue de son état général, mais aussi au point de vue de son état local, on constate que ses artères radiales durcissent. A mesure qu'on se rapproche de la guérison, ce symptôme s'accentue, et il n'est pas rare de voir les insolés, qui depuis longtemps prennent régulièrement des bains de soleil, avoir des essoufflements lorsqu'ils marchent. Les propriétés sclérogènes du soleil guérissent les lésions tuberculeuses, mais durcissent aussi les artères. Il appartient donc au médecin de s'occuper minutieusement du régime alimentaire, qui, mal dirigé, pourrait aggraver l'artério-sclérose.

Disons en terminant ce chapitre, que les bacillaires méthodiquement insolés passent rarement d'un degré à l'autre : ceux du 1er degré ne s'aggravent presque jamais au point de voir leurs lésions se ramollir, de même ceux du 2e degré n'arrivent pas à la période des grandes cavernes, à moins de maladies accidentelles graves qui aient fait interrompre la cure solaire, ou qui aient diminué la résistance de l'organisme. Le bacillaire du 2e degré est nécessairement un malade fragile, qui se perd ordinairement non par le fait de ses lésions, mais par le fait des accidents intercurrents qui le mettent dans un état de moindre résistance. C'est surtout à cette période que les insolés ont besoin de toutes leurs ressources.

Cette observation démontre que l'insolation faite à temps dans des conditions favorables semble arrêter l'évolution des foyers malades : elle les guérit plus tard. Ce fait est d'une très grande importance, mais on aura des tendances à croire qu'il est exagéré. Pourtant, il surprendra moins les chirurgiens qui font de la cure solaire. En effet, prenons un exemple. Lorsqu'on insole une adénite volumineuse, non encore suppurée, elle n'arrive jamais à la suppuration ; lorsqu'on insole un ganglion tuberculeux déjà ramolli et plein de pus sans être ouvert, il ne s'ouvre jamais au dehors : l'insolation arrête l'évolution du processus.

A partir du moment, où la cure solaire commence son œuvre, la maladie rétrograde chaque jour, d'une manière plus ou moins lente, mais certaine : la cure solaire couche chaque jour sur ses positions conquises, si je puis ainsi parler. Mais, cette marche régulièrement régressive n'existe que dans la tuberculose pulmonaire apyrétique, alors que la pigmentation solaire s'est normalement établie. Dans aucun cas, je n'entends parler des tuberculoses chez les grands fébricitants.

Cependant, il est rare de constater des guérisons au 2ᵉ degré, sans qu'il ne reste après elles quelque signes cicatriciels appréciables à l'auscultation et à la percussion. Pourtant, le fait s'observe quelquefois chez les malades jeunes. En voici un cas remarquable.

Observation.

Mˡˡᵉ C... est âgée de 14 ans. Elle a très rapidement grandi, au point qu'en la voyant on lui donnerait 18 ans au moins. Malgré tout, bien que fille d'un père et d'une mère, dont la taille est au-dessous de la moyenne, elle est bien développée, bien qu'un peu trop maigre. Elle est réglée depuis quelques mois, mais elle souffre de dysménorrhée. Son père est un ancien tuberculeux, guéri par la cure solaire, et qui depuis quatre ans n'a plus présenté le moindre signe de tuberculose. Sa mère est en très bonne santé.

Au commencement du mois d'octobre 1908, Mlle C... contracta un fort rhume. On n'y prit pas garde, parce que la jeune malade était une tousseuse, qu'elle s'enrhumait souvent pendant l'hiver et qu'elle avait toujours bien guéri de ses rhumes. Puis, elle alla un peu mieux. Pourtant, elle toussait toujours et maigrissait. De mal en mieux, de mieux en mal, elle arriva jusqu'au mois de décembre, sans que sa mère, cependant très attentive, ne fût préoccupée de l'état de sa fille. Il y a un dieu malfaisant qui aveugle quelquefois les plus intelligents avant de les perdre.

Le 10 décembre, les parents me firent enfin prier de voir l'enfant.

Elle était fort amaigrie, elle toussait incessamment et expectorait avec abondance des crachats grisâtres, non aérés. Souvent elle avait eu de la fièvre, le soir, allant jusqu'à 38°7 et souvent aussi elle avait transpiré abondamment pendant la nuit. Elle mangeait peu et digérait fort mal. J'appris encore que depuis deux mois, la malade n'avait pas vu ses règles. Elle n'avait jamais craché de sang.

Percussion. — 1° Matité complète au sommet du poumon gauche en avant ;

2° Submatité très nette au sommet du même poumon

en arrière dans la fosse sus-épineuse et se prolongeant dans la fosse sous-épineuse ;

3° Sonorité normale dans le reste de l'étendue de ce poumon ;

4° Rien d'anormal à droite.

Auscultation. — 1° Espace sous-claviculaire : abondants craquements humides, râles de bronchite, râles sous-crépitants fins périphériques, à gauche ;

2° Craquements humides abondants, quelques craquements secs dans la fosse sus-épineuse ;

3° Râles muqueux, râles ronflants et sibilants abondants dans la fosse sous-épineuse et dans toute l'étendue du poumon ;

4° Respiration normale dans toute l'étendue du poumon droit en avant et en arrière.

A noter encore l'augmentation des vibrations thoraciques au sommet du poumon gauche.

Diagnostic. — Tuberculose du 2ᵉ degré au sommet du poumon gauche. Le diagnostic de tuberculose fut confirmé quelques jours plus tard par l'examen bactériologique des crachats.

Le traitement par la cure solaire commença le 12 décembre 1908, et fut continué sans interruption jusqu'au 26 avril 1910. Je ne retracerai pas minutieusement les péripéties de ce long traitement, car la maladie a marché vers la guérison dans les conditions normales, y compris la dureté des artères radiales à mesure qu'on approchait de la guérison.

Aujourd'hui cette jeune fille est guérie et il ne reste aucune trace de sa tuberculose au sommet du poumon gauche, ni à la percussion, ni à l'auscultation ; la sonorité est la même à gauche et à droite, les vibrations thoraciques sont identiques des deux côtés, et le murmure vésiculaire à gauche possède le même timbre et le même rythme qu'à droite.

Je signale ce cas comme une exception sans l'expliquer. Généralement il n'en est pas ainsi. Il reste toujours après guérison quelque signe respiratoire anormal, dû à la cicatrisation par sclérose des tubercules ramollis. Sans compter que les tubercules crus, les granulations miliaires, les adhérences pleurétiques, les petits emphysèmes de voisinage, qui forment comme un cortège autour des lésions du second degré, ne guérissent pas ordinairement sans laisser des traces appréciables.

En somme, la difficulté d'obtenir la guérison d'une tuberculose au second degré réside dans la résorption des résidus tissulaires et dans la fièvre souvent élevée qui en est la conséquence. Mais, lorsque pour des raisons inconnues, la virulence des détritus résorbés est peu intense et que, par suite, la fièvre est peu élevée, la cure solaire produit sur les lésions du second degré des effets aussi certains et aussi énergiques que sur les lésions du 1er degré. La durée de la cure ne dépend plus que de l'état général du malade. L'insolation n'agit pas autrement dans la tuberculose au 2e degré,

que dans la prétuberculose, dans la tuberculose au
1er degré ou dans les tuberculoses chirurgicales; elle
commence à pigmenter la surface cutanée, elle désinfecte l'organisme peu à peu, elle relève parallèlement
le terrain, elle détruit les microbes secondaires et
arrive enfin au bout d'un temps toujours long à faire
périr les bacilles de Koch.

Pendant ce temps, des changements notables se
produisent dans les poumons malades. On commence
à s'apercevoir que les râles muqueux, ronflants et
sibilants, qui s'avançaient plus ou moins loin au delà
des territoires occupés par les craquements humides,
diminuent de nombre et d'étendue, que les râles crépitants gros ou fins disséminés dans le poumon
malade diminuent également. L'irritation de voisinage
se calme peu à peu. Puis, progressivement le murmure vésiculaire généralement altéré comme intensité
et comme rythme, commence à être perçu dans les
portions de poumon, où l'on n'entendait auparavant
que des bruits de bronchite, de bronchite capillaire
ou même de souffle pneumonique. En même temps
que l'on constate ce nettoyage périphérique, les lésions
tuberculeuses des sommets semblent ne se point modifier, mais elles ne s'aggravent pas.

A ce moment, si aucun accident, tel qu'un refroidissement, un écart de régime, une maladie extra-
pulmonaire, n'est venu troubler la marche de la tuberculose, l'état général du poitrinaire s'est notablement

amélioré, et on ne trouve plus dans les expectorations que de rares microbes secondaires. Mais, on
constate encore la présence de nombreux bacilles de
Koch.

Nous venons de voir que la cure solaire commence
à faire disparaître les lésions pulmonaires les moins
avancées. Mais, il n'est pas rare de les retrouver plus
ou moins disséminées pendant le cours du traitement
solaire : alors, elles sont habituellement la conséquence
de quelque imprudence. Car, la cure solaire ne met
pas à l'abri d'un accident, et même les malades de ce
degré paraissent plus particulièrement prédisposés
aux congestions et aux inflammations des voies respiratoires par le fait d'un refroidissement, ou simplement pour s'être exposés à l'action du vent ou des
poussières qu'il soulève. Ces accidents peuvent être
légers, et alors ils se traduisent par une élévation de
température de quelques dixièmes de degré ; ils peuvent être graves et produire de la broncho-pneumonie,
de la pneumonie, de la bronchite capillaire, de la
congestion pulmonaire, et alors l'existence même du
malade peut être mise en cause.

En dehors de ces complications accidentelles, le
poitrinaire insolé méthodiquement, quelle que soit la
période de sa tuberculose, n'offre jamais des séries
d'accès de fièvre vespérale, comme cela se voit chez
les malades qui font des poussées de germination miliaire, ou du moins le fait est rare. Si dans l'après-

midi, on constate une élévation de température qui,
au début de la cure solaire, peut impressionner le
médecin, on se rend bientôt compte que cette élévation thermique n'est pas de la fièvre, mais plutôt une
conséquence de la fin du travail moléculaire exécuté
par le soleil dans l'organisme. La preuve, c'est que
les insolés ne sont nullement incommodés par cette
ascension de la température, et que le jour, où l'insolation ne se fait pas, on ne la constate plus. La cure
solaire ne donne donc pas de fièvre, bien qu'elle produise généralement un peu de congestion passive et
passagère, comme toutes les congestions consécutives
aux ligatures de Bier et aux ventouses d'Erenfried.

Pendant ce temps, la peau des malades s'est fortement pigmentée. Insensiblement, ils se déminéralisent
moins, leurs eaux de boisson se diffusent mieux et
leur diffusion se rapproche de plus en plus de la formule physiologique. Cela vient tout seul sous l'influence des bains chauds de soleil. Du repos, une
nourriture abondante et appropriée, de l'air pur et
du soleil, il n'en faut pas davantage pour guérir la tuberculose pulmonaire chronique à tous les degrés.

Non seulement les malades se déminéralisent
moins, mais peu à peu ils se reminéralisent et augmentent de poids après un temps suffisamment long de
cure solaire. On constate, en effet, lorsqu'on analyse
les urines, quelques mois après le commencement de
la cure solaire, que les sels s'y trouvent dans des pro-

portions qui se rapprochent de la normale ; et dès
que la guérison est définitive, ils s'y trouvent dans
des rapports physiologiques, si l'on tient compte que
le phtisique guéri par l'insolation est devenu plus ou
moins artério-scléreux.

A proportion que les tuberculeux du second degré
s'améliorent, on peut observer que l'artère radiale
n'est plus aussi souple. Peu à peu, elle durcit et roule
sous les doigts. Il y a un rapport constant entre ce
phénomène et l'état local des foyers de tuberculose
pulmonaire. C'est ainsi que l'on observe à l'auscultation que les craquements humides sont devenus infiniment moins nombreux, que l'on commence à entendre de la rudesse dans le murmure vésiculaire aux
deux temps de la respiration, et que souvent l'expiration est dure, prolongée et quelquefois soufflante.
Dans d'autres cas, le murmure vésiculaire est devenu
faible et voilé ; d'autres fois, on entend des frottements pleurétiques. Ce sont autant de signes de cicatrisation.

Enfin, les craquements humides disparaissent à leur
tour.

Mais, quelquefois l'examen bactériologique révèle
encore malgré tout quelques bacilles de Koch. C'est
que la guérison n'est pas complète. Il faut donc continuer la cure solaire pendant un temps variable, jusqu'à ce que plusieurs examens de crachats, faits à
intervalle, aient démontré que le malade est enfin dé-

barrassé de ces bacilles. Alors on constate que l'état
général est bon, que les organes, en général, fonctionnent normalement, que le sujet possède toutes les
apparences de la santé, que sa formule urinaire est
physiologique et qu'il ne reste plus au niveau des foyers anciens de tuberculose que des signes rationnels
de cicatrisation et souvent un peu de submatité.

J'ai revu un an, deux ans après, un certain nombre
de tuberculeux du 2ᵉ degré, traités et guéris par la
cure solaire; leur guérison s'était maintenue sans défaillance, et même, chez quelques-uns, toute trace des
anciens foyers avaient complètement disparu.

Tuberculose pulmonaire chronique au 3ᵉ degré.

Nous savons que dans la prétuberculose les granulations miliaires encore rares et disséminées s'établissent aux sommets des poumons, plus souvent à droite,
et restent longtemps à l'état local sans infecter l'organisme; nous savons qu'au 1ᵉʳ degré les granulations
s'agglomèrent pour former des tubercules crus et restent plus ou moins longtemps à l'état de lésions locales,
mais pourtant produisent une certaine infection de
l'organisme peu intense encore, mais appréciable.
Jusque-là, la cure solaire donne des résultats parfaits,
puisque les guérisons s'obtiennent dans la proportion
de 100 o/o.

J'ai fait remarquer que les bains de soleil désinfectent l'organisme avant de guérir les lésions pulmonaires, et que la marche de ces lésions s'arrêtait sous leur influence.

Nous avons vu que le danger de la tuberculose pulmonaire chronique au 2e degré était moins dans l'infection bacillaire ou microbienne que dans l'infection de l'organisme par résorption des déchets tissulaires, et que, ce danger étant écarté, la cure solaire donnait les mêmes résultats à cette période qu'aux périodes moins avancées.

Mais, si la cure solaire se bornait à être antiseptique, microbicide et même sclérogène, ce ne serait qu'un demi-résultat, parce que le tuberculeux désinfecté momentanément garderait quand même un terrain propice à la germination des granulations nouvelles et se réinfecterait sûrement. Il faut donc que la cure solaire, pour être vraiment efficace, modifie l'organisme par une action parallèle à l'action microbicide. En dehors de cette double action, tout traitement contre la tuberculose est purement illusoire.

Les récents travaux du professeur Calmette nous enseignent que le plus grand danger que puisse courir le tuberculeux amélioré c'est de se réinfecter. C'est la confirmation d'un fait que j'avais déjà signalé au Congrès de Nice en 1904. Cependant, j'ai constaté que lorsque la cure solaire a convenablement pigmenté les malades, et que l'on continue à l'appliquer méthodiquement, les réinfections sont rares, à moins d'accidents intercurrents qui affaiblissent la résistance de l'organisme. C'est donc que le soleil possède la propriété de modifier favorablement l'organisme dans le sens de l'immunité, tout en affaiblissant la virulence des bacilles de Koch et en limitant leur reproduction.

En réalité, la cure solaire régularise selon la normale les fonctions des organes des tuberculeux. Le professeur A. Robin a insisté, dans sa communication du 2 novembre 1909 à l'Académie de médecine, sur la déminéralisation de l'organisme, qui tendrait à démontrer que l'exagération du coefficient urinaire de déminéralisation, loin d'être un signe de misère physiologique, serait au contraire un signe de suractivité organique. Il y a donc pour les tuberculeux un imminent danger d'épuisement. Ce danger a été constaté par le savant professeur de thérapeutique à tous les degrés de la tuberculose, même chez les prétuberculeux. En somme, les tuberculeux brûleraient trop et trop vite. Il s'établirait une sorte de compensation entre l'activité des échanges respiratoires et la diminution des territoires pulmonaires intacts. Malheureusement, cette compensation se fait au plus grand détriment des tissus du malade qui les renouvelle incomplètement. Et c'est ainsi que les tuberculeux maigrissent et que leurs muscles s'atrophient.

Chez les sujets soumis à la cure solaire, les phénomènes biologiques prennent une autre marche. A pro-

portion qu'elle les améliore, la transpiration nocturne
cesse, et la quantité des urines de 24 heures augmente;
peu à peu la diffusion des eaux de boisson se rapproche de la formule normale et les déchets organiques
contenus dans les urines se limitent dans le voisinage
des excrétions physiologiques. La déminéralisation
tissulaire diminue insensiblement, jusqu'au jour, où
les phosphates, les chlorures, l'acide urique, l'urée,
etc, apparaissent avec leur taux légitime. Alors c'est
la guérison.

On peut se dispenser de fournir d'autres preuves
pour démontrer l'amélioration progressive du terrain
tuberculeux par la cure de soleil, parce que la quantité et la qualité des sels expulsés établissent la valeur
fonctionnelle des organes, et parce que la bonne distribution des eaux de boisson dans l'économie prouve
que les cellules, jusque-là déséquilibrées et par conséquent mal hydratées, se comportent maintenant
comme des cellules normales. Ces conditions ne font
peut-être pas un terrain absolument impropre à de
nouvelles cultures bacillaires, mais elles offrent tout
de même des garanties, puisque les fonctions générales de l'organisme s'exercent d'une manière physiologique, comme chez les individus bien portants.
Dans tous les cas, elles sont l'aboutissant nécessaire
du bon état dans lequel se trouve chacun des organes.

Lorsque le tuberculeux, quel que soit le degré de
son affection, est soumis depuis un temps convenable

à la cure solaire, et que sa peau s'est énergiquement pigmentée, on constate que le nombre de ses globules sanguins a notablement augmenté, que le taux de son hémoglobine s'est élevé, que sa pression artérielle aux diverses heures du jour s'est généralement relevée pour se rapprocher de la normale, que le nombre de ses respirations à la minute diminue proportionnellement au relèvement de sa pression artérielle, que son appétit s'est amélioré, que ses digestions se font mieux, que le poids de son corps a augmenté, que ses forces reviennent progressivement et que pendant ce temps la toux, l'expectoration et l'état local de ses poumons ont suivi la route parallèle vers l'amélioration. Tout marche ensemble, la désinfection de l'organisme, la ruine des microbes secondaires et des bacilles, la sclérose des foyers tuberculeux, le relèvement du tonus vital, l'amélioration du chimisme cellulaire. Il est donc facile de comprendre qu'à moins de maladies intercurrentes capables d'affaiblir les défenses de l'organisme, la cure solaire préserve, avec le maximum de certitude, le tuberculeux de réinfection et de poussées germinatives nouvelles.

Cette marche des phénomènes morbides vers la normale est nécessairement inégale, en raison de l'infection et de l'inégale gravité des lésions selon le degré de la tuberculose. Rapide dans la prétuberculose et dans la tuberculose au 1er degré, elle se ralentit au 2e degré et devient très lente au 3e degré. Mais rapide ou lente, elle est toujours progressive, à moins d'accidents étrangers à la tuberculose. Toutefois, la fragilité du malade pour causes étrangères est toujours en raison directe de ses lésions pulmonaires. C'est ainsi qu'un tuberculeux porteur de larges cavernes est à la merci d'un refroidissement ou d'un écart de régime, tandis que, au 1er degré, il aurait supporté sans trop de dommages l'un et l'autre.

Le terrain organique, chez un tuberculeux du 3e degré convenablement insolé, selon la méthode que j'ai indiquée, se modifie au bout d'un temps variable, mais toujours long. La modification la plus importante porte, comme je l'ai déjà dit, sur sa tendance à se scléroser sous l'influence des bains de soleil, et l'on constate, dès que l'amélioration survient, que non seulement les lésions tuberculeuses et les parois des cavernes, mais aussi les artères subissent la dégénérescence scléreuse. C'est là une modification typique, et, dans tous les cas, caractéristique de l'action solaire et indépendante de l'âge du malade.

La sclérose, qui est le mode de guérison employé par le soleil, se manifeste à tous les degrés de la tuberculose en voie de guérison, mais particulièrement chez les malades du 3e degré, parce que l'action solaire a duré plus longtemps. Le degré de sclérose spécialement du côté des artères dépend surtout de la durée de la cure.

Le traitement solaire exige de grandes précautions

chez les bacillaires du 3e degré, comme je l'ai pré-
cédemment indiqué ; mais en dehors de ces soins minutieux, les effets de l'insolation sont les mêmes que
chez les malades du 1er et du 2e degrés.

Le premier résultat qu'il faut obtenir est la pigmentation cutanée. Dès que ce résultat est atteint,
on constate d'abord que les symptômes pulmonaires
caractéristiques du 1er degré disparaissent assez vite,
c'est-à-dire au bout de 5 ou 6 mois ; ensuite les symptômes répondant au 2e degré s'améliorent et disparaissent à leur tour, mais au bout d'un temps beaucoup plus long, qu'il est difficile de fixer même
approximativement. Il se fait en réalité comme un
nettoyage dans les territoires qui environnent les
grandes cavernes, et ce nettoyage s'opère progressivement selon le degré des lésions circumvoisines. Tout
cela est une question de temps et de surveillance.

Par quel miracle quelques tuberculeux sont-ils arrivés à résister aux infections et à la fièvre de résorption, à la phase et à la fièvre d'excavation, je l'ignore,
mais il est certain qu'on en rencontre quelquefois et
que ces malades sont apyrétiques malgré l'étendue et
la profondeur de leurs cavernes. Ce n'est du reste
que dans cette forme qu'il convient d'appliquer la cure
solaire et c'est à ce cas seulement que se rapporte
la description que je viens d'exposer et la description
que je vais faire. Il serait en effet illusoire de penser
que la cure solaire put améliorer ou guérir des caver-

neux déjà en proie à la fièvre hectique. Le meilleur
des remèdes n'agit que dans certaines limites, et il
est des ruines que les meilleurs architectes ne sauraient consolider.

Mais, par contre, on peut tout espérer, même la
guérison, chez les porteurs de cavernes, dont les organes digestifs sont en bon état et chez lesquels la
pigmentation solaire est énergique.

Pendant que les rayons solaires procèdent au nettoyage des lésions récentes du tissu pulmonaire, ils
n'oublient pas les cavernes : ils travaillent au contraire
à assainir leurs parois et à les scléroser. On commence à remarquer que les sécrétions qui gargouillent
dans les cavernes diminuent, que peu à peu on n'entend plus que des râles humides qui deviennent progressivement de plus en plus rares, et qu'enfin l'excavation se sèche et ne laisse plus percevoir qu'un souffle
amphorique sec. Dès lors, la caverne ne fait plus de
progrès. Mais, ses parois ne sont pas étanches, car
de temps en temps l'auscultation révèle quelques
râles humides mêlés au souffle caverneux.

Les poumons excavés sont extrêmement fragiles :
au moindre refroidissement, à la moindre imprudence,
ils s'irritent et leurs bronches secrètent plus ou moins
abondamment. Ce sont ces sécrétions qui nous font
percevoir à l'auscultation le retour des râles humides
dans les cavernes et qui entretiennent la toux et
l'expectoration. Ces retours offensifs durent plus ou

moins, mais recommencent souvent, d'autant plus
souvent que si les parois des cavernes se sclérosent
par les insolations, les artères se sclérosent aussi, et
cette dégénérescence artérielle favorise les congestions
bronchiques et pulmonaires.

Lorsque ces congestions accidentelles ne sont pas
accompagnées d'un mouvement fébrile intense, la
cure solaire en a promptement raison. Mais, il arrive
trop souvent que les malades contractent une pneumonie, une broncho-pneumonie ou simplement une
bronchite sévère, et alors ils ne résistent pas et la
cure solaire est impuissante. Le nombre des tuberculeux du 3ᵉ degré qui sont emportés par leur faute est
énorme : la plupart auraient pu vivre et même guérir
par la cure solaire.

Il me souvient entre autres d'une jeune fille que j'a-
vais soignée pendant deux ans avec succès et qui, se
sentant infiniment mieux, eut la fantaisie d'aller au
théâtre. C'était pendant l'hiver, elle prit froid à la sortie
en attendant sa voiture, et succomba quelques jours
plus tard à une pleuro-pneumonie.

Un autre, sur lequel je fondais les meilleures espé-
rances après un an de traitement solaire, sortit un
jour par un temps pluvieux pour une affaire importante et prit froid. Il rentra avec des frissons et un
point de côté violent, se mit au lit avec une fièvre
intense et périt de pneumonie.

D'autres affaiblis par la grippe, par une bronchite,

MALGAT. — Cure solaire.   25

par des écarts de régime, par des excès génésiques, meurent de leur tuberculose, alors que la cure solaire les avait considérablement améliorés.

En sorte que, dans la grande majorité des cas, les tuberculeux insolés ne meurent pas de leur mal proprement dit, mais de quelque maladie étrangère et intercurrente qui vient définitivement ruiner leur organisme, favoriser l'infection bacillaire et pousser à la fièvre de consomption. Il en est pourtant qui résistent quand même. Je veux rapporter ici l'histoire détaillée d'un de mes malades qui a passé par des péripéties sans nombre et qui, malgré tout, est arrivé à la guérison.

Il s'agit d'un tuberculeux chez lequel l'infection bacillaire commença en 1902. Son père est en bonne santé, sa mère mourut, il y a quelques années, d'un cancer utérin : il a un frère et une sœur qui se portent bien.

M. X..., aujourd'hui âgé de 40 ans, eut une enfance maladive en raison d'une croissance extraordinairement rapide : à l'âge de 14 ans, sa taille atteignit 1 m. 73.

En 1902, c'est-à-dire à l'âge de 32 ans, il fut atteint d'une pleurésie au sommet du poumon gauche : à la fin du mois de mai, époque à laquelle il tomba malade, on enregistra une température de 38° le matin et de 39°5 le soir. Mais, déjà depuis deux ans, le malade avait perdu l'appétit, il éprouvait de grandes

lassitudes parfois, il toussait par accès et expectorait
des crachats blancs et spumeux mêlés quelquefois de
stries sanglantes. Ces symptômes n'attirèrent pas suffisamment l'attention du malade.

La pleurésie de M. X... fut soignée par des vésica-
toires et par la plupart des fébrifuges connus jusqu'au
milieu de juillet 1902. Malgré tout, la fièvre persistait. D'autre part, l'alimentation était difficile, la
viande l'empoisonnait, la somatose lui donnait des
maux d'estomac : le malade ne supportait que du lait
et des purées. Chaque fois que le sommeil venait, il
était couvert de sueurs abondantes.

Cependant, la sueur sembla céder vers le milieu de
juillet, la température vespérale chuta à 37° pendant
quelques jours, mais remonta pendant le mois d'août
à 39°, pour s'abaisser encore en septembre à 38°.

A la suite de quelques applications de pointes de
feu, vers le mois d'août, l'amélioration survint, le
malade commença à se lever dans sa chambre, et,
au bout de quelques jours, il put descendre dans
son jardin. On le soumit alors au carbonate de gaïa-
col, mais il fut bientôt obligé de le cesser, son estomac
ne le supportant pas.

Au commencement du mois d'octobre, M. X... partit pour le sanatorium du Vernet. Sa température
était de 37° le matin et de 37°5 le soir (température
buccale); il pesait 66 kg. 500. Malheureusement, cette
excellente situation ne se maintint pas.

En février 1903, survinrent du côté gauche de fortes névralgies intercostales, des congestions pulmonaires d'abord partielles, puis de tout le côté malade, des hémoptysies abondantes, des températures élevées allant jusqu'à 39°5. Puis, le mal empira encore, les hémoptysies se succédèrent nombreuses et abondantes, en sorte que du mois d'avril jusqu'à la fin septembre, le malade compta 29 hémorrhagies pulmonaires. Le 2 octobre, il ne pèse plus que 60 kg. 200, mais sa température ne dépasse pas 37°8.

Peu à peu pourtant la santé du malade se releva : T. du matin 36°9, T. du soir 37°3; Poids 65 kg. 800.

Je ne puis malheureusement pas savoir quelle fut la marche des lésions pulmonaires pendant cette année 1903. Mais, il semble probable qu'il se fit des poussées vigoureuses de germinations tuberculeuses, qui provoquèrent de violentes réactions pulmonaires. Ces poussées paraissent dès cette époque avoir compromis tout le poumon gauche, car on appliqua des pointes de feu sur toute l'étendue du thorax à gauche et en arrière.

Au mois de janvier 1904, survinrent deux hémoptysies qui correspondaient à de la congestion pulmonaire. En février : Poids, 66 kg. 400. A partir de cette époque, il fut soumis au traitement des injections de tuberculine Jacobs, d'intensités progressives, jusqu'au mois de juillet, sans résultat bien certain : les poussées congestives se multiplièrent, les hémoptysies les accompagnèrent quelquefois très abondantes, particulièrement au mois d'août, époque à laquelle le malade vomit 1 litre 1/2 de sang.

En juin, T. 38°8 chaque soir, du 15 au 3o. A partir du 1ᵉʳ juillet, cessation des injections de Jacobs.

En septembre : T. du matin 36°9, T. du soir 37°4 ; Poids 63 kg. 3oo. Pas d'hémoptysie.

En octobre, novembre et décembre : pas d'hémoptysie, état général satisfaisant, marche facile et sans essoufflement. Poids, 67 kg. 8oo fin décembre.

En janvier 1905, le malade semble se relever rapidement. Appétit satisfaisant, température normale ; Poids, 70 kg. 8oo fin février. En dépit de quelques hémoptysies légères, qui donnent une température passagère de 37°5, le matin, et 37°7, le soir, le malade continue sa marche ascensionnelle vers l'amélioration. Poids : 72 kg. 8oo en juillet, 74 kg. 9oo en août, 77 kg. 7oo en septembre.

Le 6 octobre 1905, M. X... arrivait à Nice dans des conditions de santé générale satisfaisantes.

Je l'examinai quelques jours plus tard.

Il n'était pas amaigri, il avait même un certain embonpoint ; il toussait et expectorait peu souvent, mais ses crachats étaient lourds, de couleur grisâtre et sans aération. Appétit et digestion convenables. Malgré cet état en apparence satisfaisant, il supportait la marche difficilement, au moindre effort survenaient des accès de dyspnée. T., prise dans l'anus, 37° le matin, 37°2 le soir.

Fonctionnement normal du cœur, souplesse des artères, dépassement du foie de deux travers de doigt au-dessous des fausses côtes, estomac dilaté, selles régulières.

Examen bactériologique : nombreux bacilles de Koch en groupes, flore abondante de staphylocoques, de streptocoques, de sarcines, de tétragènes et de microcoques du catarrhe.

Percussion. — 1° Matité générale de tout le côté gauche en arrière, depuis le sommet à la base, avec une diminution légère vers la moitié de la poitrine sur une tranche de quatre travers de doigt environ ;

2° Augmentation de l'intensité vibratoire du côté gauche par comparaison avec le côté droit ;

3° Matité le long de la ligne axillaire gauche, sauf au niveau du creux de l'aisselle ;

4° Matité de toute la région sous-claviculaire ;

5° Intégrité de la sonorité de toute l'étendue du poumon droit.

Auscultation. — 1° Absence à peu près complète du murmure vésiculaire sur toute l'étendue du poumon gauche en arrière ;

2° Craquements humides, frottements pleurétiques, râles muqueux, râles sibilants dans les fosses sus et sous-épineuses ;

3° Râles crépitants, râles muqueux, dans les 2/3

inférieurs du poumon malade, avec quelques rares murmures vésiculaires lointains ;

4° Frottements pleurétiques un peu partout ;

5° Râles crépitants le long de la ligne axillaire, sauf vers la partie supérieure, où l'on pouvait percevoir du murmure vésiculaire ;

6° Craquements humides abondants au sommet en avant, souffle caverneux, râles muqueux variés dans tout l'espace claviculaire ;

7° Respiration normale dans toute l'étendue du poumon droit, en arrière et en avant, avec sonorité exagérée de compensation.

Etat local déplorable.

Le malade fut soumis au traitement des injections de tuberculine Jacobs, à raison de deux par semaine, et au traitement des insolations sur le torse nu tous les jours de soleil.

Fin décembre, le malade pesait 81 kilogr. 300.

En janvier 1906, à la suite d'un léger refroidissement, la température vespérale monta à 38°.

Suspension de la tuberculine et de la cure solaire jusqu'au 21, puis reprise de la cure solaire seule.

Pendant les mois de février et de mars, le malade se pigmenta abondamment; depuis novembre 1905 jusqu'au mois d'avril 1906, notre malade n'eut pas de crachement sanglant : fait exceptionnel depuis 1902. Cette période coïncide avec l'institution du traitement solaire. M. X... avait déjà eu 69 hémoptysies légères ou graves de plusieurs jours de durée.

En avril 1906, la durée des insolations est portée à 40 minutes.

Au mois de mai : état général excellent, état local notablement amélioré.

Percussion. — La matité absolue n'existe plus qu'au sommet en avant et en arrière; dans le reste du poumon, il n'existe plus que de la submatité.

Auscultation. — 1° Les râles muqueux, sibilants, crépitants gros ou fins, qui couvraient toute la superficie du poumon malade, ont à peu près disparu ;

2° Les craquements humides du sommet sont moins abondants ;

3° Les frottements pleurétiques, le souffle caverneux persistent toujours.

4° On commence à percevoir un peu partout le murmure vésiculaire, mais encore lointain, faible et voilé.

Au mois de juin 1906, le malade part pour la montagne, 1.000 mètres d'altitude. L'insolation continue.

Pendant les mois de juillet, août et septembre, l'amélioration de l'état général et de l'état local est remarquable. La dyspnée a disparu et de longues promenades sont possibles : ce qui coïncide avec le nettoyage partiel du poumon gauche. La cure solaire a obtenu ce résultat de faire disparaître toute réaction des tissus pulmonaires et par conséquent d'arrêter toute nouvelle poussée de germination tuberculeuse.

En septembre, nous constatons dans les crachats de rares bacilles de Koch et la disparition absolue de tout microbe secondaire. Du reste, l'expectoration est devenue rare, un ou deux crachats au réveil : dans la journée, suppression de la toux et de l'expectoration.

Le 11 octobre, nouvel examen des crachats, constatation de quelques bacilles de Koch et de nombreux microbes secondaires, T. vespérale 38° 4. Ce nouvel ensemencement de microbes me paraît devoir être attribué à cette circonstance que M. X... s'est logé dans une maison voisine d'une rue très fréquentée, où existe beàucoup de poussière. A mon avis, c'est la respiration de ces poussières qui dut l'infecter de nouveau et lui donner cette température anormale.

Au mois de janvier 1907, notre malade contracta une grippe d'une très grande gravité, suivie d'une congestion pulmonaire double. La température oscilla pendant dix jours entre 38° 5 le matin et 39° 3 le soir, puis elle fléchit au-dessous de 38° matin et soir, vers le 15. La double congestion pulmonaire fut suivie d'une hémoptysie grave qui dura trois jours, pendant lesquels le malade vomissait des flots de sang. C'est miracle qu'il ait pu échapper à cette crise.

La convalescence fut très longue en raison de la faiblesse du malade. Vers le commencement de février, la température était de 37° le matin et de 37°4 le soir. Mais du 13 au 19 il survint une rechute peu grave, du reste, et sans crachement sanglant.

Au commencement de mars 1907, l'examen de la poitrine nous donnait les renseignements suivants :

Le poumon droit n'a gardé ni à la percussion, ni à l'auscultation aucune trace de congestion pulmonaire : il respire normalement.

Le poumon gauche, au contraire, est dans un état peu satisfaisant. La percussion donne un son mat général de haut en bas, en arrière, et, en avant, dans tout l'espace sous-claviculaire.

L'auscultation n'est guère meilleure ; craquements humides aux sommets dans les deux fosses scapulaires, gargouillement dans la région sous-claviculaire, râles muqueux et sibilants disséminés partout en avant et en arrière, souffle caverneux au sommet en avant, dispa-rition du murmure vésiculaire sur toute l'étendue de la surface pulmonaire gauche. En somme, la grippe semble nous avoir fait perdre tout ce que la cure solaire nous avait fait gagner.

Pourtant, malgré cet état grave, la pigmentation solaire n'a pas absolument disparu. Le malade est très faible encore, il tousse et expectore souvent, son estomac digère moins bien, son appétit n'est cepen-dant pas mauvais.

Le 19 mars 1907, nous recommençâmes la cure so-laire, mais les séances furent réduites à quelques minutes de durée.

Au mois d'avril, M. X... ayant lu dans un journal

scientifique les bons effets de l'eau de mer dans la tuberculose pulmonaire, me fit part de son désir d'essayer la méthode de Quinton. En conséquence, je priai
M. Quinton, de passage à Nice, de venir voir le malade
et de me donner son avis.

Sur ses conseils je commençai le 3 avril un traitement d'injections sous-cutanées d'eau de mer de 30
grammes, deux fois par semaine, que je portai à 100
grammes à partir du 14. Ce traitement continué dans
la montagne, à 865 m. d'altitude, pendant le mois de
juin, de juillet et d'août, ne nous donna aucun résultat
favorable. Le malade avait même remarqué que les
jours d'injection et le lendemain il était plus essoufflé
et qu'il avait un ou deux crachats sanglants. De fait, en
auscultant sa poitrine, on constatait de la congestion
pulmonaire du côté malade. De plus, pendant toute la
durée du traitement salin, j'avais remarqué que M. X..,
contre ses habitudes, avait de la diarrhée et que sa
température moyenne s'était élevée.

De retour à Nice, l'état congestif du poumon gauche
était devenu permanent et les hémoptysies plus abondantes, je conseillai au malade d'abandonner définitivement les injections d'eau de mer.

L'expectoration avait notablement augmenté, l'examen des crachats m'avait montré une flore microbienne
d'une richesse excessive, sans augmentation appréciable des bacilles de Koch.

L'expérience ayant rendu sage le malade et le mé-

decin, nous revînmes à la seule cure solaire, dès que
la congestion du poumon gauche fut calmée. Malheureusement, il s'était créé comme une sorte d'habitude
congestive du poumon, qui faisait qu'au moindre refroidissement M. X... expectorait des crachats sanglants.

Cependant, les mois de janvier et février 1908
furent propices aux insolations et l'état général se releva sensiblement.

En mars, légère attaque d'influenza et légère hémorrhagie pulmonaire qui firent interrompre la cure solaire pendant quelques jours.

En mai, l'état du poumon est satifaisant.

Percussion. — On constate que la matité a notablement diminué le long d'une zone large de 0 m. 10
environ, entre la sixième et la neuvième côte en arrière.

Auscultation. — On ne perçoit plus de craquements
humides au niveau des fosses scapulaires, mais on y
entend des râles crépitants, de nombreux frottements
pleurétiques et quelques murmures vésiculaires affaiblis
et voilés. Dans le reste du poumon gauche, en arrière,
on entend un peu partout des frottements pleurétiques, des râles crépitants disséminés, des râles ronflants et aussi le murmure vésiculaire, mais faible et
lointain, sauf dans la zone submate, où on le sent plus
distinct et plus près de l'oreille.

En avant, on constate toujours de la matité, mais à
l'auscultation on ne perçoit plus qu'une respiration

dure et soufflante au-dessous de la clavicule. Autour
de ce foyer d'induration et de sclérose, on entend
quelques gros râles crépitants. La caverne qui se
trouve au sommet du poumon gauche en avant s'est
certainement rétrécie et ses parois paraissent avoir
subi un certain degré de dégénérescence scléreuse. Du
reste, ce n'est pas seulement en avant que l'on trouve
des territoires pulmonaires sclérosés, c'est aussi en
arrière, disséminés sur toute l'étendue du poumon
malade.

En même temps, on constate que les artères radiales ont durci et qu'à l'auscultation du cœur, il
existe un souffle à la base et au 1ᵉʳ temps.

Les insolations continuent, mais d'une durée moindre et avec une grande prudence.

Au mois de juin, le malade gagne la montagne.
Quelques jours après son arrivée, soit qu'il se fut
refroidi, soit qu'il éprouvât les effets de l'altitude
(915m.), il expectora quelques crachats teintés de
sang. Ce fut un accident passager.

En juillet, il eut de la dyspnée, de vagues douleurs
précordiales et des palpitations cardiaques, que je mis
sur le compte d'un commencement d'artério-sclérose.

Au mois de septembre 1908, retour à Nice.

L'examen des crachats est satisfaisant : je ne
trouve plus de bacilles de Koch ; mais il y existe
quelques microbes secondaires. La température depuis le mois d'août 1908, prise dans l'anus, donne en

moyenne 37°2 le matin et 37°3 le soir. Cet état apyrétique durera jusqu'au mois d'octobre 1909.

Pendant cette année 1909, la cure solaire ne se fit
plus que pendant quelques jours chaque mois, avec
une grande prudence, en raison de ce que les propriétés sclérogènes du soleil pouvaient augmenter la
sclérose générale du malade. En effet, la pression artérielle, qui les années antérieures était inférieure à la
normale, était le 3 mai, à 10 h. 1/2 du matin de 17
centimètres. Cette hypertension se maintint et même
augmenta quelquefois pendant le mois de juin. Le
malade en était très fatigué. Je lui conseillai alors de
recourir à l'action des courants à haute fréquence,
qui réussirent au-delà de mes désirs, car au bout de
cinq séances de dix minutes, la pression artérielle
descendit à 10 centimètres.

Quelques jours plus tard, le malade gagnait la montagne (altitude 915 m.).

Malheureusement, les bons effets obtenus par les
courants à haute fréquence ne durèrent pas longtemps,
car, en juillet, la pression remonta à 17 centimètres.
Pendant le mois d'août, elle atteignit même 19.

Pendant ce séjour à la montagne, de juin à la fin
septembre, le malade se plaignit de digérer difficilement. Malgré tout, son état pulmonaire était excellent et la température était normale.

De retour à Nice, j'examinai ses crachats : ils ne
contenaient plus de bacilles de Koch, mais j'y trou-

vai encore des microbes secondaires sans excès.

Malheureusement, sous une influence inconnue, la pression artérielle, en octobre, monta jusqu'à 21 cm. avec une température de 37°6 le matin et de 37°8 le soir (temp. anale). Cette hypertension, que je ne parviens pas à vaincre, me fait présager quelque hémoptysie. Elle se produisit en effet du 14 au 17 octobre. La guipsine me paraît avoir eu d'excellents effets dans cette circonstance.

Aujourd'hui 5 mai 1910, je constate à *la percussion :*

1° Une submatité générale du sommet à la base, en arrière et à gauche.

2° De la submatité en avant dans tout l'espace sous-claviculaire.

A l'auscultation. — On perçoit dans toute la hauteur du poumon gauche en arrière un murmure vésiculaire uniformément très affaibli, sans autre râle quelconque, sans frottement pleurétique. En avant du même côté, on entend également le même murmure vésiculaire affaibli et voilé, sans râle, sans souffle, sans frottement. La durée de l'expiration est partout notablement prolongée.

Le poumon droit est demeuré indemne.

D'autre part, depuis plusieurs mois, je n'ai plus trouvé de bacilles de Koch dans les crachats.

La guérison des foyers tuberculeux est donc complète par sclérose. Mais, ce n'est pas le retour à l'intégrité, parce que si le soleil a le pouvoir de cicatriser les lésions, il n'a pas le pouvoir de refaire le poumon. Si l'on observe quelquefois, chez certains malades guéris, depuis plusieurs années, d'une tuberculose au 1ᵉʳ et au 2ᵉ degré, le retour à l'intégrité respiratoire (le fait est rare), c'est que vraisemblablement les lésions étaient peu denses et peu profondes, et alors l'oreille ne saisit plus les nuances des bruits de cicatrisation. Il en est autrement lorsque ce sont des lésions étendues et profondes.

Dans le cas précédent, d'innombrables adhérences ont soudé la plèvre au poumon et de larges traînées de sclérose ont cicatrisé les lésions pulmonaires. La grande caverne du sommet gauche en avant est elle-même rétrécie et rétractée, puisqu'on n'entend plus de souffle à ce niveau.

Je ne sais ce que l'avenir réserve à cette guérison, mais j'ai toujours été surpris de voir que les tuberculeux guéris par la cure solaire, depuis plusieurs années, ne se sont pas réinfectés. Ce sont donc bien des guérisons définitives que fait le soleil, comme s'il avait la propriété de rendre le terrain réfractaire à la culture bacillaire. Dans tous les cas, cette observation mérite d'attirer l'attention, car elle apparaît comme un fait d'une importance de premier ordre.

Je suis, à intervalles irréguliers, treize malades traités par la cure solaire pour des lésions tuberculeuses à divers degrés, et guéris depuis plus de qua-

.tre ans, sans avoir jamais observé le moindre indice
dé réinfection.

Est-ce le soleil qui rend le terrain organique impropre à la culture bacillaire, ou bien les tuberculeux
guéris ont-ils été vaccinés précisément par ces mêmes
bacilles ou leurs toxines. Il semble que les travaux
d'Arloing et de Maragliano donnent quelque crédit à
cette dernière manière de voir. Quoiqu'il en soit, mes
observations valent d'être signalées, et je laisse à
d'autres le soin de les interpréter et de les contrôler.

La cure solaire guérit la tuberculose par sclérose.
Mais chez les phtisiques du 3ᵉ degré, elle exerce ses
propriétés sclérogènes sur l'appareil de la circulation
sanguine avec d'autant plus d'énergie que sa durée
est plus longue. Dans la tuberculose au 1ᵉʳ degré, l'artério-sclérose est légère, elle est plus marquée après la
guérison du 2ᵉ degré, elle est généralisée après la
guérison du 3ᵉ degré. Cet état crée nécessairement des
conditions nouvelles pour les malades. Il en est même
qui ne sont pas encore complètement guéris de leurs
lésions pulmonaires et qui sont devenus tout de même
artério-scléreux.

Mais, j'ai observé quelquefois que la sclérose des
lésions ne marchait pas toujours de pair avec celle
des artères. Je soigne depuis quatre ans un tuberculeux de 30 ans, porteur d'une vaste caverne au sommet du poumon droit en avant, dont les lésions sont
en pleine voie de guérison et dont les artères radiales

ont cependant conservé un certain degré de souplesse.
J'ai soigné un autre malade qui a fait la cure solaire
pendant trois ans avec une régularité exemplaire, qui
a guéri de ses lésions, et dont les artères sont encore
assez souples. Ni l'un, ni l'autre ne présentent aucun
des symptômes graves de l'artério-sclérose généralisée, ni dyspnée, ni essoufflement, ni douleur ou gêne
précordiales.

Généralement, les malades du 1er et du 2e degré, à
proportion qu'ils guérissent sous l'influence de la cure
solaire, augmentent de poids et engraissent ; les malades du 3e degré, lorsqu'ils marchent vers la guérison,
sont encore susceptibles d'engraissement à condition
de conserver un certain degré de souplesse artérielle,
mais ceux dont l'artério-sclérose est généralisée, non
seulement n'engraissent pas, mais ils ont plutôt une
tendance à maigrir. Ces derniers se comportent
comme la généralité des artério-scléreux âgés, et leurs
réactions fonctionnelles sont les mêmes. C'est ainsi
que la diffusion des eaux de boisson, par exemple,
est tout à fait anormale chez le poitrinaire du 3e degré
guéri, comme chez les vieillards artério-scléreux : la
quantité d'urine émise en 24 heures dépasse bien la
quantité des liquides absorbés, mais les urines de jour
sont habituellement moins abondantes que les urines
de la nuit. D'autre part, la pression artérielle s'est
relevée, elle dépasse souvent la normale ; le nombre
des respirations à la minute est généralement supé-

rieur de quelques unités à celui de la respiration physiologique. Enfin leurs fonctions digestives sont plus
ou moins atteintes, comme chez les artério-scléreux
ordinaires, et il est nécessaire de leur faire suivre un
régime alimentaire approprié à leurs conditions nouvelles.

Lorsque le sujet est encore jeune, il est possible de
modifier cet état. Je soigne depuis six ans une tuberculeuse, âgée aujourd'hui de 42 ans, qui, après guérison d'une tuberculose au 3ᵉ degré, devint artério-
scléreuse avec des symptômes graves d'angine de poitrine. Ses artères radiales sont aujourd'hui presque
souples, et ses accès de dyspnée et de suffocation ont
disparu. J'ai obtenu ce résultat par un régime sévère
et par le traitement classique ioduré, à petites doses
et longtemps prolongé.

On comprend par cet exposé combien il est difficile
de soigner des tuberculeux du 2ᵉ et du 3ᵉ degré, lorsqu'ils sont âgés, alors que par leur âge même ils sont
prédisposés à l'artério-sclérose. Avec quelque prudence
et beaucoup de surveillance, on parvient cependant à
mener la cure à bien. J'ai soigné en 1903 un avocat
de la Provence, âgé de 52 ans, porteur d'une vaste
caverne au sommet du poumon droit en arrière. Ce
malade présentait déjà quelque dureté des artères
radiales, mais n'offrait encore aucun symptôme grave
d'artério-sclérose. Il était certainement essoufflé lorsqu'il marchait, surtout lorsqu'il gravissait une montée,

mais l'état de son poumon et son état général justifiaient largement ces manifestations.

Or, après une cure solaire attentivement suivie, le malade guérit complétement. Aujourd'hui, il vit encore et sa santé est de tous points satisfaisante.

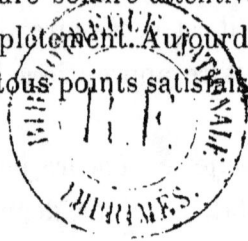

TABLE DES MATIÈRES
—

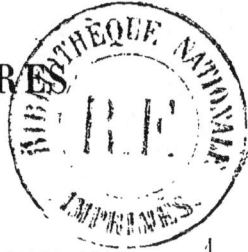

CHAPITRE IV

Marche de la tuberculose pulmonaire chronique sous l'influence de la cure solaire.

Poitiers. — Imprimerie BLAIS et ROY, 7, rue Victor-Hugo.

Librairie J.-B. BAILLIÈRE et FILS, 19, rue Hautefeuille, Paris

OUVRAGES SUR LA TUBERCULOSE

Maladies des poumons, par CLAISSE, MOSNY, TRIBOULET, LANDOUZY, GRIF-
FON, BARBIER, MENETRIER, BALZER, MÉRY, BABONNEIX, LE NOIR. 1909,
1 vol. gr. in-8 de 844 pag., avec fig. . . . . 16 fr.
Maladies Parasitaires communes à l'homme et aux animaux. Tuber-
culose — Scrofule — Morve — Charbon — Psittacose — Rage — Tétanos —
Actinomycose — Mycoses — Oosporoses — Aspergillose — Ladrerie —
Trichinose — Ankylostomose, par MOSNY, BERNARD, MENETRIER, GILBERT,
FOURNIER, VAILLARD, BROUARDEL, GUIART, GALLOIS, DE BEURMANN, GOUGEROT,
ROGER, RÉNON. 1910, 1 vol. grand in-8 de 566 p., avec 26 fig... 10 fr.
Arthrites tuberculeuses. par M. GANGOLPHE. professeur agrégé à la
Faculté de Médecine de Lyon. 1908, 1 vol. grand in-8 de 235 pages, avec
76 figures. . . . . 5 fr.
Cancer et Tuberculose, par le Dr H. CLAUDE, médecin des hôpitaux de
Paris. 1900, 1 vol. in-16 de 96 pages, avec figures, cartonné... 1 fr. 50
Etudes sur la Tuberculose. par J. VILLEMIN, professeur à l'Ecole du
Val-de-Grâce. 1868, 1 vol. in-8 de 640 pages. . . . . 8 fr.
Thérapeutique de la Phtisie pulmonaire, par J.-B. FONSSAGRIVES.
2e édition. 1880, 1 vol. in-8 de 552 pages. 9 fr.
Les rayons de Röntgen et le diagnostic de la Tuberculose, par le
Dr BÉCLÈRE, médecin de l'hôpital Saint-Antoine. 1899, 1 vol. in-16, 96
pages, 9 figures, cartonné. . . . . 1 fr. 50
Diagnostic précoce de la Tuberculose pulmonaire, par DE SOUSA
TEIXEIRA. Avant-propos de M. R. BLANCHARD. 1907, in-8, 91 p. 2 fr. 50
Bactériologie de la Tuberculose pulmonaire, par CHAZARAIN-WETZEL.
1905, 1 vol. gr. in-8 de 264 pages. avec 13 planches. . . . . 7 fr.
Hygiène des poumons. par le professeur L. de SCHROTTER. Introduction
du Dr HUCHARD, membre de l'Académie de Médecine. 1906, 1 vol. in-16
de 158 pages. avec figures. . . . . 2 fr.
Le Carnet du Tuberculeux. Pour se défendre contre la tuberculose, par
le Dr Léon CHAUVAIN, secrétaire de la Commission de la Tuberculose. Pré-
face du professeur P. BROUARDEL. 1901, 1 vol. in-16 de 80 p., cart. 1 fr. 50
Le traitement de la Tuberculose, par LANDERER. 1899, 1 vol. gr. in-8
de 264 pages, 13 planches. . . . . 8 fr.
Maladies microbiennes. Guérison de la tuberculose et du cancer, par
GARRIGUE. 3e édition. 1903, 1 vol. in-18 de 394 pages. . . . . 4 fr.
Traitement préservatif de la Tuberculose pulmonaire, par le Dr BAI-
VY. 1894. gr. in-8, 82 pages. . . . . 3 fr.
La Tuberculose, par R. LAFFON. 1906, gr. in-8, 16 pages. . . . . 1 fr.
Catéchisme de Prophylaxie sanitaire et morale, par SUAREZ DE MEN-
DOZA. 1910, 1 vol. gr. in-8 de 360 pages. 10 fr.
La défense individuelle contre la Tuberculose, par FAUGÈRE. 1905,
in-8, 34 pages. . . . . 1 fr.
L'Hygiène contre la Tuberculose, par LANTENER. 1890, in-8, 168 p. 2 fr. 50
**La pratique des maladies des poumons et de l'appareil respiratoire
dans les hôpitaux de Paris,** par P. LEFERT. 1894, 1 vol. in-18 de 283
pages, cartonné. . . . . 3 fr.
Aide-mémoire des maladies des poumons et des bronches, par P.
LEFERT. 1902, 1 vol. in-18 de 273 pages, cart. . . . . 3 fr.
**La pratique de l'antisepsie dans les maladies contagieuses et en
particulier dans la Tuberculose,** par le Dr BURLUREAUX. 1892, 1 vol.
in-18, de 300 pages, cartonné. . . . . 5 fr.